天・地・人 治療

─鍼灸医術の根本的治療システム─

木戸 正雄 著

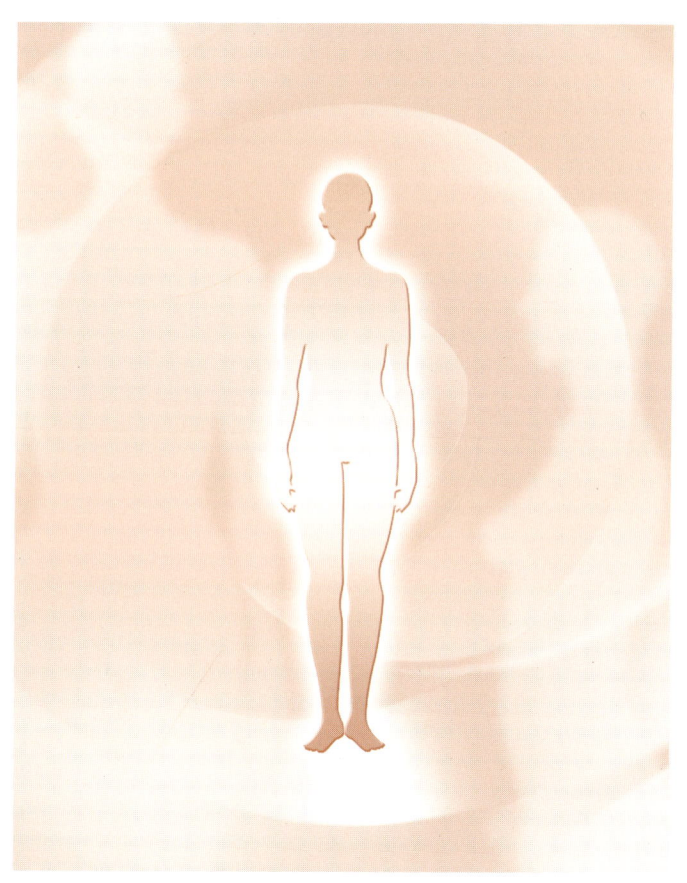

医歯薬出版株式会社

This book was originally published in Japanese
under the title of :

TENCHIJIN CHIRYOU-Shinkyu Ijutsu no Konponteki Chiryou Shisutemu-
(meaning Ten Chi Jin system for acupuncture therapy-the fundamental therapy system for acupuncture and moxibustion treatment-)

KIDO, Masao
 Institute for Oriental Medicine Research Foundation
 Hanada College-The Japan School of Acupuncture, Moxibustion and Physiotherapy

©KIDO Masao   2009   1st ed.

ISHIYAKU PUBLISHERS, INC.
 7-10, Honkomagome 1 chome, Bunkyo-ku,
 Tokyo 113-8612, Japan

推薦文

経絡治療学会学術部長　池田政一

　『素問』，『霊枢』等に準拠した古典的鍼灸治療法は，五臓の虚を先にいう．これは古典医術の身体観が五臓を中心にしていることと，虚があるから病になるのだ，という疾病観によるためである．

　たとえば肝虚証という．これは肝の蔵している発生作用のある血が虚した，という意味である．したがって，治療は収斂作用のある肝経を補って肝血を多くする，という方法がとられる．それで治ることになっているのだが，事はそう簡単ではない．

　肝血が虚したときに熱または寒が発生するからである．肝虚により発生した熱は胆経にはもちろんのこと，心や心経，肺や肺経にも波及する．心に波及すれば高血圧や不整脈を現すし，肺に波及すれば咳嗽などを現し，心経や肺経に波及すると五十肩などを起こしやすい．また寒が発生すると寒の波及した中焦以下は下痢や食欲不振などの病症を現し，寒のために押しのけられた熱は上焦に停滞して胸苦しさや胸痛を現す．

　このように肝虚によって発生した寒熱は，各臓腑経絡に波及し，その部の気血津液の循環を停滞させてさまざまな病症を発生させる．これを治療する場合，肝経を補うのはもちろんであるが，寒熱の波及した部位の経絡，経穴に対しても，その虚実に応じて補瀉を加えなければならない．

　しかし，ここにもまた問題がある．寒熱が波及した部位の診断と治療方法である．診断は主訴を主として脈位脈状診と患部の触診によって決定される．それに対する治療は，患部を流れている経絡，経穴の虚実に応じて補瀉する．

　これで治ることになっているのだが，簡単には治らないことも多い．その理由は寒熱の波及した経絡，経穴の把握が十分ではないからである．したがって，寒熱の波及した部位に対する診断と治療方法が，さらに研究されるべきなのである．

　その治療方法を提示したのが本書である．寒熱の波及した部位の治療は，誤解を恐れずにいえば，いわゆる標治法治療である．その意味からいうと，本書は標治法治療の宝庫である．それだけでも貴重である．

　ところが，本書は単なる患部に対する治療経穴や特効穴の羅列でもなければ，単なる思いつき療法でもない．資料の綿密な検索と，それらの深甚な考察によって，中国古典鍼灸術の根幹に関わる問題から掘り起こした痛快無比な問題作だといわなければならない．問題作だという意味は，多くの臨床家を覚醒させると考えられるからである．

　「孫真人曰く，天地の内，人を以て貴きと為す，頭円は天に象り，足方は地に象る，天に四時有り人に四肢有り，天に五行有り人に五臓有り，天に六極有り人に六腑有り，

天に八風有り人に八節有り，天に九星有り人に九竅有り，天に十二時有り人に十二経脈有り」

　これは『東医宝鑑』の冒頭に掲げられた条文の一部であるが，このような天と人との相関思想は中国古典医術の根幹である．ところが，このことがどれほどの意味をもつのか，多くの人は考えたことがないのではないだろうか．我々古典鍼灸治療家にとっては，あまりに当然すぎる事柄だからでもあろうが，このような中国古典思想に早くから注目した人がいた．それはC. G. ユングである．

　ユングは『黄金の華の秘密』（人文書院，湯浅，定方訳）のなかで次のように述べている．

　「『易經』の実践の基礎になっている法則－もしもそう言ってよろしければ－どうみても，われわれ西洋の科学的＝因果律的世界観とははっきりと矛盾しています．言い換えればそれは，全く非科学的で，われわれの科学的判断にとってはタブー視されるもの，その判断の限界の外にあって，何とも不可解なものなのです．（中略）『易經』の科学は，実は因果律にもとづいたものではなく，われわれがこれまでめぐり合ったことがないために命名されることのなかった一つの原理にもとづいています．私はそれを，かりに共時律とよびました．」

　そうしてユングは，中国古代の古典が，心理学をはじめ中国古典研究とは無関係だと思われる現代のさまざまな学問にとって重要な意味と価値をもつ，と主張している．

　このユングの言葉が，さまざまな分野の研究によって証明されていることは，本書の第5章に十分に述べられている．

　本書の主題である天・地・人治療もまた，人は自然の一部であり，陰陽の気の働く場であることを踏まえて研究され，その診断と治療方法を生み出された．

　多くの臨床家は，必要に迫られてこの天・地・人治療の一部を，何気なく利用しているかもしれない．あるいは経絡は縦の流れだけではなく，それを横につなぐのが奇経であることに気がついている人もいると思われる．しかし，それを，古典書物を綿密に考察し，整合性をもって提示した人は皆無であろう．そればかりではない．言い換えるなら，「天・地・人治療」は共時律を根底としたものなのである．もとより，鍼灸の診断と治療は無意識という大海を介して行われるものであるが，それを意識して研究したのは本書がはじめてではないだろうか．

　これは特筆大書されるべき事柄である．

　筆者は常々この方向で研究してくれる若い頭脳を待望していたが，ここに篤学の士である木戸正雄氏が，この労作を上梓することを非常な喜びとするものである．このような貴重な書物に推薦文を書くなどとは，浅学非才を顧みない暴挙に等しいが，本書によって多くの臨床家が治療成績を上げられ，一人でも多くの病人の苦痛が軽減されることを願って，請われるままに拙文を捧げる次第である．

2009年3月

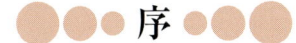

序

木戸正雄

　現代の鍼灸学校に課せられた使命は学生達に，鍼灸の治療根拠における東洋医学と西洋医学をバランスよく習得させることである．そのどちらが欠けてもいまの時代が求める鍼灸治療はできない．しかし，鍼灸学校のカリキュラムや使用されている教科書の比重からみても解剖学，生理学などの知識による西洋医学的な方法にウェイトがおかれて，東洋医学的な方法は軽んじられているようである．

　これには西洋医学的な鍼治療について多くの文献や資料があるうえ，理論が理路整然としているため，教員側は教育がしやすいこと，学生にとっても理解しやすく学びやすいことなどが一因となっているようである．

　しかし，実際の臨床では，現時点の解剖学や生理学では説明のできない現象も多く経験されることから，単純に神経学的な方法だけにとらわれすぎてしまうと，治療の幅を狭めてしまうことも知っておかねばならない．東洋医学的な鍼は，経験医学としてきわめて実践的なものである．そのため，東洋の鍼灸医学には，現代の医学ではその作用機序が解明できてはいなくても，臨床のうえでは驚くほど有効な方法が数多く包含されている．東洋医学における古典が現代まで色あせることなく伝えられてきたのには，それだけの理由があるからであり，それを正しく活用することで得られる治療効果には疑いの余地はない．

　ただし現在は，"医古文"である古典の記載を現実に即して解釈することがむずかしくなっている．それを活用するには，臨床現場での現象との整合性を考慮しながら検証していく必要がある．

　そこで，私は愁訴に対して高い改善度をもっていることはもちろんのこと，診断法，治療法ともに運用がシンプルで優れた治療システムの構築を目指し，臨床と研究に努めてきた．そして到達した結論は実に単純で明快なことであった．つまり，東洋医学としての鍼灸治療の基本に戻り，『黄帝内経』（『素問』・『霊枢』）の三才思想，三陰三陽の陰陽論，経絡学説に則った治療方式を鍼灸臨床に活用していくことである．

　人間の身体は経絡が気血榮衛を運行させることによって養われているため，経絡が正常に働いているかぎり，人体は健常でいられる．しかし，経絡の一つにでもなんらかの異常（変動）が起これば疾病となる．この病の原因である「経絡系統」の変調を整えるという東洋医学的治療法を，だれにでも簡単に実践できるシステムとして提示したのが前著『変動経絡検索法（VAMFIT）』である．これには予想以上の反響があり，多くの臨床家をはじめ，鍼灸手技療法に関わる学校の先生方や学生達から質問や励ましのお言葉をいただいた．そのなかでとくに問い合わせが多かったのが，「天・地・

人 治療システム」に関するものであった．それは「天・地・人」という三才思想を治療体系として提唱したのは『変動経絡検索法（VAMFIT）』が世界で初の書であったからであろう．

　私は長年にわたり，多くの患者を診るうち，「天・地・人」は「経絡系統」と並ぶ『黄帝内経』（『素問』・『霊枢』）の治療原則の柱となるメインテーマの一つであるということを確信するに至った．そして，臨床を通じて，この古代中国哲学における根本概念ともいうべき三才思想を系統的，かつ実践的な治療体系として構築していったものが「天・地・人 治療」である．

　前著では，この治療法についてはVAMFITとの組み合わせとしての紹介にとどめて，施術者の力量に任せるという意図から，あえて細かい手順を記述しなかった．

　本書では，初心者でも運用できるような治療法のスタンダードを具体的に提示し，後進の便宜をはかることにした．

　「天・地・人 治療」は現在行われているさまざまな治療システムとの併用が可能である．読者は自分自身の治療のなかにこの「天・地・人 治療」を導入することで鍼灸の治療技術の幅が広がることはもちろん，治療効果が飛躍的にあがることを実感できるはずである．また，この理解と運用によって，多くの臨床家がこれまでの鍼灸経験から習得してきた特効的経穴としての理由や意義に思い当たるのではないだろうか．

　古典書物から読み解いた"魔法のように効く鍼灸治療"の種明かしともいうべき鍼灸治療の秘訣がこの書にはぎっしり詰まっている．本書が鍼灸に携わる学生や臨床家にとって，役立つことを願って止まない．

　なお，脱稿から出版までに多くの歳月を費やしたため，4年前から推薦文を頂いていた池田政一先生をはじめ，前著の続刊として本書の発行を心待ちにされてこられた多くの読者にはご迷惑をおかけしたが，やっと心の重荷がとれた思いである．

2009年3月

凡　例

　引用した『黄帝内経』(『素問』・『霊枢』)および『難経』は日本内経医学会発行の『素問』[1]，『霊枢』[2]と『難経集註』[3]を底本とした．

　なお，『黄帝内経』(『素問』・『霊枢』)については丸山昌郎の『校勘和訓黄帝素問』[4]，『校勘和訓黄帝霊枢』[5]，石田秀実監修の『黄帝内経素問―現代語訳』(東洋学術出版社)[6]，・『黄帝内経霊枢―現代語訳』(東洋学術出版社)[7]，および柴崎保三の『鍼灸医学大系　黄帝内経素問』(雄渾社)[8]，・『鍼灸医学大系　黄帝内経霊枢』(雄渾社)[9]を校勘に用いた．

　また，『難経』については本間祥白の『難経の研究』(医道の日本社)[10]，山下詢訓の『和訓難経本義』[11]，戸川芳郎監訳の『難経解説』(東洋学術出版社)[12]，および遠藤了一の『難経入門』(オリエント出版社)[13]を校勘に用いた．

　『黄帝鍼灸甲乙経』はオリエント出版社の東洋医学善本叢書 (7)[14] に収録されている「明藍格抄本」を用い，同じく「正統本」を校勘に使用した．

　なお，本書には「東洋医学」という語が頻出する．「東洋」の概念は世界各地の文化圏によってまったく異なる．また，日本においても，中国医学，チベット医学，インドのアーユルヴェーダ，イスラム圏ユナニ医学などを含めた広義の解釈や，伝統中国医学を指す狭義の解釈がある．

　本書でいう「東洋医学」は「古代中国の哲学思想を背景に日本で独自の発展を遂げた日本伝統医学と，その源流である中国の伝承医学を含めたもの」を指す．

　経穴名の漢字表記は，引用文は原文に従い，本文は 2009 年発刊の『WHO/WPRO 標準経穴部位』(日本語公式版)に準拠した．ただし，缺盆(けつぼん)については，経穴名の場合は欠盆，鎖骨上窩部を含む「気街」を指す場合は缺盆という表記にした．

　藏・府，臓・腑についての表記は，引用文では原文に従い，本文中では臓・腑に統一した．

●●● 目　次 ●●●

推薦文　　池田政一
　序　　　木戸正雄

—凡　例—

第1章 「天・地・人 治療」への導入
—「天・地・人 治療」の簡単体験—

 1. はじめに ……………………………………………………………………… 1
 2. 「天・地・人」治療と「経絡系統」治療 ……………………………… 2
 3. 「天・地・人 治療」の簡単体験 ………………………………………… 3
  その1　「天・地・人–奇経治療」
    —蹻脈系と維脈系の運用法により運動痛を瞬時に取る— ……… 3
  その2　「天・地・人–八虚治療」
    —八虚"肺"治療で喉の痛みを瞬時に取る— ……………………… 6
  その3　「天・地・人–標幽賦治療」—愁訴部位を三才分割で捉える— … 7
  その4　「天・地・人–小宇宙治療」—臍の周囲で愁訴を取る—
    1）頸部の愁訴をターゲットにする場合 ……………………………… 10
    2）腰部の愁訴をターゲットにする場合 ……………………………… 11

第2章 「天・地・人 治療」の基礎概念 "陰陽の気"

 1. 人体は袋状の"気"の器 …………………………………………………… 13
 2. 東洋の古典医学の基本は"陰陽の気"の調整 ………………………… 14
 3. 身体全体の大分割 ………………………………………………………… 14
 4. 身体の陰陽 ………………………………………………………………… 16
 5. 鍼灸治療の主役は陰陽の気の調整であり，五行，臓腑は脇役である … 18
 6. 陰陽による人体の分割 …………………………………………………… 21
 7. 前後の陰陽 ………………………………………………………………… 23
 8. 左右の陰陽のバランス …………………………………………………… 25
 9. なぜ，陽経である胃経が陰である腹部を循行しているのか？ ……… 26
 10. 『黄帝内経』の理論体系は「三陰三陽」と「天・地・人」……… 34
 11. 表裏の陰陽は鍼灸医学のよりどころ ………………………………… 35
 12. 上下の陰陽のバランス ………………………………………………… 38
 13. 流体である"気"の器としての人体 ………………………………… 39

14. 欧米のもう1つの医学が注目する"流体としての人体" ……………40
15. 「天・地・人」三才思想と「経絡系統」 ……………………………42
16. 人体の縦と横における気の調整が全体治療 …………………………42
17. 万能ツールとしての横システム「天・地・人」 ……………………43
18. 「天・地・人」における2つのシステム ……………………………44

第3章 「天・地・人−奇経治療」
―奇経は横系のシステム（天・地・人）をもつ―

1. 奇経療法とは八脈交会八穴（八宗穴）による手足一対療法のことなのか？ ……………………………………………………………………45
2. 「経絡系統」と「天・地・人」双方に関わりをもつ奇経と大絡 ……46
3. 奇経治療の2つの側面 …………………………………………………47
4. 東洋医学の二重性と量子論 ……………………………………………48
5. 奇経八脈の本質と存在意義 ……………………………………………49
6. 蹻脈系は大絡としての腎経・膀胱経の別脈 …………………………53
7. 陽蹻脈と陰蹻脈の運用適応 ……………………………………………56
8. 陰維脈はすべての陰経脈，陽維脈はすべての陽経脈を横に維絡している ………………………………………………………………………57
9. 蹻脈系と維脈系の運用の実際 …………………………………………59
10. 身体左右の分割線＝任脈，督脈は縦系統だけでなく横系統として機能する …………………………………………………………………60
11. 華佗夾脊穴にみる横系統の機能としての督脈 ………………………65
12. ヨーガ療法におけるチャクラと任・督脈 ……………………………68
13. 三焦と膀胱経と督脈 ……………………………………………………72
14. すべての「経絡系統」は宗筋・気街・帯脈・督脈に関係する ……75
15. 帯脈は縦に身体の側面をまわり1周する ……………………………75
16. 八面体としての人体 ……………………………………………………78
17. 衝脈は縦に身体の前面から後面までを1周する ……………………79
18. 「気街システム」としての衝脈の治療 ………………………………81
19. 「天・地・人−奇経治療」のまとめ …………………………………84
20. 症　例 …………………………………………………………………85
    症例1. 寝違え　19歳　男性 ………………………………………85
    症例2. 腰背部痛　59歳　男性 ……………………………………86
    症例3. 頸椎症　46歳　男性 ………………………………………86
    症例4. 変形性頸椎症　63歳　男性 ………………………………86
    症例5. めまい　33歳　女性 ………………………………………87

症例 6. 頸椎椎間板症 54歳 女性 ……………………………87
症例 7. 胸苦しさと上背部痛 64歳 女性 …………………87
症例 8. 手指のこわばり 32歳 女性 ………………………87
症例 9. 腰痛 49歳 男性 ……………………………………88
症例10. 背部痛 46歳 女性 …………………………………88
症例11. 頸部痛 34歳 女性 …………………………………89
症例12. 腹痛 46歳 女性 ……………………………………89
症例13. いわゆる五十肩 56歳 男性 ………………………89
症例14. 上肢痛 32歳 女性 …………………………………90

第4章 「天・地・人−気街治療」

1. 「気街」とは「天・地・人」における袋状のブロック，およびその連結部をいう …………………………………………………92
2. 四関，八虚，八谿，大谷十二分は「気街」 …………………94
3. 「天・地・人−八虚治療」 ……………………………………95
4. 四支八谿を包含した「天・地・人−八虚治療」 ……………99
5. 「節」とは「気街」（天・地・人の連結部）のことである …102
6. 「節」において気血が滞る ……………………………………104
7. 人体の「天・地・人」と「上部・中部・下部」 ……………104
8. 「天・地・人」と三焦 …………………………………………107
9. ヨーガの身体区分と三焦と「天・地・人」 …………………108
10. 「経絡系統」と「天・地・人」双方にかかわりをもつ五臓六腑 …109
11. 頸部は重要な「気街」である（頭部には全経絡が流注している）……111
12. 気街としての「欠盆」=「上部（天）」と「中部（人）」の連絡路 …112
13. 「天・地・人 治療」としての『霊枢』衛気篇の「四街治療」 …112
14. 「天・地・人−四海治療」 ……………………………………115
15. 四肢を含んだ「気街治療システム」 …………………………118
16. 体幹部（中部）の治療は三焦の治穴 …………………………120
17. 「天・地・人−気街治療」の基本原則 ………………………122
18. 「天・地・人−気街治療」のコツは動脈拍動を手で感じること …122
19. 「気街治療」としての「欠盆」（鎖骨上窩），「気街」（鼠径部）の施術方法 …………………………………………………123
20. 「天・地・人−気街治療」における広義の「欠盆」，「気街」 ……126
21. 柳谷『(実験実証)秘方一本鍼伝書』の処方にみる「天・地・人治療」 ………………………………………………………128
    （1）上歯痛の鍼 ………………………………………………129

（2）下歯痛の鍼 129
（3）鼻病一切の鍼 129
（4）耳鳴の鍼 129
（5）耳中疼痛の鍼 129
（6）眼疾一切の鍼 129
（7）喉の病の鍼 129
（8）上肢外側痛の鍼 129
（9）上肢内側痛の鍼 129
（10）下肢後側痛の鍼 131
（11）下肢外側の病の鍼 131
（12）下肢前側の病の鍼 131
（13）急性淋病の一本鍼 131
（14）実証便秘の鍼 131
（15）虚証便秘の鍼 133
（16）四十腕五十肩の鍼 133
（17）肩甲間部のコリの鍼 133
（18）肩甲上部のコリの鍼 133
（19）上実下虚症の鍼 134
（20）五臓六腑の鍼（華佗鍼法） 134

22. 天・地・人−標幽賦治療 134
23. 四総穴の天・地・人との対応 137
24. 症　例 140
　　症例1．耳鳴り，めまい，倦怠感　28歳　女性 140
　　症例2．下腹部痛　29歳　女性 141
　　症例3．坐骨神経痛　67歳　男性 141
　　症例4．鼻炎　28歳　女性 142
　　症例5．腹痛　37歳　女性 142
　　症例6．下腹部のしこり（卵巣嚢腫）26歳　女性 143
　　症例7．乳房の硬結と自発痛（乳腺症）45歳　女性 143
　　症例8．腰痛　34歳　男性 144
25. 身体各部位における「天・地・人」の対応を利用する 144
26. 変動経絡と「天・地・人」の交点の古典文献における運用例 146
27. 刺鍼の深浅の天・地・人 149
28. 「気」の感得訓練法 151

第5章　天・地・人 – 小宇宙治療（1）— その概念と理論

　　—この章を読まれる皆様へ— ……………………………………………………153
　1. 現代に蘇る東洋思想 ……………………………………154
　2. 小宇宙としての人間 ……………………………………155
　3. 「ミーム」は"気"で構成される ………………………156
　4. 五臓六腑に宿る"神"という"気" ……………………157
　5. 身体と空間は不可分なもの ……………………………158
　6. 小宇宙の類似と"気" ……………………………………158
　7. 粘菌にみる個体（小宇宙）と全体（大宇宙） ………159
　8. 個体（小宇宙）は共同体 ………………………………161
　9. 小宇宙とホログラフィー ………………………………162
　　　1) ホログラフィー的な宇宙 …………………………162
　　　2) "ひも"で構成される宇宙 …………………………164
　　　3) 宇宙の「全体性」 …………………………………165
　　　4) シンクロニシティ（Synchronicity）–共時性–の宇宙観 ……165
　　　5) 絡み合う宇宙 ………………………………………167
　　　6) 脳はホログラム（脳の中の宇宙と宇宙の中の脳） ……167
　10. 小宇宙とフラクタル ……………………………………169
　11. 黄金比で構成される宇宙 ………………………………171
　12. 人体の宇宙性 ……………………………………………172
　13. 生命記憶と宇宙 …………………………………………174
　14. トポロジーと治療 ………………………………………177
　15. 東洋思想が到達していた境地 …………………………178

第6章　天・地・人 – 小宇宙治療（2）— その運用と応用

　1. 東洋医学にみる小宇宙 …………………………………179
　2. 小宇宙による治療システム ……………………………184
　　　1) 身体を縦横に分割する ……………………………185
　　　　（1）皮膚節（デルマトーム　dermatome） ……185
　　　　（2）平田氏十二反応帯 ………………………………185
　　　　（3）フィッツジェルドの反射ゾーン ………………186
　　　　（4）全身情報反映穴位 ………………………………186
　　　2) 類似の小宇宙による治療システム ………………188
　　　　（1）耳鍼法 ……………………………………………188
　　　　（2）手鍼療法 …………………………………………189
　　　　（3）顔面鍼療法・鼻鍼療法 …………………………190

（4）頭鍼療法　190
　　　（5）眼鍼療法　191
　　　（6）第2中手骨側速診法　192
　　　（7）足の反射療法（リフレクソロジー）　192
　　　（8）その他　193
　3．小宇宙治療のコツは強烈なイメージ　194
　4．「天・地・人−小宇宙 治療」の例　195
　　1）臍にみる小宇宙　195
　　　（1）臍周辺穴を診断部位として活用　196
　　　（2）臍周辺穴を治療部位として活用　198
　　2）あらゆる経穴は小宇宙（どのツボも人体の縮図になっている）　200
　　　（1）百会穴の運用法　200
　　　（2）大椎穴周囲の運用法　204
　　　（3）側胸点（大包穴・淵腋穴）　205
　　　（4）側腹点（帯脈穴）の運用法　207
　　3）古傷（傷痕）にみる小宇宙　209
　　　症例．頭痛　39歳　女性　211

参考文献　213

索　　引　221

あとがき　229

第1章 「天・地・人 治療」への導入
―「天・地・人 治療」の簡単体験―

1. はじめに　1
2. 「天・地・人」治療と「経絡系統」治療　2
3. 「天・地・人 治療」の簡単体験　3
    その1 「天・地・人−奇経治療」
    　　―蹻脈系と維脈系の運用法により運動痛を瞬時に取る―　3
    その2 「天・地・人−八虚治療」
    　　―八虚"肺"治療で喉の痛みを瞬時に取る―　6
    その3 「天・地・人−標幽賦治療」
    　　―愁訴部位を三才分割でとらえる―　7
    その4 「天・地・人−小宇宙治療」
    　　―臍の周囲で愁訴を取る―　9
    　　1) 頸部の愁訴をターゲットにする場合　10
    　　2) 腰部の愁訴をターゲットにする場合　11

1. はじめに

　現在，多くの鍼灸治療に関する書物が出版されているが，もっぱら穴（ツボ）療法に終止し，治療体系とはなっていないものが少なくない．治療体系が提示されている場合でも，その多くは理論だけが先行しているものや，膨大な知識と複雑な診断を必要とするものである．理論や診断が難解なものは学問的価値はともかくとして，治療法としては一般の治療家や患者にとって実用的なものとはいえない．

　私は長年にわたり運用がシンプルで，しかも強い治療効果をもった治療システムの構築を目指し，臨床と研究に努めてきた[15-29]．

　そのなかで東洋医学の古典が，人体を縦方向と横方向の両面からとらえる治療体系を想定していたことに気付き，縦割りの体系を「経絡系統」，横切りの体系を「天・地・人」とよぶことにした．そのことは前著『変動経絡検索法（VAMFIT）』[15]でもふれているので，詳細はそちらをご参照いただきたい．

　変動経絡検索法（VAMFIT）は初心者でも簡単に運用できる治療効果の高い治療システムであるが，その診断と治療の対象となっているのはおもに人体を縦割りにした「経絡系統」である．しかし，多数の経絡に変動がある場合や患部が横に広がっているときなどには，縦の分割による治療では効率がわるい．そのような場合には人体を横に分割した「天・地・人」が適応になる．東洋医学の原典『黄帝内経』（『素問』・『霊枢』）が一貫して主張する治療とは鍼灸による"気の調整"であるが，そのためには，気血榮衛の運行路である「経絡系統」を調整することだけでなく，大宇宙とかかわりをもった小宇宙としての人を全体としてみること，すなわち

「天・地・人」の調整を考慮する必要がある．『黄帝内経』(『素問』・『霊枢』)にはそれについての記載が数多くみられる．

本書では「天・地・人 治療」の理論と実践法をできるだけ平易に，初歩的な治療手順の具体例で示した．

この本に記載されている内容を日々の臨床のなかで活用していけば，鍼灸治療の初心者でも臨床実践で効果的な治療ができるようになっていくはずである．ただし「天・地・人」も「経絡系統」も根底は同一のものであり，理論や治療法も同時に運用できるものである．もう1つの柱である「経絡系統」については『変動経絡検索法（VAMFIT）』を併読してほしい．

2．「天・地・人」治療と「経絡系統」治療

一般的には鍼灸の東洋医学的な治療といえば，「経絡系統」に基づくものをさすのが現状である．しかし，『黄帝内経』(『素問』・『霊枢』)を熟読すると，そのなかには「経絡系統」の考えだけでは説明できないもう1つの治療原則が存在していることがわかる．それが「天・地・人 治療」システムである．なぜ，『黄帝内経』(『素問』・『霊枢』)における治療システムの2つの大きな柱の1つが，これまで注目もされずにきてしまったのであろうか．

それは「経絡系統」の記載されている篇がまとまっていることや，十二経脈，十二経別，十五別絡（十八絡脈），十二経筋，十二皮部，奇経のすべてを包含した「経絡系統」の流注が系統的に身体を隈なく循行していることから，その施術であらゆる疾患に対応できてきたからである．

変動経絡検索法（VAMFIT）は「経絡系統」すべての診断と治療を簡便に運用する方法であり，変調を起こしている縦の流れを調整するものである．

しかし，主訴や症状が横に広がっているときは，縦分割である「経絡系統」の変調は複数の経絡にわたってしまう．このような場合，いくつもの経絡を1つずつ治療していくことになり，多大な時間と労力が必要とされる．そこで，複数経にわたる部位に対応できる的確な治療法があれば，どれほど治療が効率的で，楽なものになるであろうか．

私はその答えとして，『黄帝内経』(『素問』『霊枢』)のなかに，多くの経絡を同時に横に治療できる方法，人体を横方向でとらえる三才思想に基づいた治療の提示があることを発見した．そして，これを治療システムとして構築し，「天・地・人 治療」と名づけ，臨床のなかで活用し，大きな成果をえてきた．

『霊枢』衛気篇第五十二に「能く陰陽十二経を別つ者は，病の生ずる所を知る．虚実の在る所を候う者は，能く病の高下を得．六府の気街を知る者は，能く結を解き門戸を契紹するを知る．能く虚石の堅軟を知る者は，補写の在る所を知る．能く六経の標本を知る者は，以て天下に惑うことなかるべし」[7]とある．

これは，陰陽虚実十二経絡の診断だけでなく，六府の気街や六経の標本にも通じていなければならないことを強調している．この六府の気街や六経の標本は「天・地・人 治療」に包含されているものである．換言すると，「経絡系統」だけでなく，もう1つの治療原則「天・地・人 治療」を知ってはじめて東洋医学の治療が完成するというのである．

「経絡系統」は，人体を体表から内部まで，すべての分区を網羅しているものではあるが，それはあくまで縦割りのシステムであって，人体を横に輪切りにした別システムである「天・地・人」の存在をも加味してはじめて，東洋医学の治療法をより完成度の高い完全なものにできると考えられよう．

この「天・地・人」治療については記載されている経穴数も少なく，診断および治療システ

ムとして取り上げている篇も散在し，系統的な扱いがなされていないこと，しかも，「天・地・人」に属するすべての経穴もまた，「経絡系統」のなかに含まれるものであるため，華々しい成長をとげた「経絡系統」の陰に隠れてしまったのだと考えられる．しかし，伝統ある三才思想と陰陽論に裏づけされたこの治療法をこのまま風化させてしまうのは，あまりにももったいない．

本書で提示する「天・地・人 治療」は運用が簡単なうえ，患者の病理状態によっては「経絡系統」の施術を凌駕する治療成績であることもしばしばである．

3.「天・地・人 治療」の簡単体験

最初に私が鍼灸学校の学生に，「天・地・人治療」の初歩的な運用による遠隔部刺鍼によって愁訴が瞬時に変化することを体験，実感させることを目的に鍼灸実技授業で指導している方法を紹介しておく．これらは天・地・人の基礎概念を理解するために必要なものであるので，ぜひ近くの人に協力してもらって試してみることをおすすめする．

その1 「天・地・人−奇経治療」
—蹻脈系と維脈系の運用法により運動痛を瞬時に取る—

奇経のおのおのはその運用法によっては，各十二経脈よりも広い治療範囲を網羅している．それは「天・地・人」のある部位において，1つの奇経が複数の正経脈を包含しているからである．

奇経の「天・地・人 治療」における役割を理解していただくために，ここでは「天・地・人 治療」としての奇経治療のうち，陽蹻脈と陽維脈の治療のエッセンスともいうべき初歩的な方法を紹介する．これが蹻脈系・維脈系の治療におけるファーストチョイスになる診断確認穴（パイロット鍼）による方法である．

ここでは，奇経が受け持つ広い治療範囲を利用して便宜上，すべての被験者をその動作障害によって陽蹻脈変動群と陽維脈変動群の2つに分ける．

日常的によくみられる頸肩部か腰部の動作痛のある人を被験者に選ぶとわかりやすい．

〔用意するもの〕

綿花と消毒用アルコール

寸3〜寸6，1〜3番（40〜50mm，16〜20号鍼）のステンレス鍼または銀鍼を5本．あるいはセイリンジュニアのような円皮鍼でも可．

〔被験者の主訴を確認〕

被験者の主訴とその程度をかならず記録しておく．主訴の程度の記録は，はじめのつらさを visual analogue scale（VAS）などに記入させておくとよい．被験者にこれといった主訴がない場合でも，よく調べてみると肩こりや，腰部の志室穴付近に圧痛が出現していることが多いので，そのこりの硬さや圧痛の程度を確認・記録する．

〔診 断〕

被験者の証が陽蹻脈変動と陽維脈変動のどちらのカテゴリーに属しているかを判別する．

縦の動き（前後屈）の障害は蹻脈系，横の動き（側屈・回旋）の障害は維脈系の異常と考える．

動作障害の確認は頸部か腰部で行うが，患者の主訴の部位に近い方を選ぶ．たとえば，肩こりなら頸部，腰痛なら腰部である．

頸部あるいは腰部をゆっくり左右に回旋させるか，横に倒させたときに痛みや不快感が出現，あるいは増悪する場合は陽維脈変動，同様の反応が前屈，後屈時に起こる場合は陽蹻脈変動となる．

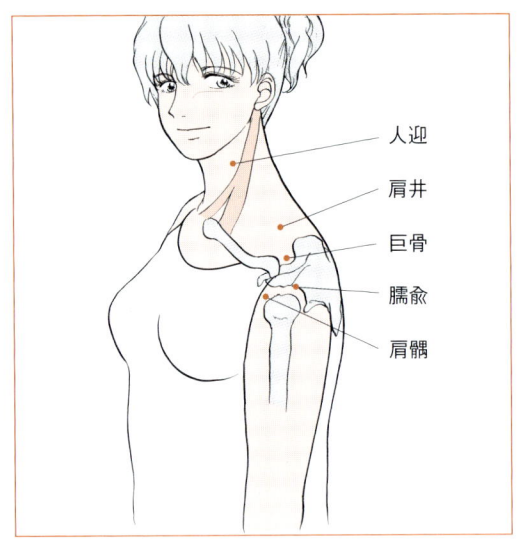

図 1-1　陽蹻脈変動の治療穴

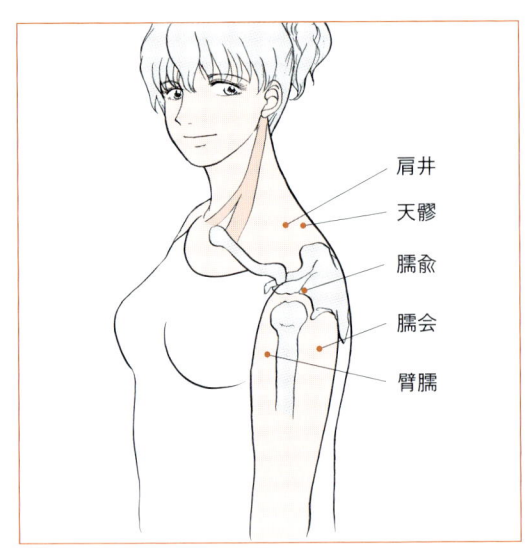

図 1-2　陽維脈変動の治療穴

〔治療穴と取穴部位〕

陽蹻脈変動（図 1-1）

臑　兪：腋窩横紋後端の上方，肩甲棘外端の下際陥凹部に取る．

「在肩膊後大骨下胛上廉陥者中．手太陽陽維蹻脈之會．擧臂取之（鍼灸甲乙経）」[14]

巨　骨：鎖骨外端と肩甲棘の間の陥凹部に取る．

「在肩端上行兩叉骨間陷者中．手陽明陽蹻脈之會（鍼灸甲乙経）」[14]

肩　髃：肩関節の前方，肩峰外端と上腕骨頭上縁の間に取る．

「在肩端兩骨間．手陽明蹻脈之會（鍼灸甲乙経）」[14]

肩　井：肩甲上部，乳頭線上．第7頸椎棘突起と肩峰外端の中央に取る．

「在肩上陷者中．缺盆上大骨前．手少陽陽維之會（鍼灸甲乙経）」[14]

人　迎：喉頭隆起の高さで胸鎖乳突筋の前，総頸動脈の拍動部．

「任脈側之動脈」（霊枢・本輸篇第二）[7]

「頸側之動脈．在嬰筋之前」（霊枢・寒熱病篇第二十一）[7]

「一名天五會．在頸大脉．動應手．俠結喉．以候五藏氣」（鍼灸甲乙経）[14]

陽維脈変動（図 1-2）

臂　臑：上腕外側，曲池穴の上方7寸，肩髃穴の下3寸，三角筋の前縁に取る．

「在肘上七分．䏚(ひかがみ)肉端．手陽明絡之會（鍼灸甲乙経）」[14]

臑　会：上腕後側，肩峰の後端から下3寸．三角筋の後縁に取る．

「一名臑髎在臂前廉．去肩頭三寸．手陽明之絡（鍼灸甲乙経）」[14]

天　髎：肩甲上部，肩甲骨上角の外上方，肩井穴の後ろに取る．

「在肩缺盆中毖骨之間陷者中．手少陽陽維之會（鍼灸甲乙経）」[14]

肩　井：前述済

臑　兪：前述済

〔施　術〕

陽蹻脈と陽維脈のどちらを使うかを決定したら，陽蹻脈変動の場合は臑兪穴・巨骨穴・肩髃穴・肩井穴・人迎穴を，陽維脈変動の場合は臂臑穴，臑会穴，天髎穴，肩井穴，臑兪穴をワンセットとして施術する．施術は，左右で愁訴の

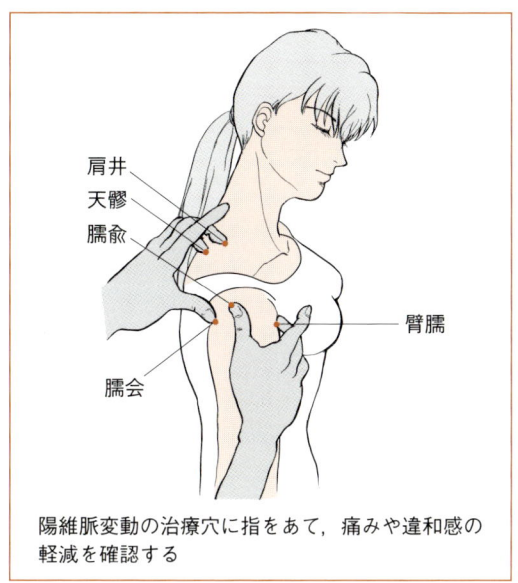

陽維脈変動の治療穴に指をあて，痛みや違和感の軽減を確認する

図1-3　陽維脈変動の確認例

強い方，左が強い場合は左側，右が強い場合は右側のこれらの治療穴に対し，切皮置鍼，あるいは円皮鍼貼付を行う．術者の指をこれらの穴にふれた状態で，被験者に動作を行ってもらい，痛みや違和感の軽減が起こることを確認してから施術すると確実である（図1-3）．

〔判　定〕

①施術が終ったら，再度，最初に頸部か腰部で行った運動をさせて，痛みや不快感，つっぱり感，ひきつれ感の軽減を確認させ，VASに記入してもらう．もし軽減がみられないときは，ただちに抜鍼して，同経穴群に術者の指頭を置いて，正確に有効な経穴を探し出す．それでも有効経穴がない場合は，診断の誤りがないかのチェックをする．

②効果が確認されたにもかかわらず，不十分な場合は，陽蹻脈変動では跗陽穴（陽蹻脈の郄穴），居髎穴，申脈穴（総穴）の刺鍼を，陽維脈変動では陽交穴（陽維脈の郄穴），居髎穴，外関穴（総穴）の刺鍼を順次追加していく．

③まれではあるが，良好な結果を得ることができないことがある．それは陽蹻脈変動にも陽維脈変動にも属さない場合である．このときは別の奇経か他の「天・地・人」治療の適応と考えられる．

④軽症であれば，患者の頸部や腰部の愁訴の消失と同時に他部位における主訴も軽減してくるので，その確認も行う．主訴のはっきりしなかった場合は，刺鍼前に確認した肩のこりや，腰部，志室穴付近のこりの硬さや圧痛の程度が刺鍼後でどのように変化したかを確かめる．こりや圧痛の軽減が確認できる．

＜補　記＞

簡単ではあるが，「天・地・人 治療」としての奇経治療の陽蹻脈と陽維脈への刺鍼効果を実感していただけたはずである．私はここで記したような奇経治療を，従来の奇経治療と区別するために，「天・地・人－奇経治療」と名づけている．

奇経おのおのに所属穴が存在するにもかかわらず，その系統的な運用についての報告は現在皆無であるといえる．そのため，奇経療法とは八宗穴の手足一対治療のことだと思い込んでいる方も多い．しかし，八宗穴はいずれも正経十二経脈の所属穴であるため，八宗穴の組み合わせでは，正経十二経脈の運用の域を出ない．奇経療法を八宗穴のみの運用に限定してしまうと，奇経の存在意義がなくなってしまうのだ．

ここで施術に使用した主要経穴は，陽蹻脈の臑兪穴（小腸経）・巨骨穴（大腸経）・肩髃穴（大腸経）・肩井穴（胆経）・人迎穴（胃経），そして陽維脈の臂臑穴（大腸経）・臑会穴（三焦経）・天髎穴（三焦経）・肩井穴（胆経）・臑兪穴（小腸経）である．いずれの奇経の場合も正経における複数の経脈に及んだ配穴となっている．ここで提示された主要穴は陽蹻脈と陽維脈における「上部（頭部）」と「中部（体幹部）」の境界部にある治療穴（図1-4）であり，「天・地・人 治療」の重要部位にあるものといえる．これらのことは奇経治療が「天・地・人 治療」として，正経の経脈を横につなぐパターン治療であることを示唆している．

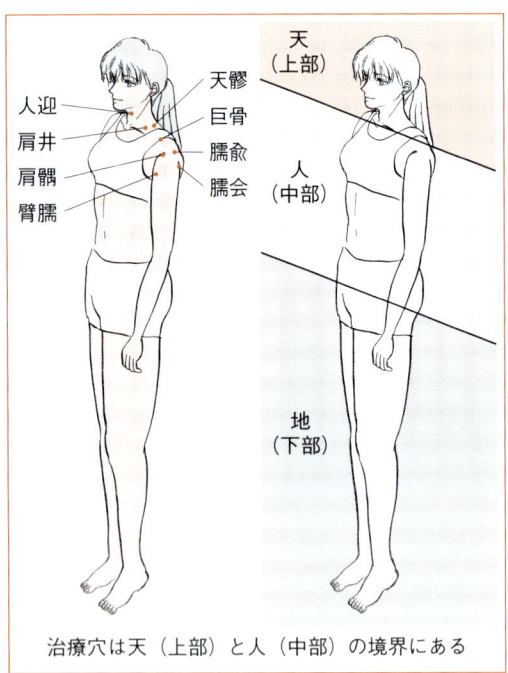

図1-4 陽蹻脈，陽維脈の変動の治療穴と天・地・人

治療穴は天（上部）と人（中部）の境界にある

なお，これらの「天・地・人 治療」としての具体的な奇経治療（「天・地・人−奇経治療」）の詳細については第3章に述べた．

その2 「天・地・人−八虚治療」
—八虚"肺"治療で喉の痛みを瞬時に取る—

『霊枢』邪客篇第七十一[7]には，「天・地・人 治療」のなかでもシンプルな治療システムが提示されている．ここで使用する診断および治療部位は肘窩，腋窩，鼠径部，膝窩の左右8部位であり，おのおの五臓と対応している．このいわゆる四肢の大関節部は，冷えや虚の状態を招来しやすいため，「八虚」とよばれている．私たちはこの八虚による治療法を「天・地・人−八虚治療」と名づけ，臨床に応用している．

ここでは，風邪気味のときあるいは，周囲に風邪のひきはじめの方がいるときに，この簡単体験をしてほしい．

風邪症候群はだれでも経験するもっともポピュラーな疾患であるにもかかわらず，現代医学では根本治療がないため，もっぱら対症療法に終始しているのが現状である．多くの場合，症状がひどくなる前から，鼻水，鼻つまり，咽喉痛などの軽い症状がみられる．そのごく初期の段階でこの「天・地・人−八虚"肺"治療」を行うと，ただちに症状が改善するので，ぜひ試していただきたい．

〔用意するもの〕

下記のうち，いずれでも可．ただし，②と③の場合は湯を沸かしておく．

① ホットパック（最近は電子レンジで簡単に温めるものも市販されている）
② ペットボトル（500ml〜2l）
③ タオル

〔被験者の主訴を確認〕

被験者は風邪のひきはじめの者とし，主訴と程度の記録をする．その記録ははじめのつらさを，VASなどに記入させておくとよい．たとえば咽頭痛の場合は，唾液を飲み込んでもらい，そのさいの痛みの程度を確認・記録する．

〔診　断〕

ここでは，「天・地・人−八虚治療」を体験してもらうため，この感冒初期のときに，もっとも確率の高い証である八虚"肺"を想定する．

〔施　術〕

風邪のひきはじめで咽喉が痛いなどの症状がある場合，肺に邪が侵入していることが多いので，「天・地・人−八虚"肺"治療」では，肘窩部にすこし熱めの温罨法を行うことになる（図1-5）．

温罨法には市販のホットパック（密封された包装のまま電子レンジで温めるもの）や，熱湯に浸したタオルをかるく絞り，ビニール袋に入れたもの，または，500ml〜2lのペットボトルに熱めの温水（60℃くらい）を入れたものを使い，温度調節はタオルで包むことで行う．いずれの場合も熱く感じる程度のものとし，肘窩部がつよく発赤するのを限度とする．効果が

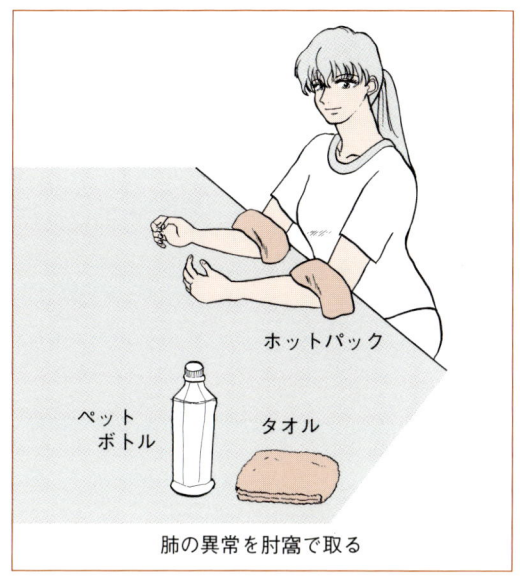

図 1-5　天・地・人−八虚"肺"治療

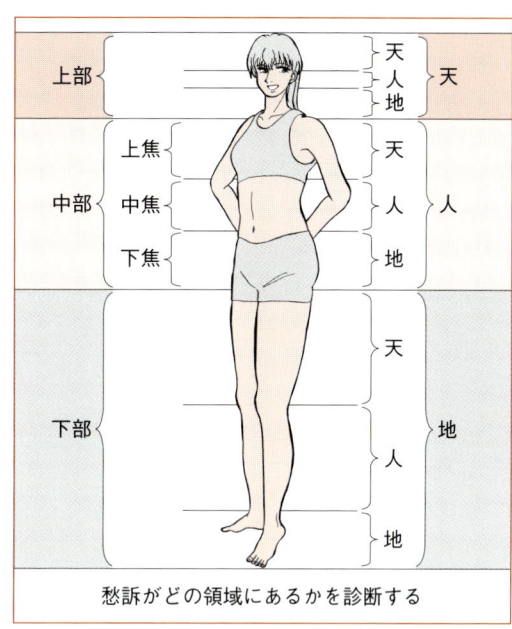

図 1-6　天・地・人の分割

小さい場合は，肘窩部の肺経の領域を中心に温める．尺沢穴への温灸（カマヤミニなど）を数回行うこともよい．

なお，火傷には十分注意をすること．

〔判　定〕

施術が終わったら，愁訴の軽減を確認させ，VASに記入してもらう．患者が唾液の嚥下痛を訴えている場合など，この施術直後に痛みがまったく消失していることが多い．

ここで使用した治療部位は「肺」を想定したため，肘窩のみであったが，八虚部位には，このほかに腋窩，鼠径部，膝窩がある．このたった8か所の関節部位により，あらゆる五臓の疾患に対応できるのである．

なお，この「天・地・人−八虚治療」の詳細については第4章に述べた．

その3　「天・地・人−標幽賦治療」
—愁訴部位を三才分割でとらえる—

ここでは『鍼経指南』の歌賦「標幽賦」のなかで提示されている「天・地・人 治療」の一部を運用して，愁訴を取る簡単な方法を紹介する．

〔用意するもの〕

綿花と消毒用アルコール

寸3～寸6，0～1番（40～50mm，14～16号鍼）のステンレス鍼または銀鍼を3本．

〔被験者の主訴を確認〕

本節「3．天・地・人 治療の簡単体験」"その1「天・地・人−奇経治療−蹻脈系と維脈系の運用法により運動痛を瞬時に取る−」(p.3)のときと同様に行う．

〔診　断〕

人体を上部（頭部）・中部（体幹部）・下部（下肢部）の3部に分割し，そのおのおのを上から順にさらに天・人・地に3分割する．

被験者の愁訴のある部位がこのうち，どの領域にあるかを診断する（図1-6）．

患部の部位と治療穴の対応は表のとおりである（表1-1）．

〔治療穴と取穴部位〕（図1-7）

大包：側胸部，腋窩中央の下6寸に取る．

「出淵腋下三寸」（霊枢・経脈篇第十）[2]

表1-1 患部の部位と治療穴

	患部の部位	治療穴
上部（頭部）	天部（目より上）	大包，百会
	人部（目〜唇）	大包，璇璣
	地部（唇より下）	大包，湧泉
中部（体幹部）	天部（上焦）	天枢，百会
	人部（中焦）	天枢，璇璣
	地部（下焦）	天枢，湧泉
下部（下肢部）	天部（大腿部）	地機，百会
	人部（下腿部）	地機，璇璣
	地部（足部）	地機，湧泉

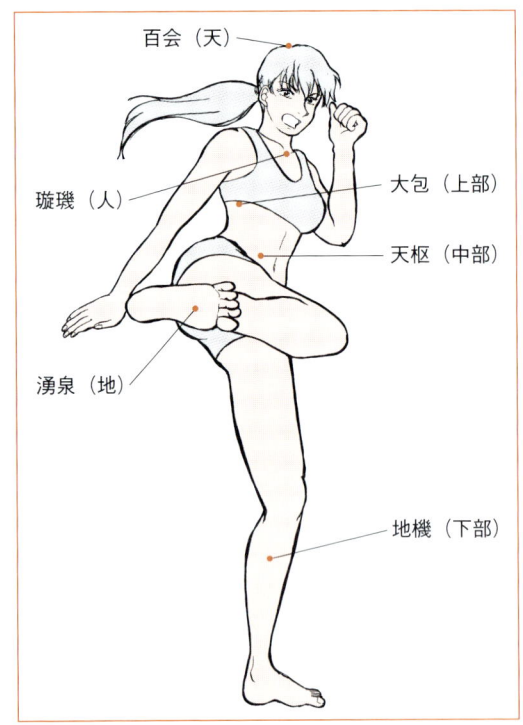

図1-7 天・地・人—標幽賦治療の治療穴

「在淵腋下三寸，脾之大絡，布胸脇中，出九肋間，及季脇端（鍼灸甲乙経）」[14]

天枢：腹部，臍の外2寸に取る．

「一名長谿，一名谷門，去肓俞一寸五分，侠臍兩傍各二寸陥者中（鍼灸甲乙経）」[14]

地機：下腿内側，内果の上8寸，膝の下5寸，脛骨の内側縁に取る．

「一名脾舎，在膝下五寸（鍼灸甲乙経）」[14]

百会：頭頂部，両耳尖を結んだ線と正中線が交わるところ．

「一名三陽五會在前頂後一寸五分，頂中央旋毛中陥，可容指（鍼灸甲乙経）」[14]

璇璣：天突穴の直下1寸，胸骨角上際正中線上に取る．

「在天突下一寸中央陥者中，仰頭取之（鍼灸甲乙経）」[14]

湧泉：足底中央の前方陥中，足指を屈すると最も陥凹する部に取る．

「足心也」（霊枢・本輸篇第二）[2]

「一名地衝，在足心陥者中，屈足捲指，脾之大絡，宛宛中（鍼灸甲乙経）」[14]

〔施術〕

表からファーストチョイスの穴として患部の部位に対応した治療穴を選択し，切皮置鍼する．上（大包）・中（天枢）・下（地機）から1穴，天（百会）・人（璇璣）・地（湧泉）から1穴ずつとなる．左右にある穴は虚の反応の強い方に刺鍼する．この方法は，刺鍼の組み合わせにより完成するシステムなので，ほかに余計な刺鍼を行わないようにする．

〔判定〕

①ファーストチョイスの切皮置鍼により患者の愁訴緩解がない場合，いったん抜鍼して，その付近で生きたツボ，刺鍼要求穴になっている点をしっかり検索してその穴に刺鍼し直す．それでも緩解しないときは，他の部位に愁訴が存在しないかをチェックする．

②切皮置鍼により，患者の愁訴が緩解を確認できたら，その経穴の虚実の状態に留意して補瀉しておく．なお，左右にある穴の1側を使用した場合は十分な置鍼（約20分間）の後，他側にも，3分間程度の切皮置鍼を足す．

③軽症であれば，患者の頸部や腰部の愁訴の消失と同時に他部位における主訴も軽減してくるので，その確認も行う．主訴のはっきりしな

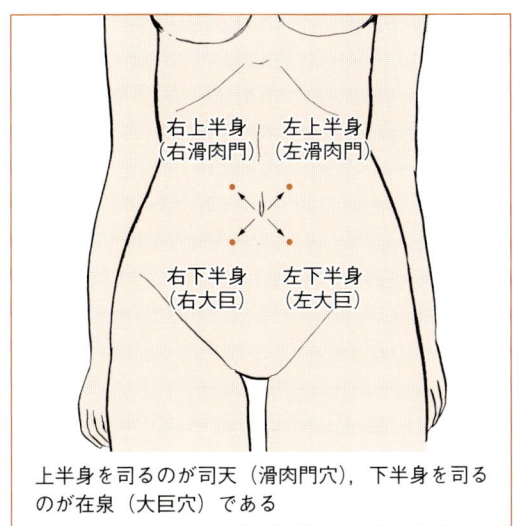

上半身を司るのが司天（滑肉門穴），下半身を司るのが在泉（大巨穴）である

図 1-8　司天在泉の穴

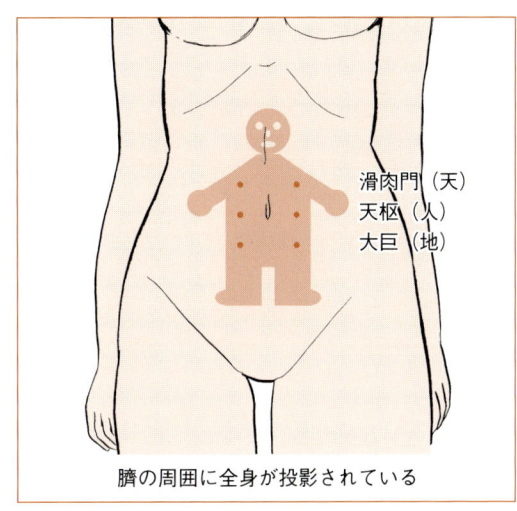

臍の周囲に全身が投影されている

図 1-9　臍にある小宇宙

かった場合は，刺鍼前に確認した肩のこりや，腰部，志室穴付近のこりの硬さや圧痛の程度がどのように変化したかを確かめる．

＜補　記＞

「標幽賦」における「天・地・人 治療」の効果を実感し，しかもあまりにも簡単なので驚かれたのではないだろうか？

『鍼経指南』を著した金元時代の竇漢卿の作とされる歌賦「標幽賦」に，「天，地，人三才也．湧泉同璇璣，百會．上，中，下三部也，大包與天樞，地機」[30)]とある．

これは『鍼灸大全』，『鍼灸聚英』，『鍼灸大成』など多くの古典書物に引用されていることから，鍼灸臨床における非常に重要な治療原則であると考えられる．ここで紹介した方法は私が，この条文を臨床のなかで全身治療システムとして構築し，活用しているものである[15)]．

この「標幽賦」における「天・地・人 治療」は，人間の身体を三才「天・地・人」で分割して運用する治療のほんの1例である．しかし，ここで活用される三才分割の区分けはあらゆる「天・地・人 治療」の分割に通用するものである．このように，身体を三才，すなわち上下方向を輪切りに分割して把握することが，「天・地・人 治療」の基本的認識であると同時に治療の根本原則でもあるのだ．

このような三才分割による「天・地・人−気街治療」の詳細については第4章を参照されたい．

その4　「天・地・人−小宇宙治療」
―臍の周囲で愁訴を取る―

臍の周囲に小宇宙としての人体の縮図を対応させて，愁訴を取る簡単な方法の1例を紹介する．

ここでは司天・在泉の穴を運用する．臍を中心に左右おのおのの上半身を司るのが司天（滑肉門穴）であり，下半身を司るのが在泉（大巨穴）である（図1-8）．

司天　　右滑肉門穴→右上半身
　　　　左滑肉門穴→左上半身
在泉　　右大巨穴　→右下半身
　　　　左大巨穴　→左下半身

これに天枢穴を配すると，天は滑肉門穴，人は天枢穴，地は大巨穴に相当する（図1-9）．

〔治療穴と取穴部位〕

　天　枢：臍の外2寸．
　　　　　「大腸募也．一名長谿．一名谷門．去肓俞一寸五分．侠臍両傍各二寸陥者中（鍼灸甲乙経）」[14]

　滑肉門：天枢穴の上1寸，正中線（水分穴）の外2寸．
　　　　　「在太乙下一寸．（鍼灸甲乙経）」[14]

　大　巨：天枢穴の下2寸，正中線（石門穴）の外2寸．
　　　　　「一名腋門．在長谿下二寸．（鍼灸甲乙経）」[14]

　肓　俞：臍の外5分．
　　　　　「在商曲下一寸．直臍傍五分（鍼灸甲乙経）」[14]

　上肓俞：肓俞穴の上5分．

　中　注：肓俞の下5分．（『十四経発揮』[31]では肓俞の下1寸）
　　　　　「在肓俞下五分（鍼灸甲乙経）」[14]

　ここでは頸部と腰部の運動時痛を指標にした体験学習を想定した．

　痛みやこりが頸部にある場合と，腰部にある場合に分けて提示する．

1）頸部の愁訴をターゲットにする場合

〔用意するもの〕

　円鍼．できれば金の材質のものがベストであるが，銀やステンレスでもよい．あるいは指でも可．

　念のため，寸3～寸6，1番（40～50mm，16号鍼）のステンレス鍼を1本．

〔患者の主訴を確認〕

　患者の頸部の主訴部位とその程度をかならず記録しておく．主訴の程度の記録ははじめのつらさをVASなどに記入させておくとよい．患者にこれといった主訴がない場合は，肩こりのこりの硬さや圧痛の程度を確認・記録する．

〔診　断〕

　患者の主訴にかかわらず，頸部をゆっくり左右に回旋させて，痛みや不快感，つっぱり感，ひきつれ感が左右のどちらに出現するか確認する．左右両方に出現する場合は愁訴のより強いほうを第1選択とする．

　痛みや不快感が出現しない場合は，患者の頸部を術者の指腹で触診しながらこりや圧痛の出現がもっとも顕著な穴を検索する．このときの患者の体位は仰臥位がよい．

〔施　術〕

　頸部の愁訴部位が決定したら，痛みやつっぱり感が出現した頸部には手をふれずに，愁訴のある部位と同側の滑肉門穴から臍に向かって円鍼で十数回こする．円鍼がなければ，中指でもよい．頸部の愁訴が左にあれば左の滑肉門穴を，右にあれば右の滑肉門穴を取る．

〔判　定〕

　①施術が終わったら，ふたたび頸部をゆっくり左右に回旋させて，痛みや不快感，つっぱり感，ひきつれ感の軽減を確認させる．もし軽減がみられない場合は，頸部の愁訴の位置や反応のチェックをして，誤りがなければ，最初から施術をやり直す．頸部の愁訴の消失がみられたら終了する．改善がみられたにもかかわらず，消失しない場合はもういちど滑肉門穴とその下の天枢穴を円鍼，または指で持続圧迫する．そのうえで，なお足りない場合は上肓俞穴と肓俞穴に寸3～寸6，1番（40mm，16号鍼）のステンレス鍼で鍼が抵抗なく入る深度（経穴が鍼を引き込む深さ）まで単刺する．

　②同側の愁訴が消失したにもかかわらず，反対側に愁訴が出現した場合，そちらの滑肉門穴にも同様の施術を行うと改善される．ただし，刺激量は①で行った施術よりも少なくすること．

　③軽症であれば，患者の頸部愁訴の消失と同時に他部位における主訴のVASも軽減しているので，その確認を行う．主訴のはっきりしなかった場合は，刺鍼前に確認した肩のこりの硬さや圧痛の程度が刺鍼後でどのように変化したかを確かめる．臍の周囲は全身縮図になってい

ることが実感できる．

<補　記>
　主訴の優先順位は，①自発痛（なにもしなくても痛い），②運動痛（ある動作を行うと痛い），③運動時違和感（ある動作により，ひきつり感やつっぱり感が誘発される），④圧痛（おされると痛い），⑤硬結や凹み（圧痛を伴わない触診異常部）の順とする．

2）腰部の愁訴をターゲットにする場合

　頸部の愁訴は上半身を代表するものであったが，腰部は下半身の代表となる．
〔用意するもの〕頸部の場合と同じ
〔患者の主訴を確認〕
　愁訴が腰部となる以外は，すべて頸部の場合と同じ
〔診　断〕
　仰臥位で腰部にある志室穴の圧痛や，立てた膝をゆっくり左右に倒してもらったときに，腰部に出現してくる痛みや不快感，つっぱり感が左右のどちらに出現するか確認する．また，その部位が臍の高さよりも上にあるか，下にあるかの確認もする．

　痛みや不快感が出現しない場合は，仰臥位の患者の腰部に下から手の掌を上向きに差し込み，圧痛や硬結の出現がもっとも顕著な穴を検索する．

　もちろんこの場合も，左右両方に出現する場合は愁訴のより強いほうを第1選択とする．
〔施　術〕
　腰部の愁訴部位が決定したら，その愁訴部位が上腰部の場合は天枢穴を，下腰部の場合は大巨穴をそれぞれ治療穴とする．痛みやつっぱり感が出現した腰部には手をふれずに，愁訴のある部位と同側の天枢穴，あるいは大巨穴から臍に向かって円鍼で10数回こする．円鍼がなければ，中指で行ってもよい．腰部の愁訴部位が上・下部の両領域にある場合は天枢穴と大巨穴の2穴に対し，この処置を行う．

〔判　定〕
　①施術が終わったら，再度腰部をゆっくり左右に回旋させて，痛みや不快感，つっぱり感，ひきつれ感の軽減を確認させる．腰部の愁訴の消失がみられたら終了，改善がみられたにもかかわらず，消失しない場合はもういちど天枢穴，または大巨穴を円鍼，または指で持続圧迫する．そのうえで，なお足りない場合は肓兪穴と中注穴に寸3～寸6, 1番（40～50mm, 16号鍼）のステンレス鍼で単刺する．

　②同側の愁訴が消失したにもかかわらず，反対側に愁訴が出現した場合，そちらの天枢穴，あるいは大巨穴にも同様の施術を行うと改善される．ただし，刺激量は①で行った施術よりも少なくすること．

　③軽症であれば，患者の頸部愁訴の消失と同時に他部位における主訴のVASも軽減してくるので，その確認も行う．主訴がはっきりしなかった場合は，刺鍼前に確認した腰のこりの硬さや圧痛の程度が刺鍼後でどのように変化したかを確かめる．

―――――――――――――――――

　これは「天・地・人 治療」のうち，大宇宙に相関をもつ人という小宇宙と，その中のより小さな小宇宙との感応関係，すなわち天人相関説を根拠におく治療原則の1つである．このような実習を体験することで，人体の各エリアはそれぞれ人間全体を投影し，その相関を利用した治療や診断に必要な情報をもっているということが実感できる．

　人は臍の周囲にもっと小さな小宇宙として投影されているのである．臍は人という小宇宙の中心にあることから，宇宙に相関をもつ治療の中心でもあるといえる．

　「天地人-小宇宙治療」についての詳細は第5章で述べた．

　なお，ここで提示した治療法はすべて，おのおのの「天・地・人治療」のシステム中のほん

のさわりともいうべき一部である．どの治療法についても背景は奥深く，運用も多様であるので，その詳細を各章で記した．実際の臨床の場ですぐに使える至便なものばかりであるので，ここでの簡単体験により，読者の皆様が興味をもたれた治療法についての章から読み進めていただきたい．

第2章 「天・地・人 治療」の基礎概念 "陰陽の気"

1. 人体は袋状の"気"の器　13
2. 東洋の古典医学の基本は"陰陽の気"の調整　14
3. 身体全体の大分割　14
4. 身体の陰陽　16
5. 鍼灸治療の主役は陰陽の気の調整であり，五行，臓腑は脇役である　18
6. 陰陽による人体の分割　21
7. 前後の陰陽　23
8. 左右の陰陽のバランス　25
9. なぜ，陽経である胃経が陰である腹部を循行しているのか？　26
10. 『黄帝内経』の理論体系は「三陰三陽」と「天・地・人」　34
11. 表裏の陰陽は鍼灸医学のよりどころ　35
12. 上下の陰陽のバランス　38
13. 流体である"気"の器としての人体　39
14. 欧米のもう1つの医学が注目する"流体としての人体"　40
15. 「天・地・人」三才思想と「経絡系統」　42
16. 人体の縦と横における気の調整が全体治療　42
17. 万能ツールとしての横システム「天・地・人」　43
18. 「天・地・人」における2つのシステム　44

1. 人体は袋状の"気"の器

　私事で恐縮だが，私の娘が3歳のときである．私たちの乗ったバスが急発進した．娘は前のめりに倒れ，腹ばいになったままバスの床の上を頭からスーッと滑っていったかと思いきや，いちばん後部座席の下の鉄板にドーンと衝撃音をあげてぶつかった．運わるく，頭が当たったところに凸の丸ネジがあった．急いで駆け寄ってみると娘の前頭部がその丸ネジの形に凹んでいるではないか．すぐに泣き出したのでほっとしながらも，私は凹みを膨らまさなければならないという衝動にかられ，とっさに娘の前頭部と対側の後頭部を押さえながら，その凹みに口を当てて思いっきり吸引していた．不思議だったのは，前頭部が元に戻るのに従い，対側の後頭部を手で支えたときに指にふれていた凸が平端化していったことだ．その現象によって，そのときに後頭部が異常に凸していたことに気が付いたのであるが，たしかに前と後が呼応して変化していったことがはっきりと感じられた．

　幸い娘が幼いときであったこともあり，現在はなんの跡形もなく治っているので，いまでは笑い話である．しかし私にとってはこの体験が，人間の身体が袋状の"気"の器であることを認識するきっかけとなった．

　その後，よく気を付けて観察してみると，成人の場合でも，これほど極端な現象ではないにしても，患者が訴える部位の身体の反対側には

なんらかの変調が出現していることが多い．そのようなときには，愁訴の反対側からの施術が著効をあげるものである．痔疾に対し，百会穴が特効穴とされるのもよく知られている．

　中国医学の古典を詳細にみると，古代の人々がはるか昔からこのような現象を認識していたことがわかる．そしてそれが，陰陽理論の根拠のひとつになるものであったのであろう．

　どちらかが陰であれば，その反対側は陽である．肛門部の疾患である痔疾でいえば，百会穴が陽で，肛門部が陰となる．

　古代の人々はこのような陰陽の気に着目し，治療体系を包含した普遍的，実践的な理論として完成させていったのである．

2. 東洋の古典医学の基本は"陰陽の気"の調整

　鍼灸に関する東洋医学の学理的な全盛期はなんといっても漢時代である．この時代に東洋医学の根源ともいわれる『黄帝内経』(『素問』，『霊枢』)や『難経』が完成されている．その後に発行された鍼灸関係の書物はすべて『黄帝内経』(『素問』，『霊枢』)，『難経』の解説本，研究書，実践書であり，学理的な進歩はほとんどみられない．また，これらの鍼灸医学は漢方の湯液の診断（分経弁証）や治療（薬の帰経理論）の源流でもある．たとえば，はじめて弁証論として体系化された書として有名な『傷寒論』(196年・張仲景)の序文には「勤めて古訓を求め，博く衆方を採り，素問，九巻，八十一難，陰陽大論，胎臚薬録，ならびに平脈辨證を撰用し，傷寒卒病論を爲(おさめ)る」[32]と素問，霊枢（九巻），難経（八十一難）などを参考にして『傷寒論』を著したことが述べられている．『傷寒論』の内容からも，『素問』熱論篇第三十一を基礎に書かれていることがわかる．六淫による急性熱病を主とする『傷寒論』に対し，伝染病を主とする『温疫論』(1642年・呉有性)もまた，『霊枢』営衛生会篇第十八の気血営衛論を発展させたものだと考えられる．

　東洋医学の源泉ともいわれるもっとも偉大な古典『黄帝内経』(『素問』，『霊枢』)の基本概念は"気"と"陰陽"である．治療医術とは"陰陽の気"の調整であり，それを実践するための方法が体表からなされる鍼灸施術なのである．その運用には人体を縦に貫く経絡理論と，横に走る天・地・人 理論の認識と方法論が求められているだけである．この理解を深めるために必要な臓腑経絡や病証の知識はあってもよいが，後世の湯液弁証はかならずしも必要とされていない．鍼灸臨床に必要な道具や理論はすべて『黄帝内経』(『素問』，『霊枢』)，『難経』に明示されているわけであるから，初心者はいたずらに手を広げることなく，まずは基本に忠実に鍼灸理論を学ぶことが肝要であろう．本当に有用な古典理論はシンプルなものである．やたら難解な理論や実用的でない技術は頭の体操としてのパズルとしては面白いが，趣味にとどめておく程度にして，臨床応用のためには実践的な基本の理論習得の努力を優先すべきであろう．

　ここで，臨床運用のために『黄帝内経』(『素問』，『霊枢』)が提示している陰陽の気の調整法を検討してみよう．

3. 身体全体の大分割

　小宇宙としての人間の身体を取り扱う場合，あるいは料理をしようとする場合，もしあなたが全能の神であったなら，どのような切り口を考えるであろうか？　たとえば人間の身体を，林檎や地球にみたてたときに，最初は真上から縦に包丁をいれていく（図2-1）のが自然ではないだろうか？　地球儀でいうと子午線（経線）に沿った方向である（任脈・督脈）．縦に前後，左右に分割されたなら，次に考えられるのは上

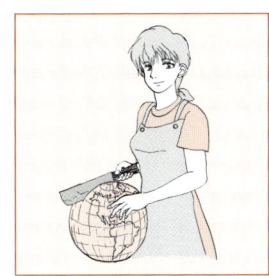
図 2-1
身体の分割を考えてみる
－縦の分割－

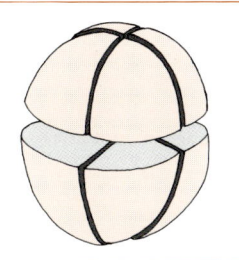
図 2-2
身体の分割を考えてみる
－横の分割－

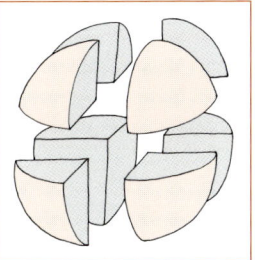
図 2-3
身体の分割を考えてみる
－前後・左右・上下の大分割－

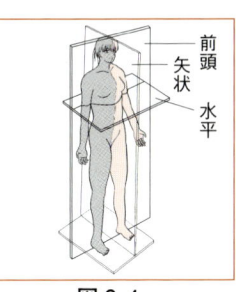
図 2-4
人体の方向用語

下に真っ2つにすることである（図2-2）．この分割線は地球でいえば赤道であり，人でいえば臍の周囲（帯脈）である．

この分割の法則が林檎や地球だけに限らず小宇宙すべてに，すなわち，人間の身体にも適応され，最初に，前後，左右，上下の大分割（図2-3）が考えられたと推測できる．これが現代解剖学での方向の基準になるものである（図2-4）[33]．

漢民族の伝える宇宙開闢（かいびゃく）の説話として，もっとも古い文献である『淮南子』の「天文篇」には，天地が，混沌（こんとん）たる状態から次第にわかれ，清陽の気は上って天となり，重濁の気は下って地となること．そして，そこに陰陽・四時・万物を生じ，また，日・月・星が形成されていく過程が説明されている[34]．楠山春樹氏はこの篇の"宇宙"について「宇は四方上下の空間的なひろがり，宙は古から今に至るの無限の時間をいう」[34]と解説している．同様に，小宇宙である人間にも四方上下の分割が適応されるのは当然であろう．

『素問』生気通天論篇第三には「夫れ古より天に通じる者は生の本なり，陰陽に本づく．天地の間，六合の内，其の気九州，九竅，五蔵，十二節，皆天気に通ず．其れ五を生じ，其の気は三なり．数此れを犯す者は則ち邪気人を傷る．此れ寿命の本なり」[1]と，生命の根本は陰陽であることが明言されている．そのうえで，六合（四方上下すなわち，前後，左右，上下）の大分割を規定している．また，ここの「其の気は三なり」の石田秀実らの注釈は「陰陽の気にそれぞれ三つずつあることを指す．すなわち三陰三陽である」[6]となっている．

ちなみにここでいう十二節とは四肢の手関節，足関節，肘関節，膝関節，肩関節，股関節のことであり，四肢における「天・地・人」の境界部のことである．

ついでながら，付け加えるならば，この『素問』生気通天論篇第三の記載は『荘子』則陽篇第二十五の「四方の内，六合の裏，万物の生ずる所は悪（いずく）にか起れる（東西南北にひろがるこの世界の中，天地四方の広大な宇宙空間の内部で，一切万物は数限りなく生成してきますが，この万物はいったい何処からどのようにして生成してくるのでしょうか）」[35]など『荘子』宇宙観の影響を受けているものと考えられる．「六合」の語は『荘子』斉物論篇第二にもみられ，福永光司氏は「"六合"とは，天と地と四方，すなわち宇宙という意味である」[36]と解説している．

このように，前後，左右，上下の大分割の次に，地球儀がそうであるように，縦線（経線）も横線（緯線）も数が増えるに従い，さらに細分化されてくるわけである．人体でいえば，これに三才思想による3分割が導入されて，小区分が生じてきた．縦方向は「三陰三陽」であ

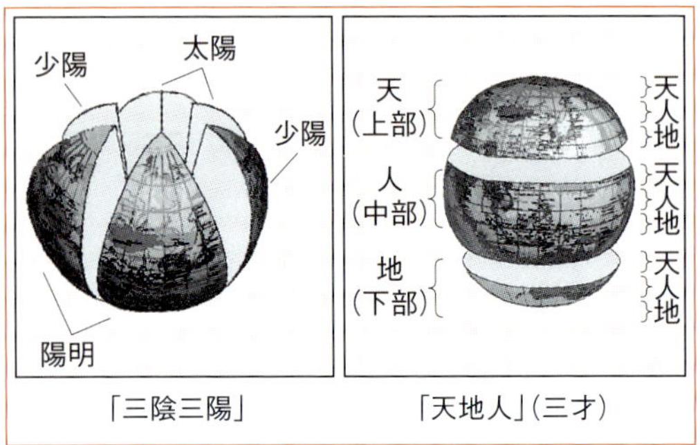

図 2-5 三陰三陽の分割と天・地・人の分割

り，横方向は「天・地・人」である（図 2-5）．
『霊枢』百病始生篇第六十六でも「気に定舎あり，処に因りて名を為す．上下中外，分けて三員と為す（三員は三部のこと．人体を縦に分ければ，上中下を三部とする．横からいえば，表裏と半表半裏を三部とする）」[7]とあり，縦割の「三陰三陽」，横切の「天・地・人」が想定されている．

東洋思想のもう1つの偉大な理論体系である五行説はこの大分割, 小区分が完了した後に，内にある五臓六腑に付加され，臓腑経絡説として完成されてきたものであると考えるべきである．『黄帝内経』（『素問』，『霊枢』）の世界では1つの小宇宙であるという認識をもって人間の身体を大分割，小区分された場合には，そこに五行説は入り込んでこない．鍼灸にいちばん必要な小宇宙を把握するための包括的な理論は，五行説ではなく陰陽論と三才思想なのである．

4. 身体の陰陽

陰陽論の完成は古く，すでに『老子』（老耼・紀元前6世紀頃）に「道は一を生じ，一は二を生じ，二は三を生じ，三は万物を生ず．万物は陰を負いて陽を抱き，沖気をもって和をなす（四十二章　道化篇）」[37]と陰陽の語が使われ，『荘子』（荘周・紀元前3世紀頃）には「而る

を況んや，天地を官べ，万物を府め（徳充符篇）」[36]，「吾れ又た陰陽を官めて以って群生を遂げしめんと欲す（在宥篇）」[38]，「天地には官有り，陰陽には蔵有り（在宥篇）」[38]，「夫れ形全く精復れば天と一を為る．天地は万物の父母なり．合すれば体を成し，散ずれば始めを成す（達生篇）」[38]，「是れ猶お天を師として地無く，陰を師として陽無きがごとし（秋水篇）」[38]，「天地は形の大なるもの也．陰陽は気の大なるもの也（則陽篇）」[35]，「陰陽合い照らし，相い蓋（害）い相い治む（則陽篇）」[35]などの記載がみられる．

鍼灸医学のなかでももっとも重要な基礎概念は陰陽論であり，治療の基本は陰陽の気の調整である．

『素問』陰陽応象大論篇第五に「陰陽なる者は天地の道なり，萬物の綱紀，変化の父母，生殺の本始，神明の府なり．病を治するには必ず本を求む」[1]，「陰陽は萬物の能始なり」[1]とある．

陰陽はすべてのものの生成と変化，消滅の原動力であり，宇宙の原則となっている．宇宙を統合した概念，太極は陰と陽の対立と統一の法則のうえに成り立っているのである．

『素問』著至教論篇第七十五でも「帝曰く，善し．之を失うことなかれ．此れ皆，陰陽表裏，上下雌雄，相い輸応するなり」[1]と医の道のなかでもとくに重要なものとして陰陽の理論を『陰陽伝』をあげて説いている．

さらに，『素問』至真要大論篇第七十四に「謹んで陰陽の所在を察して之を調え，平を以って期と為す」[1]，『霊枢』寿天剛柔篇第六に「審らかに陰陽を知れば，これを刺すに方あり（まず陰陽の法則を掌握すれば，最適な刺鍼法を運用することができます）」[7]と陰陽のバランスをとることが治療の根本原則であることが明記され，『霊枢』官能篇第七十三にも「鍼を用いるの理は，必ず形気の所在，左右上下，陰陽表裏，血気の多少，行の逆順，出入の合を知りて，有過を諜伐すべし」[2]と鍼治療のさいには，経

絡の流注状態や経穴の反応のほかに，かならず形体と気の関係，左右，上下，陰陽，表裏を把握しなければならないことが強調されている．

内経医学では陰陽の平衡が維持されていることが健康状態で，すべての疾患は生理・病理の陰陽の崩れから起こると考えられていた．だから，鍼灸治療の王道は陰陽の変調を正すことにあったのである．

『素問』金匱真言論篇第四や『霊枢』寿天剛柔篇第六に「陰中に陰あり，陽中に陽あり」[1,2]とあり，陰陽とは絶対的なものではなく相対的なものであって，相互に交流し，浸透しあったり，補いあったりしているものであることがわかる．

また，『素問』金匱真言論篇第四の「夫れ人の陰陽を言えば，則ち外を陽と為し，内を陰と為す．人身の陰陽を言えば，則ち背を陽と為し，腹を陰と為す．人身の蔵府中の陰陽を言えば，則ち藏なる者を陰と為し，府なる者は陽と為す」[1]とある．この記載から，陰陽は総合的にみれば，太極であるが，部分的にみれば，内外があり，前後があり，臓腑があって相対的な陰陽が生じている．しかし，この陰陽も相互に影響し合い，制御し合い，補い合うことによって全体の均衡を保っているのである．臓腑の陰陽についても絶対的なものではなく，心は陽中の陽，肺は陽中の陰，腎は陰中の陰，肝は陰中の陽，脾は陰中の至陰となっている．

『霊枢』寿天剛柔篇第六では「是れ故に内に陰陽あり，外に亦た陰陽あり．内に在る者は，五藏を陰と為し，六府を陽と為す．外に在る者は，筋骨を陰と為し，皮膚を陽と為す．故に曰く，病の陰の陰に在る者は，陰の榮輸を刺し，病の陽の陽に在る者は，陽の合を刺し，病の陽の陰に在る者は，陰の経を刺し，病の陰の陽に在る者は，絡脈を刺す（体内に陰陽があり，体表に陰陽があります．体内では，五藏が陰であり，六府は陽であります．体表では筋骨が陰で，皮膚が陽であります．臨床のことをいえば，病が陰中の陰の五蔵にあれば，陰経の榮穴と輸穴を刺し，陽中の陽の皮膚にあれば，陽経の合穴を刺し，陽中の陰の筋骨にあれば，陰経の経穴を刺し，陰中の陽の六府にあれば，絡穴に刺します）」[7]と体内の陰陽，体表の陰陽を分類するとともに，その具体的な治療穴を提示している．

大きく分けられた陰陽のおのおのは，さらに陰陽に分けられ，そのおのおのもまた陰陽に分けられるというように，次々に2分化を繰り返し，どんなに細分化された部分もすべて陰陽に区分される．すなわち，細分化されればされるだけ多数の陰陽区分の支配を受けることになる．たとえば，右上半身の前面は，「陰・陽・陰」（左右では陰，上下は陽，前後では陰）の性質をもつことになる．

この陰陽という概念は体表の陰陽，臓腑の陰陽，経絡の陰陽，気血の陰陽などの身体の物象や事象だけではなく，摂取する食物，人間を取り巻く自然，大宇宙で起こる現象など万物のすべてに当てはめられる．しかし，この陰陽をいざ治療に運用しようとした時には，逆にその範囲が広すぎることで，適応されるべき陰陽が曖昧になってしまう．ここで臨床上もっとも実践的で，普遍性のある人体全体の陰陽の大区分に絞ってみていきたい．

包括的に人体全体の陰陽を把握しようとすると，上下，左右，前後，表裏の大区分を想定することから始めなければならない．この身体の陰陽が，体表に治療点を求め，その虚実を調整することによって生体を治癒に導く医術として鍼灸医学が成立するために，もっとも必要な法則なのである．

① 上下の陰陽（図2-6）
② 左右の陰陽（図2-7）
③ 前後の陰陽（図2-8）
④ 表裏の陰陽（図2-9）

これらの陰陽のバランスをとることこそが，鍼灸治療の根本原則なのである．「陰病は陽に

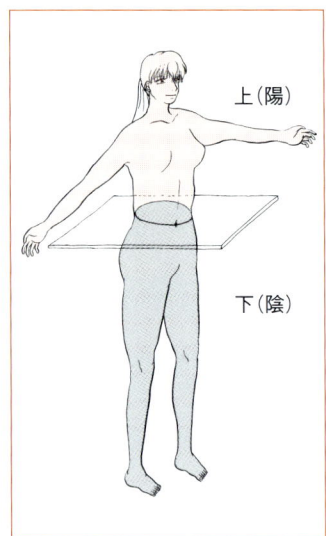
図2-6 上下の陰陽
上下では，下が陰となり，上が陽となる

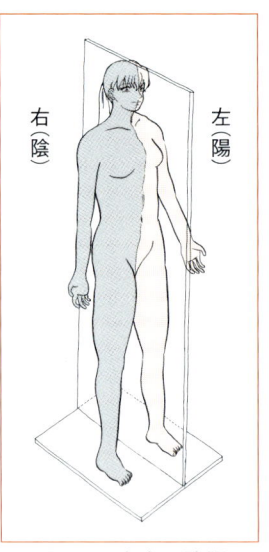
図2-7 左右の陰陽
左右では，右が陰となり，左が陽となる

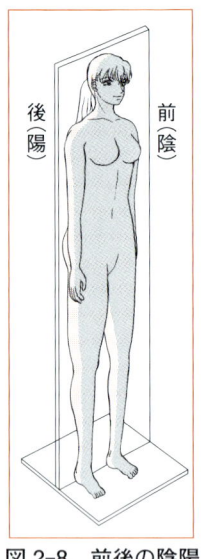
図2-8 前後の陰陽
前後では，前が陰となり，後ろが陽となる

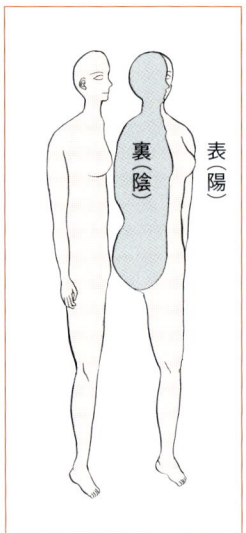
図2-9 表裏の陰陽
表裏では，裏が陰となり，表が陽となる

行き，陽病は陰に行く」という『難経』六十七難[3]の具体例は俞穴，募穴に適応されるだけではなく，「病上に在るを，之，下に取る」（『霊枢』官鍼篇第七の遠道刺）[2]，「左は右を取り，右は左を取るなり」（『霊枢』官鍼篇第七の巨刺，『素問』繆刺論篇第六十三の繆刺）[1,2]，「前は後に取り，後は前に取る」（『霊枢』官鍼篇第七の偶刺）[2]，「外を司りて内を揣（はか）り，内を司りて外を揣（はか）る」（『霊枢』外揣篇第四十五）[2]という治療原則にも通底するものである．

5. 鍼灸治療の主役は陰陽の気の調整であり，五行，臓腑は脇役である

鍼灸の治療理論はこの陰陽論に五行説が組み込まれて発展してきたものである．

中国，紀元前770～221年の春秋・戦国時代には諸氏百家といわれる思想家が活躍した．その中心は，従来の儒家，墨家，法家，名家，道家，陰陽家の六家に縦横家，農家，雑家，小説家を加えた十家である．そのなかの陰陽家である鄒衍らによって始まったのが，陰陽論と五行説が結びついた陰陽五行説で，これがその後の東洋医学に大きな影響を与えたとされている．

陰陽論に五行すなわち，臓腑経絡説が導入されてきたため，鍼灸医学はその理論を複雑にしてしまったのであるが，もともとは，上下，左右，前後，表裏の陰陽のバランスをとるだけのシンプルな理論，方法から始まったのではないだろうか？

丸山昌朗氏は「一般の註解書は，後漢に於いて完成され固定化した陰陽五行説で，素問全体を強引に解釈している．其の為に真の素問の姿を見失い勝ちになっている」[39]と素問を五行説で解釈することに警鐘を鳴らし，「実際に此の相生説を応用しているのは，後代の難経である．…（中略）…素問の中では種々の現象を難経に於けるように，陰陽五行説を絶対視して之に割り振っては居らない．…（中略）…しかるに後代の註解の多くは，素問も難経も同一視して，素問及び陰陽五行説の成立の歴史を知らずに，時代錯誤した方法論を用いて解している．かかる故に素問は後代になるに従い，益々晦渋

至極な相貌をするに到ったのである」[39]と陰陽五行説が素問をむずかしくしてきたことを指摘している．

また，霊枢についても，「現存する霊枢の本輸篇中には，陰経の井穴は木，陽経の井穴は金と記して，五兪穴を五行に配当しているが，太素経では，五行への配当を欠いている．この現霊枢の五行への配当は，多分後人が付加したものと私は推論している」[39]「どうもこの五兪穴へ，五行の性格を考案したのは，文献的には難経六十四難から発したものと考えられる」[39]と五行は後世の人によって本輸篇に付け加えられたものであるとの見解を主張している．

『黄帝内経』（『素問』，『霊枢』）に明示されている治療医術は"陰陽の気"の調整であり，それ以上でもなければそれ以下でもないと考えることができる．これは『黄帝内経』（『素問』，『霊枢』）が体表からアプローチする治療システムである鍼灸をメインテーマにするからであり，五臓に重点をおかざるをえない湯液治療とは方法論を異にするのは当然のことである．

湯液治療では経穴を運用するわけではないので，体表からのアプローチが重要視されているわけではない．つまり，その理論が鍼灸治療にそのまま運用することはできない．1つは体表からの物理的刺激で起こる信号系生体反応により，もう1つは飲むことで消化管から吸収された薬効作用により生体を治癒に導くシステムなのである．この2つのまったく異なる治療理論があたかも，同一の理論のように受け取られてきたのは，東洋医学という同じカテゴリーのなかにあるというだけの理由である．

誤解をおそれずに言い添えるならば，初期，すなわち『神農本草経』の頃は，厥陰肝経の収斂作用を補うものとして酸味，少陰心経の引き締め固める作用を補うものとして苦味，太陰脾経の気血津液の生成作用を補うものとして甘味，太陰肺経の発散作用を補うのとして辛味，少陰腎経を通じ，腎の陽気＝命門を補うものとして鹹味を使う，いわゆる気味説であった．しかし，後世になるにつれて，この気味説の概念は薄れ，経絡との関連が定かではなくなってくる．それは，薬物の働きのみで臓への作用を決めるようになってしまったからである．

鍼灸医学も湯液医学も根底は同一の東洋思想であったとしても，それぞれ別々の道を歩み出し，その目指す方向が異なったために，そのおのおのの医学が発展すればするほど，離れていくしかなかったのだといえる．

もちろん，おのおのが発展過程で，相互に影響を受けたり，並走したり，ある点で交わったりということはあったかもしれない．しかし，独自の発展を成し遂げてしまったいまとなっては，もういちどこの2つの東洋医学が合体して1つになることはむずかしいといえる．

この2つの東洋医学は，その目標とする診断が異なるため，そのなかで使用される陰陽五行や三陰三陽といった同じ用語でさえも，同一のものを指しているとはかぎらないのである．同一の字面という理由で，共通の用語であると誤解してしまうと弊害が生じることもある．私たち鍼灸師にとって鍼灸の治療に必要な理論や道具は『黄帝内経』（『素問』，『霊枢』），『難経』のなかにそろっていることを肝に銘じておくべきである．

鍼灸治療の原典は『黄帝内経』（『素問』，『霊枢』）であり，それ以外の古典は，その理解を深めるため，あるいは補強するためには有用であるが，『黄帝内経』（『素問』，『霊枢』）の提示している理論体系にそぐわないものや，理論を複雑にするものは思い切って，切り捨ててしまう勇気が必要な場合もある．実際の臨床に運用するためには，診断や治療の理論はシンプルなほうがよいのである．

鍼灸医学では五臓六腑よりも経絡系統にその重要性を見出し，湯液医学ではそれが逆転していることを認識すれば，私たち鍼灸師に必要な理論は何なのかが自ずとわかるだろう．

石田秀実は「図は明代に著された鍼灸聚英に載せられたものであるが，側面からのみの五臓六腑図を載せた後に，正面・側面・背面の三方向から描かれた流注図によって気血のルートを記している．この気血のネットワークによる人体図の一群は，古く梁の普通年間に編まれた『七録』という書物目録に，すでに多くのものが記録されている．…(中略)…鍼灸を施すにあたって目標点を定める，という実用上の必要からすれば，この種の図が描かれはじめたのは，もっと早い時期のことであったにちがいない．気血の流れと関係を示すこうした図は，正面，背面，側面の三方向から描かれるばかりでなく，ひとつひとつの脈について，さらに細かなネットワークが描かれるのが普通であった．いっぽう，五臓六腑を記す解剖図の方は，前に述べたようにほとんどが側面図ひとつだけである．図の後ろに付された説明の量の点でも，解剖図はいわば孤立している．この差異は，そのまま両者の重要性を物語ると見てよい．中国医学では，固定的な物体としての臓器や消化管，骨格といったものは，重要ではあるにせよ，医療の主たる目標とはなっていないのだ．より正確に言えば，臓器や消化管・骨格は，入れ物や管にすぎない．その中を流れるものこそが，人の身体にとって本質的なものである．であれば医学の主たる関心が，人体を流れる流体の関係図の方に向けられるのも，当然ということになろう」[40]といい，後世の鍼灸医学のなかでさえ，身体の中で，流れ動く身体つまり，「経絡系統」の方が重要な本質で，五臓六腑は非本質的なものであったことを指摘している．臓腑や骨格という固定的物質は，「経絡系統」にとっての場，空間でしかないのである．このことが，実際に解剖が行われていたはずの中国医学の解剖図が，西洋医学のものと異なる理由なのである．さらに，石田は「身体を開いて見た場合でも，その身体に注がれるまなざしがまったく異なっていた．中国の医学はそのまなざしを，西欧的な解剖学的身体とは異なるもうひとつの身体，流れ動く身体の方に注いでいたのだ」[40]と中国の医学が五臓六腑という物質的なものよりも"流体としての身体"を重要視してきたことを記している．

　ただし，ここで石田のいう"流体としての身体の図"とは経絡図のことである．すなわち，"流体としての身体"の根拠を経絡でとらえている．

　石田らの主張はある一面においては，中国医学の本質を見事にとらえている．しかし，私たち臨床家は実際に東洋医学を道具として使っていかなければならない．それだからこそ，古典医学文献のなかから，「経絡系統」とともにもう1つの重要なシステムである「天・地・人」をも読み取っていきたいものである．そうしてはじめて陰陽の気の調整が完成するのである．

　私たちはまず，最初に，これらがシステムとして完成する以前のシンプルな形の陰陽調整から学んでいく必要がある．それが，『黄帝内経』（『素問』，『霊枢』）の根底にある陰陽の気の調整を理解する第一歩だからである．

　実際に運用してみると，上下，左右，前後，表裏の陰陽のバランスをとるだけの陰陽の調整による治療だけでも，局所治療だけでは味わえない効果の醍醐味がある．このように単純な方法が複雑な方法よりも，優れた効果を生むことは珍しいことではない．理論が複雑になればなるほど，運用がむずかしく，しかも施術も誤りやすい．簡単なことでも，無意識でできるようになるまでは，それ相応の訓練と経験が必要である．そのうえで，次の段階のことを少しずつ足していくのなら，だれでも失敗はない．そういう意味では，現段階のものをマスターする前に，次のステップに進むようなことは慎まねばならないことである．人間は1つのことに気をとられていると，たいていほかのことはおろそかになるものである．複数のことを同時にはできないのである．その段階のことを意識しなくてもできるようになってはじめて，次のこと

を考えるべきであって、なんでもかんでも欲張って詰め込みすぎると、かえって上達しなくなってしまう。現代のように情報過多の時代、しかも皆がせっかちになったために技術的なことの上達がかえって遅れているように思える。そういうわけで、五行を考える前に、まず陰陽のバランスに注目することが、『黄帝内経』(『素問』,『霊枢』)に準拠した方法であることを強調しておきたい.

6. 陰陽による人体の分割

　間中喜雄博士は人体を上下、左右、前後の陰陽で分割できることに着目して、身体を八面体としてとらえ、鍼灸治療の運用に利用している[41]。

　解剖学的にはリンパの流入域によって大きくリンパ系が2つに分けられる。右リンパ本幹へ流入する右上半身と、胸管へ流入する右下半身と左半身に区別されているわけである（図2-10）[33]。

　生理学の世界では"半側発汗（圧半側発汗反射）"という現象が知られている。これは元日本東洋医学会会長の高木健太郎教授によって報告された現象で、1側の側胸部に圧迫刺激を加えると同側の発汗が抑制され、両側側胸部を同時に圧迫すると両半身の発汗が減少するという現象である。図（図2-11）[42]は高木が報告した右殿部と左胸部に圧迫刺激が加わった場合の発汗の様子である。「上下の境は、ほぼ腸骨線（腰骨を結んだ線）、あるいはへその高さにある。これは交叉性の半側発汗といわれる」[42]と古典でいう上下の境界が臍の高さであることを裏付けている。

　また、高木は「肩のあたりを境界にして上半身が二つに分けられるような気がする」[42]とも述べている。東洋医学では高木が肩のあたりといった鎖骨の部位が「天」と「人」の境界である。高木の研究成果は、古代中国人が人体に想定した分割線がけっして空想ではなく、実際の現象であることを実証したものとして東洋医学の世界ではしばしば取り上げられている。

　『素問』研究で名高い2人の医学者、丸山昌朗と藤木俊郎はともに独自性のある優れた古典理論の展開と『素問』の複雑な内容の解明を試み、「経絡治療」に多大な影響を与えている。丸山は五行説がはじめて登場する書経・洪範の五行の原型が「五」と「行」の原型が甲骨文字

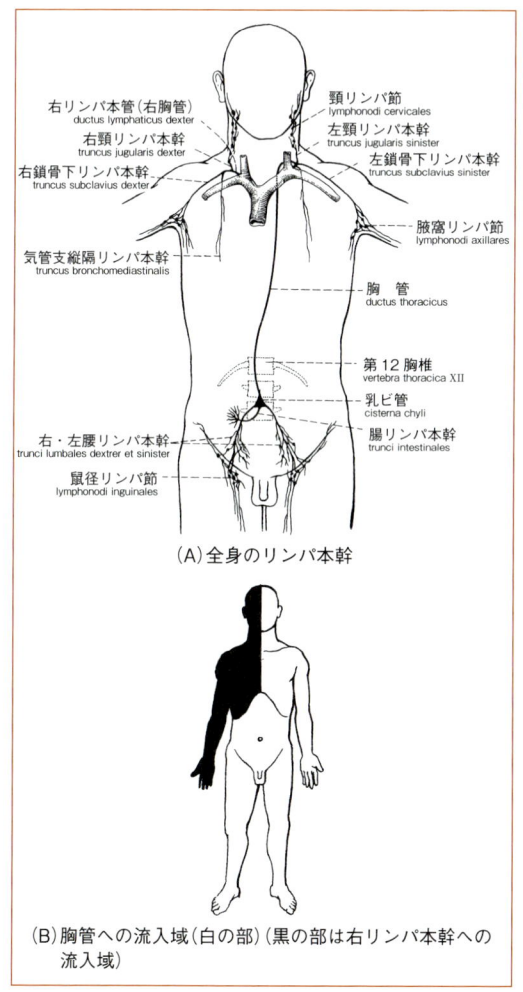

図2-10　リンパの流れ
(吉川文雄：人体系統解剖学, 南山堂, 1984, 568より)

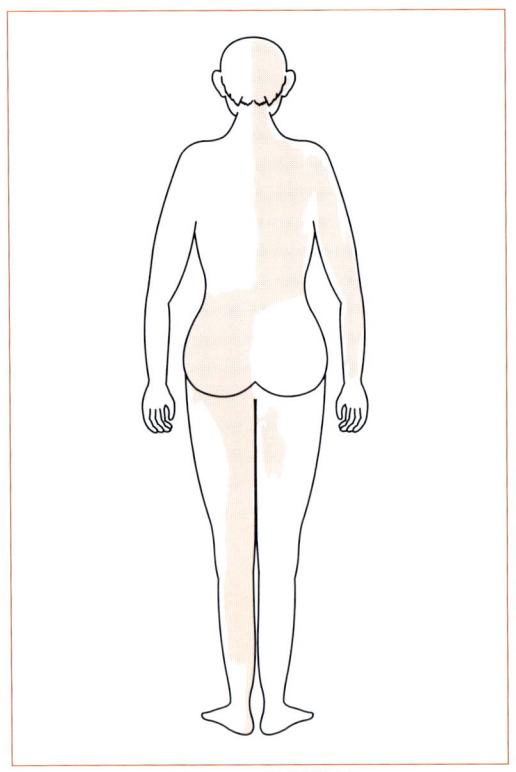

図 2-11　半側発汗
(高木健太郎：生体の調節機能. 中央公論社, 1972 より)

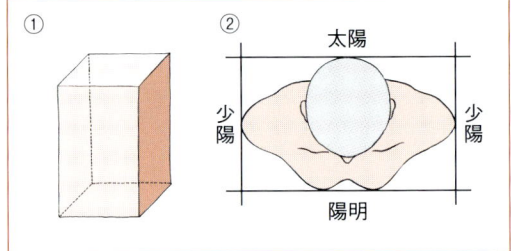

図 2-12　人体における三陽

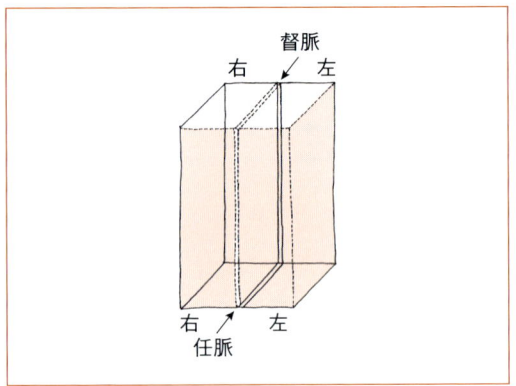

図 2-13　任脈, 督脈が身体を前後から束ねている

ではそれぞれ「×」と「+」であり, ともに, 四方と中央の存在を象徴した十字を示しているものであることなどから, 素問にみられる五行説が, 戦国時代後期の地理学者, 鄒衍が最初の提唱者として展開した相勝関係の星型の五行, 五角形の五行ではないことを説いた[42]. また, 殷の東西南北および中央の神, もしくは風の思想が五行説の起源だ[43]という丸山説を踏襲して, 藤木は「現在の教科書などはすべて五角形, もしくは星型で表示している. そのため素問の中などで少し複雑なパターンが出現すると, 全く合理的な把握ができなくなってしまう」[44]と五角形で表現する五行の不都合を指摘し,「正式に呼ぶときは, 書経・洪範のように"水火木金土"といったはずである. ずっと後の素問の移精変気論と蔵気法時論では"金木水火土"といい, 宣明五気篇では"木金火水土"といい」[44]と多くの例で中央を土とし, 四方に木金, 火水を配する十字で理解できることを説いている.

『素問』の時代の五行説が現代考えられているような固定的なものではなかったことは, 彼らの指摘のとおり明らかである. 四神以外にも四方, 四季, 四気, 四時, 四支, 四肢, 四経, 四海, 四街, 四末など, 十文字を根底とした四分割が『黄帝内経』(『素問』,『霊枢』)のなかに多数散見されるのである.

私たちは, 東洋医学の基本は人体も前後, 左右の面をもつ四角柱であると考えている. すなわち, 前面が陽明, 側面が少陽, 後面が太陽である (図 2-12). そして, 身体を前後から束ねているものが任脈と督脈であり, これらが正中線として左右の境界となっている (図 2-13).

7. 前後の陰陽

『素問』金匱真言論篇第四の「人身の陰陽を言えば，則ち背を陽と為し，腹を陰と為す」[1] にあるとおり，前後の陰陽とは身体の腹側と背側の陰陽のことである．腹側が陰で，背側が陽となる．

『素問』標本病伝論篇第六十五の「凡そ刺の方は必ず陰陽を別ち，前後相応じ，逆従施しを得て，標本相移る」[1] では，刺鍼の原則は陰陽を弁別して，身体の前後，すなわち，腹と背が相互に応じていることに留意すれば，逆治と従治の運用も当を得て，標に取り，あるいは本に取るということも臨機応変に対応できると，陰陽と身体の前後の相関を診ることの重要性を述べている．

『霊枢』五邪篇第二十では「邪肺にあるときは，…（中略）…之を膺中の外腧と，背の三節五藏の傍に取る．」[2] と，肺が邪に侵された場合に側胸上部の中府と背部第三椎の傍の肺兪穴を取穴することを指示している．

また，『霊枢』官鍼篇第七では十二刺の１つ偶刺として心痺を例に，胸部と背部に鍼を刺すことで，胸腔の臓である心の病の治療法をあげている．これは前後対称に施術することから「偶刺」または「陰陽刺」と呼ばれ，募穴と背兪穴の刺鍼による陰陽同時取穴として知られる「兪募配穴法」の原点ともなっている．

腹部の病変は背部にこりや痛みを起こし，背部の異常は腹部に影響する．たとえば，胃部に痛みがあるとき，胃の後ろにあたる背部の脊柱起立筋が硬くしこったり，圧痛が出現したりするが，このこりや圧痛を鍼灸治療によって除去することによって，胃の痛みが改善される．また，腰の前にあたる下腹部への施術で腰痛を治療することができるのもこの前後の陰陽原則による（図 2-14）．

人間の左右，前後などの１側の異常や損傷

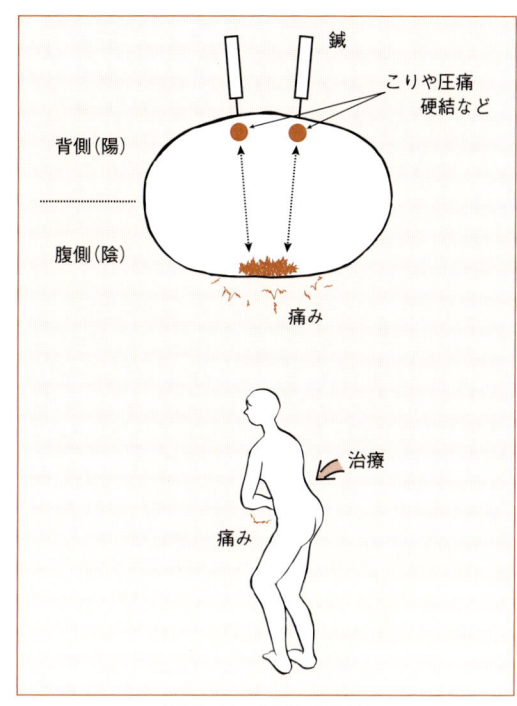

図 2-14　前後の陰陽
陰（腹部）と陽（背部）の対応を利用する

を他側の対称点から処置することで，修復させる方法は武術の活法でも，基本となる方法論として古くから活用されている．

１例を少林寺拳法の活法でみてみよう．拳法の突きは"当て身の五要素"の体得を必要要素としている．すなわち，① 急所の位置，② 当て身の間合い，③ 当て身の角度，④ 当て身の速度，⑤ 当て身の虚実である[45]．この中の"当て身の角度"について，中段直突と呼ばれるミゾオチ，水月（経穴名でいうと鳩尾穴[46]と巨闕穴[45]の２説がある）に対する当て身の例をあげると，「水月への突きは，かならず，すこし上向きに突きあてることが肝要である」[47]と宗道臣氏は記している．

すなわち，相手が鍛え上げた腹筋に力を込めていたときには，体表面に対して直角に拳が当たっても大きなダメージにはならない．ところが，ミゾオチから背部の神道穴に向けて打ち抜くように（図 2-15），すこし上向きの角度で

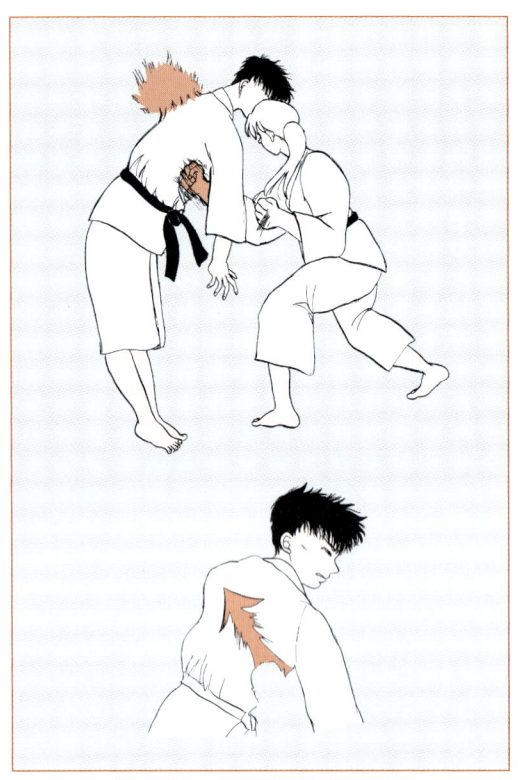

図 2-15　少林寺拳法の当て身
みぞおちから上向きに突くと気絶する

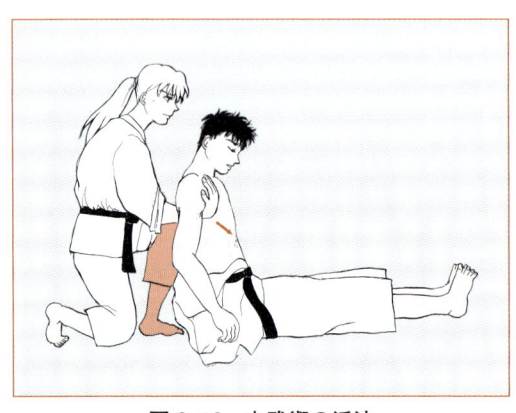

図 2-16　古武術の活法
神道穴に当てた膝を斜め下（みぞおち）に向け，急激に押し込む

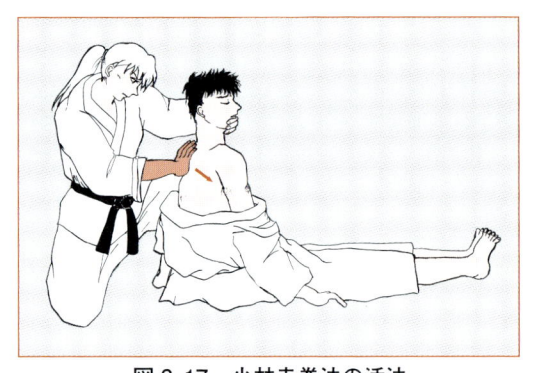

図 2-17　少林寺拳法の活法
神道穴から斜め下（みぞおち）に向けて，掌底を押し込むようにたたく．つまり活は突かれた向きと逆向きに行っている

突き上げられると，どんなに鍛えた人でも簡単に気が絶してしまう（気絶する）．
　このような気絶時の活を入れる方法（活法）は，まさに前後の陰陽の原則どおり行われる．すなわち，人体の前から入った打撃による衝撃が後ろ上に抜けたのであるから，その逆の向きに人体の後ろから軽い衝撃を与えることによって，歪んだ体を立て直す（活を入れる）ことができる．
　古来，柔術などでは仮死者の呼吸を復活させる方法"脊活法"として後ろから抱えあげて，術者の膝を神道穴や霊台穴に当てて，ミゾオチに向けて急激に押し込む様に活を入れてきた（図 2-16）．
　拳法でも，同様の向きに掌底をドン，ドンと神道穴から数回叩き落とすことによって活を入れている（図 2-17）．正気が戻ったときも，この向きに叩いてもらうと，苦しさは半減する．これを，模式的に示したものが図 2-18 である．
　参考のために付け加えると，実は活法に使われる力の向きは治療にも効果的な方向である．たとえば，小児が喘息発作を起こしている時なども，軽い場合は，起座位におけるこの活法を行うことで発作の鎮静が望める．この時は発作鎮静するまで力度を加減しながら，神道穴より上位にある身柱穴から気長に叩き下ろすのがコツである．
　参考までに天神真楊流柔術サソイ（注・脊活のこと）を紹介しておく．

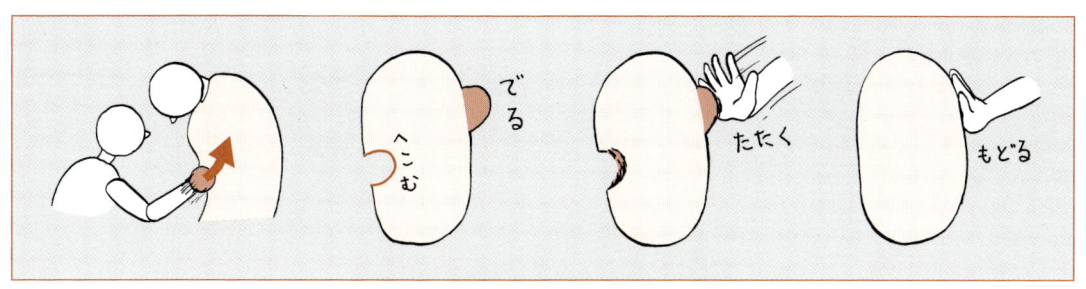

図 2-18 前後の陰陽を利用した活法
活法の原理は歪んだ体を正すことである

「図のように，施術者は左足の膝頭を仮死者の"脊柱第六・七節"のあたりに当て，右足を一歩退くと同時に，両手をもって仮死者の体を引き上げるようにします．…（中略）…一説によると，ワキ下を後から引き上げるのは，内蔵をととのえる動力において，胸部を撫で下ろすのと同一効果だといいます．この誘い活の原理を言うと，脊髄刺激と肋骨の弾撥により呼吸運動を誘起することです」[48]（図2-16）．

これらのように，前の異常を後で，後の異常を前で治療ことや，前後から同時に患部をはさむように治療することが前後の陰陽の運用法であり，臨床上かなり実践的かつ効果的な方法であるといえる．

8. 左右の陰陽のバランス

『素問』陰陽応象大論篇第五に「左右なる者は陰陽の道路なり」[1]とあるとおり，人体の陰陽も左右に分けられる．左右の陰陽とは身体の右側と左側の陰陽のことである．右が陰で，左が陽となる．ただし，森田幸門氏は『傷寒論入門』のなかで，右利きの人の場合は右側が左より活動的であるから，右側が陽で，左側は陰であると述べている．いずれにしても，健康な人の身体の左右はその人なりに平衡がとれている．しかし，たいていの人は身体を左右平等に使っていないものである．右利き左利きの習慣は利き腕を太くするし，ショルダーバッグを頻繁に掛けるほうの肩は他側の肩よりも上ってしまう．腕を前で組むとき，どちらの腕を上にして組んでも見かけ上，大きな違いがないにもかかわらず，普段やりつけていないほうの組み方では違和感を伴う．

実際は，解剖学的にも内臓の位置は左右異なっている．たいていの人の心臓や胃，膵臓などはやや左寄りに，肝臓，胆のうは右寄りにある．また，両側にある肺でさえ，右肺が3葉で600g，左肺が2葉で500g[49]と左右アンバランスなのである．もともと人間は左右対称な存在ではないのである．エコール・ド・パリのなかでも，細長い頸部，卵型の頭部など単純化されたユニークな画風スタイルをうちたてたイタリア画家モディリアーニの描く人物画では，人間の顔および身体での左右不均衡が誇張されていることはよく知られている．

しかし重力に逆らって生活する以上，それでも左右のバランス感覚が必要となる．すなわち，人間は重心を支点として，前後・左右の平衡を無意識のうちに維持しているのである．この平衡のくずれが健康のくずれを惹起して疾病を起こすことがある．

左右で刺激のバランスをとることを鍼灸理論に組み入れられた最初の人は赤羽幸兵衛である．赤羽は左半側の顔面痛の患者を，疼痛と反

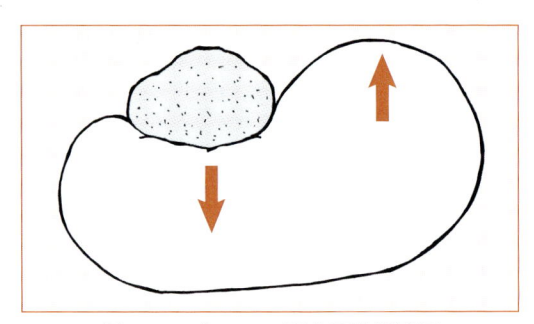

図 2-19　シーソー現象理論模型図
(赤羽幸兵衛：皮内針法．医道の日本社，1964 の図を参考にした)

対側の同一点に刺鍼することによって治癒させたことや，左足の第四指に打撲傷を受けた患者の対称点にあたる指の痛覚が低下していることを発見し，そこへの強い刺激の治療効果などを報告し，この現象を"シーソー現象"と名づけた[50]．

赤羽は「疾病治療に対する従来の考え方は，病気そのものを除くことに専念されていた．そのため，骨折，切傷，火傷等の簡単なものでも，その個所へのみ治療を施していた．すなわち，対称点がどのように変化しているか，わからず，勿論その処置を取らないため，すべて治りが遅いのである」[50]との見解を述べ，シーソーのほか，空気枕の上に石を載せた図（図 2-19）を示して，石の重みで沈んだ反対側が膨らむこと，その膨らみの量は沈み込んだ量とまったく同量であることを比喩としてあげている．

野口整体の創始者である野口晴哉氏も，人体は左右がアンバランスとしたうえで，「顔でも丁寧に見ると，足の赤くならない側の顔は，小さくなっています」[51]と顔の大きさの左右差が大きくなった場合を風邪予備軍であることを指摘している．そして，膝まで湯につける脚湯や踝までつける足湯を行ってみて，片方の足だけが赤くなり，もう片方の足が白いままであるようなら，白い方の足だけもういちど温めて左右差をなくすことで，風邪を治癒に導く方法を紹介している[51]．

これらのことを普遍的な治療原則として提示した記載が『黄帝内経』（『素問』，『霊枢』）には多くみられる．

『素問』陰陽応象大論篇第五に「故に善く鍼を用うる者は，陰より陽を引き，陽より陰を引き，右を以て左を治し，左を以て右を治す．我を以て彼を知り，表を以て裏を知る．以て過と不及の理とを観じ，微を見て過を得れば，之を用いて殆うからず」[1]，

『素問』離合真邪論篇第二十七の「気の盛衰，左右の傾移，上を以て下を調え，左を以て右を調う」[1]，

『霊枢』官能篇第七十三の「左右調わざれば，把みてこれを行わす（左右の調和が乱れた病では，左の病には右を刺激し，右の病には左を刺激しなければならない）」[7]，

「左は右を取り，右は左を取るなり」（『霊枢』官鍼篇第七の巨刺，『素問』繆刺論篇第六十三の繆刺）[1,2]などである．

左右どちらか一側にある異常は他側にも影響を及ぼすことは，臨床上よく遭遇するところである．

捻挫や腱鞘炎などの右の疾患に左の対称点を用いる（同様に左の疾患には右を用いる）ことで，効果があがることもよく経験される．

さらに付け加えるなら，経絡の左右のバランスに注目しながら治療することは『変動経絡検索法（VAMFIT）』の非常に重要な治療原則の1つである[15]．

9. なぜ，陽経である胃経が陰である腹部を循行しているのか？

前後の陰陽で腹側が陰であり背側が陽であることから，当然のように足の三陰経は腹部を循行し，足の三陽経は背部を循行するはずだと考えられている．そこで，従来からよく出される命題に"足陽明胃経は陽経であるにもかかわらず，どうして陰の部である腹部を循行している

のか？"というものがある．

これに関して，李鼎氏は十二経脈の分布は腹側が陰，背側が陽という原則にほぼ一致することを前提に，胃経が例外となっている理由として，『素問』陰陽離合論篇第六の"聖人南面して立つ"ことと"身体の半分から上が陽，下が陰"であることを踏まえて，足の陽明は三陽のうちもっとも陽気が盛んであることから，南である身体の前面を行き，足の太陽は次に位置するので身体の後（北）を行き，足少陽はさらに次になるので身体の両側を行くことで説明しようとしている．

三陰三陽を前，横，後に分けたことで，前後，上下の二分法の範囲をこえてしまい，背を陽として腹を陰とする区分法に固執できなくなったことをあげ，さらに表裏の陽経と陰経の関係から，「基本的に陽明は太陰の前，太陽は少陰の後，少陽と厥陰は横という分布法則に当てはまっている」[52]と述べている．

これほどの優れた研究者の解説によっても，腹部の経絡の流注の法則になにか釈然としないものを感じるのはなぜだろうか？

古くから続いているこの命題に対して，だれもが納得できる満足な答えを出した人はいない．しかし，実はこの命題そのものに重大な欠陥があることを見落としてはいないだろうか？

いまいちど，『素問』金匱真言論篇第四の記載に戻ってみよう．「夫れ人の陰陽を言えば，則ち外を陽と為し，内を陰と為す．人身の陰陽を言えば，則ち背を陽と為し，腹を陰と為す．人身の蔵府中の陰陽を言えば，則ち蔵なる者を陰と為し，府なる者は陽と為す」[1]とあり，

人の陰陽として，背部・腹部の陰陽よりも前に，内・外の陰陽，すなわち外が陽，内が陰ということが規定されていることに留意したい．

『霊枢』経脈篇第十や『霊枢』経別篇第十一などに記されている足の三陰経と足の三陽経の流注を詳細に検討してみると，私たちが長年にわたって経絡の流注について重大な誤解をもってきたことがわかる．

[足の陽明胃経]（図2-20）

〔経脈〕足の陽明の脈は，鼻に起こり，之き頞中に交わり，旁ら太陽の脈を納め（約し），下りて鼻外を循り，上歯の中に入る．還り出でて口を挟みて唇を環り，下りて承漿に交わる．却って頤の後の下廉を循り，大迎に出づる．頬車を循り，耳前に上り，客主人を過ぎり，髪際を循り，額顱に至る．其の支なる者は，大迎の前より人迎に下り，喉嚨を循り，缺盆に入る．膈を下り，胃に属し脾を絡う．其の直なる者は，缺盆より乳の内廉に下り，下りて臍を挟み，気街の中に入る．其の支なる者は，胃口に起こり，下りて腹裏を循り，下りて気街の中に至りて，合して以って髀関に下る．伏兎に抵り，膝臏の中を下り，下りて脛の外廉を循る．足跗に下り，中指の内間に入る．其の支なる者は，下廉三寸にして，別れ下りて，中指の外間に入る．其の支なる者は，跗上に別れ，大指の間に入り，其の端に出づる．（『霊枢』経脈篇第十）[2]

〔絡脈〕足の陽明の別は，名づけて豊隆と曰う．踝を去ること八寸，別れて太陰に走る．其の別なる者は，脛骨の外廉を循り，上りて頭項を絡い，諸経の気を合して，下りて喉嗌を絡う．（『霊枢』経脈篇第十）[2]

〔大絡〕胃の大絡は名づけて虚里と曰う．膈を貫き肺を絡い，左の乳下に出ず．（『素問』平人気象論篇第十八）[1]

〔経別〕足の陽明の正は，上りて髀に至り，腹裏に入り，胃に属し，之を脾に散ずる．上は心に通じ，上りて咽を循り口に出で，頞顱に上り，環りて目系に繋がる．陽明に合するなり．（『霊枢』経別篇第十一）[2]

[足の太陰脾経]（図2-20）

〔経脈〕足の太陰の脈は大指の端に起る．指の内側の白肉の際を循り，核骨の後を過ぎり，

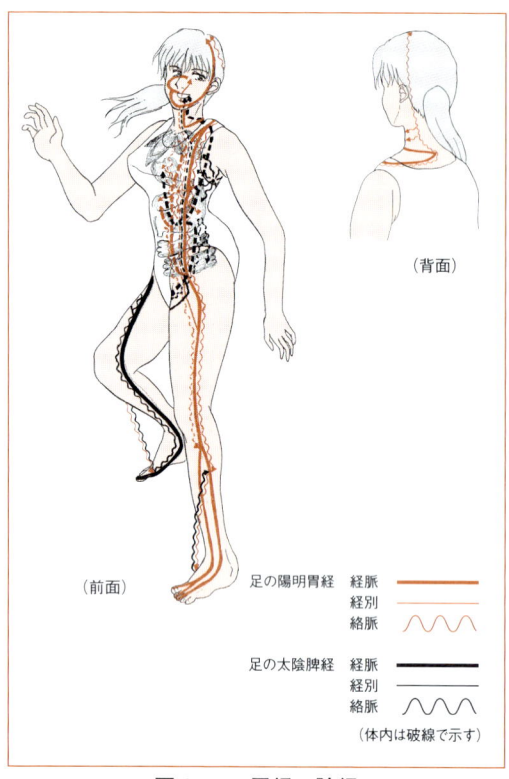

図2-20　胃経－脾経

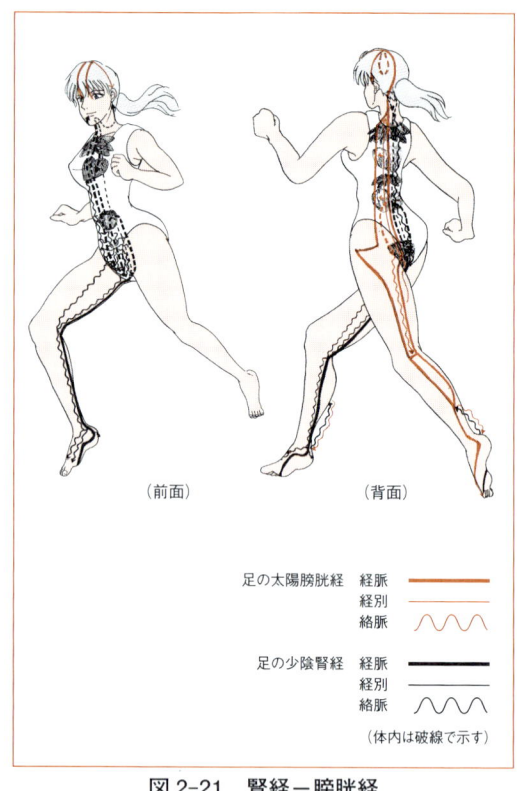

図2-21　腎経－膀胱経

内踝の前廉を上り,踹内を上る.脛骨の後を循り,厥陰の前に交わり出で,膝股の内前廉を上る.腹に入り,脾に属し,胃を絡う.膈を上り,咽を挟み,舌本に連なり,舌下に散ずる.其の支なる者は,復び胃より,別れて膈に上り,心中に注ぐ.(『霊枢』経脈篇第十)[2)]
〔絡脈〕足の太陰の別は名づけて公孫と曰う.本節の後を去ること一寸,別れて陽明に走る.其の別なる者は,入りて腸胃を絡う.(『霊枢』経脈篇第十)[2)]
〔大絡〕脾の大絡は,名づけて大包と曰う.淵腋の下三寸に出で,胸脇に布く.(『霊枢』経脈篇第十)[2)]
〔経別〕足の太陰の正は,上りて髀に至り,陽明に合し,与に別れて倶に行き,上りて咽に結び,舌中を貫く.此れ三合と為すなり(『霊枢』経別篇第十一)[2)]

[足の太陽膀胱経]（図2-21）
〔経脈〕足の太陽の脈は,目の内眥に起る.額に上り巓に交る.其の支なる者は,巓より耳の上角に至る.其の直なる者は,巓より入り脳を絡い,還りて出でて別れ項に下る.肩髆の内を循り,脊を挟み腰中に抵る.入りて膂を循り,腎を絡い膀胱に属す.其の支なる者は,腰中より下りて脊を挟み,臀を貫き膕中に入る.其の支なる者は,髆内の左右より,別れ下り胛を貫き,脊内を挟み,髀枢を過ぎり,髀外を循り後廉に従い下り,膕中に合し,以て下り,踹内を貫き,外踝の後に出で,京骨を循り,小指の外側に至る.(『霊枢』経脈篇第十)[2)]
〔絡脈〕足の太陽の別は,名づけて飛陽と曰う.踝を去ること七寸,別れて少陰に走る.(『霊枢』経脈篇第十)[2)]
〔経別〕足の太陽の正は,別れて膕中に入る.

其の一道は尻を下ること五寸，別れて肛に入り，膀胱に属し，之を腎に散ずる．臍を循り，心に当り入りて散ずる．直なる者は，臍より上りて項に出で，復た太陽に属す．此れを一経と為すなり．(『霊枢』経別篇第十一)[2]

[足の少陰腎経] (図 2-21)

〔経脈〕足の少陰の脈は，小指の下に起る．邪めに足心に走り，然谷の下に出づる．内踝の後を循り，別れて跟中に入り，以て踹内を上り膕の内廉に出づる．股内の後廉を上り，脊を貫き，腎に属し，膀胱を絡う．其の直なる者は，腎より上り，肝・膈を貫き，肺中に入る．喉嚨を循り，舌本を挟む．其の支なる者は，肺より出でて心を絡い，胸中に注ぐ．(『霊枢』経脈篇第十)[2]

〔絡脈〕足の少陰の別は名づけて大鐘と曰う．踝後に当たる．跟を繞り，別れて太陽に走る．其の別なる者は，経と并び上りて心包の下に走る．外に腰脊を貫く．(『霊枢』経脈篇第十)[2]

〔大絡〕黄帝曰く　少陰の脈，独り下行するは，なんぞや．岐伯曰く　然らず．夫れ衝脈なる者は，五臓六府の海なり，五臓六府は皆焉れに稟く．其の上る者は，頏顙より出で，諸陽に滲み，諸精に灌ぐ．其の下る者は，少陰の大絡に注ぎ，気街より出で，陰股の内廉を循り，膕中に入り，骭骨の内を伏行し，下りて内踝の後属に至りて別る．其の下る者は，少陰の経と並びて，三陰に滲む．其の前なる者は，伏行して跗属に出で，下りて跗を循り，大指の間に入り，諸絡に滲みて肌肉を温む．(『霊枢』逆順肥痩篇第三十八)[2]

黄帝曰く　足の少陰は何に因りて動ずるのか．岐伯曰く　衝脈なる者は，十二経の海なり．少陰の大絡と与に腎下に起る．気街に出で，陰股の内廉を循る．邪めに膕中に入り，脛骨の内廉を循り，少陰の経に並び，下りて内踝の後に入り，足下に入る．其の別なる者は，邪めに踝に入り，出でて跗上に属し，大指の間に入り，諸絡に注ぎ，以て足脛を温む．此れ脈の常に動ずる者なり．(『霊枢』動輸篇第六十二)[2]

〔経別〕足の少陰の正は，膕中に至り，別れて太陽に走り，而して上に合して腎に至る．十四椎に当り，出でて帯脈に属す．直なる者は，舌本に繋り，復た項に出で，太陽に合す．此れを一合と為す．以って緒陰の別と成す．皆正と為すなり．(『霊枢』経別篇第十一)[2]

[足の少陽胆経] (図 2-22)

〔経脈〕足の少陽の脈は，目の鋭眥に起る．上りて頭角に抵り，耳後に下り，頸を循りて手の少陽の前に行き，肩上に至り，却きて手の少陽の後に交わり出で，缺盆に入る．其の支なる者は，耳後より耳中に入り，出でて耳前に走り，目の鋭眥の後に至る．其の支なる者は，鋭眥に別れて，大迎に下り，手の少陽に合し，䪼に抵り，下りて頬車に加わり，頸を下りて缺盆に合し，以て胸中に下り，膈を貫き，肝を絡いて胆に属し，胸裏を循り，気街に出で，毛際を繞り，横に髀厭の中に入る．其の直なる者は，缺盆より腋に下り，胸を循り季脇を過ぎ，下りて髀厭の中に合し，以て下りて髀陽を循り，膝の外廉に出で，外輔骨の前を下り，直ちに下りて絶骨の端に抵り，下りて外踝の前に出で，足の跗上を循り，小指の次指の間に入る．其の支なる者は，跗上に別れ，大指の間に入り，大指の岐骨の内を循り，其の端に出で，環りて爪甲を貫き，三毛に出づる．(『霊枢』経脈篇第十)[2]

〔絡脈〕足の少陽の別は，名づけて光明と曰う．踝を去ること五寸，別れて厥陰に走り，下りて足跗を絡う．(『霊枢』経脈篇第十)[2]

〔経別〕足の少陽の正は，髀を繞り，毛際に入り，厥陰に合す．別なる者は，季脇の間に入り，胸裏を循る．胆に属し，之に散ずる．肝により，心を貫き以て上りて咽を挟み，頤頷の中に出で，面に散じ，目系に繋がる．少

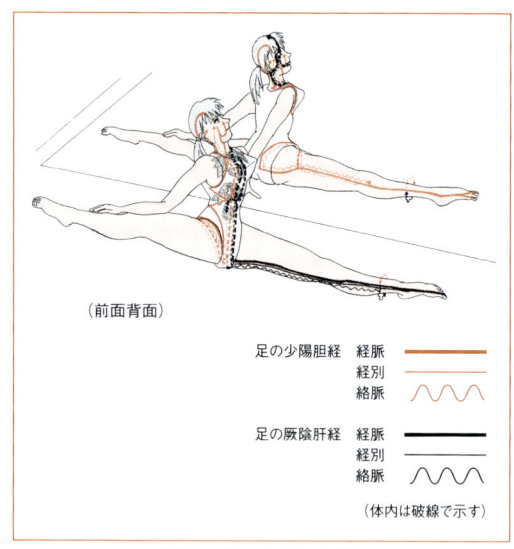

図 2-22 肝経−胆経

陽と外眥に合するなり．(『霊枢』経別篇第十一)[2)]

[足の厥陰肝経]（図 2-22）
〔経脈〕足の厥陰の脈は，大指の叢毛の際に起こり，上りて足跗の上廉を循り，内踝を去ること一寸，踝を上ること八寸，太陰の後に交わり出づる．膕の内廉を上り，股陰を循り毛中に入り，陰器を過ぎ，小腹に抵り，胃を挟み，肝に属し胆を絡う．上りて膈を貫き，脇肋に布き，喉嚨の後を循り，上りて頏顙に入り，目系に連なり上りて額に出で，督脈と巓に会す．其の支なる者は，目系より頰裏に下り，唇内を環る．其の支なる者は，復び肝より別れて膈を貫き，上りて肺に注ぐ．(『霊枢』経脈篇第十)[2)]
〔絡脈〕足の厥陰の別は名づけて蠡溝と曰う．内踝を去ること五寸，別れて少陽に走る．其の別なる者は，脛を経て睾に上り，茎に結ぶ．(『霊枢』経脈篇第十)[2)]
〔経別〕足の厥陰の正は，跗上に別かれ，上りて毛際に至り，少陽に合し，別と俱に行く．此れを二合と為すなり (『霊枢』経別篇第十一)[2)]

各経絡の体幹での流注の体表部のものは実線で，体内部のものは破線で示したが，足の三陽経が体表部と体内部の双方を循行しているのに比して，足の三陰経は体内部のみを循行しているのにすぎない (図 2-20～22)．意外なことに，陰経はいずれも腹部の体表部に支配領域をもっていないのである．

ここでは，『素問』金匱真言論篇第四の人の内と外の陰陽が運用され，体外は陽経が流注し，体内は陰経が流注するという法則が成り立っている．すなわち，実際の経絡流注は胃経が体表をも循行するのと対比するように，足の三陰経は体の内部，すなわち陰の部分を流れているのである．

身体の体表部は陽気によって支配され，護られていることは『素問』生気通天論篇第三に「陽気なる者は，天と日の若し．其の所を失すれば則ち寿を折りて彰かならず．故に天運は當日の光明を以てすべし．是の故に陽は因りて上り，外を衛る者なり」[1)]と天と太陽の関係を例えにあげて説かれていることからも分かる．

人体における三陽の働きと，「三陽独至」の発病状態について述べている『素問』著至教論篇第七十五は「それ三陽は天もて業となす．上下 常無ければ，合して病至り，偏に陰陽を害す (三陽の気は人の身体の表部を保護しており，天の気の変化に適応する働きを持っている．もし，その上下の経脈の運行が異常だと，内患と外邪が互いに合して病を生じ，陰陽の働きを損うことになるのだ)」[6)]と人の体表を流注しているのが三陽の気であることを明らかにしている．

あたかも，腹部の体表面に腎経，胃経，脾経，肝経が並んで存在しているような誤解を生んでしまったのは，『十四経発揮』などに代表される後世の書物が便宜上，配した足の三陰経の腹部上の経穴により，また，その経穴を結んだ流注の記載や，図示するという手法が流布したことによるものと考えられる．

9. なぜ，陽経である胃経が陰である腹部を循行しているのか？

　現代，私たちが学習している経絡経穴学の教科書は『十四経発揮』を基準にしているため，足の三陰経すなわち，足の太陰脾経，足の少陰腎経，足の厥陰肝経が腹部に所属経穴を有している[53]（図2-23）．足の三陰経の体幹における体表の経穴をどの領域に設定すると整合性があるか，古人達が熟考した時に，表バージョンとしての体幹の「三陽」による支配とは別に，裏バージョンとして「三陰」の支配領域を設定したのではないだろうか？　そして，それは背部が陽，腹部が陰という体幹の「前後の陰陽」の規定に従うしかなかったのだと考えられる．

　しかし，それはあくまで後世に，臨床に運用するために便宜上設定されたものであって，『黄帝内経』（『素問』，『霊枢』）が提示する本来の流注は，体の内部を内臓と密接な関係をもちながら流れているのである．脾の大絡が大包として胸脇に布くのと，少陰腎経の絡脈が腰脊を貫通して項部に出るなど陰経の一部に体表にでてくるものがあるが，これらも腹部の体表に出てくるわけではない．事実，『鍼灸甲乙経』に代表される『銅人腧穴鍼灸図経』より前の書物では，所属経絡別に整理されているのは，上肢と下肢にある経穴だけで，腹部，頭部などにある経穴の所属経絡は明確にしていないのだ．

　誤解のないように明記しておきたいのは，私は腹部にある陰経の経穴を否定しているわけではない．陰経の経穴が体幹における「前後の陰陽」から背面，側面よりも前面との関係が深いのは当然のことであり，臨床上での運用を考えた場合，この部に設定されるのが一番自然である．また，鼠径部の気街における，前後の陰陽を運用するうえでの理論的根拠になっているものでもある．ただし，陰経の腹部経穴の出現は，陽経における支配法則とは同次元には存在しないことをきちんと認識しておかなければならない．

　古人は腹部に小宇宙をみたてて，背部にある背部兪穴に対応して募穴を設定したのであろうが，この募穴もその担当経絡と所属経絡が一致していないことで，陰の経絡がもつ腹部の所属穴との関連が絶対ではないことを露呈している．たとえば，章門穴に強い反応があったとしたら，あなたは何経の反応と診るだろうか？　章門穴は"足の厥陰肝経"の所属穴であるが，募穴としては"脾の募穴"であるとともに，八会穴の"臓会穴"でもある．奇経の"帯脈"にも所属している．ちなみに，澤田流で有名な代田文誌氏によるとその主治は「脾臓疾患，腹水の特効穴，胃下垂症，胃痙攣，脇痛，肋間神経痛」[54]とされ，病症的にも脾・胃・肝すべてに関連をもっている．この章門穴が"足の厥陰肝経"の所属穴であるという強い意味を見出せるだろうか？

　腹部の陽明の支配領域をもっぱら胃経が流注しているだけで，足の三陰経は腹部の体表には流注していないということが理解できると，体幹も「三陰三陽」の整合性が生じてくる．すなわち，すべての経絡は手足（上肢・下肢）においては，おのおのの「三陰三陽」の支配領域を流注しているのであるが，陰経はすべて頭部・体幹部を流注するときは内部に入り込んでしまい，特定の部位でツボとして体表と連絡することはあっても，体表を流れているわけではないのである．体幹の表面はすべて，陽経の陽明，少陽，太陽の「三陽」に支配されているということは臨床上，体幹の浅い部分での異常と，深い部分での異常では選択するべき治療経が異なることを示している．

　前後の陰陽と左右の陰陽はともに縦方向の分割であるが，この縦方向の2分割である陰陽に，三才思想である3分割が導入されたものが「三陰三陽」であり，経絡系統の根底をなす理論である．いうまでもなく経絡系統の支配領域はこの「三陰三陽」の原則に規定されている．

　『素問』皮部篇 第五十六ではこの「三陰三陽」に，「上下同法」の原則を導入して，「三陰三陽」の十二皮部の上下（手足）を1つにして，陽

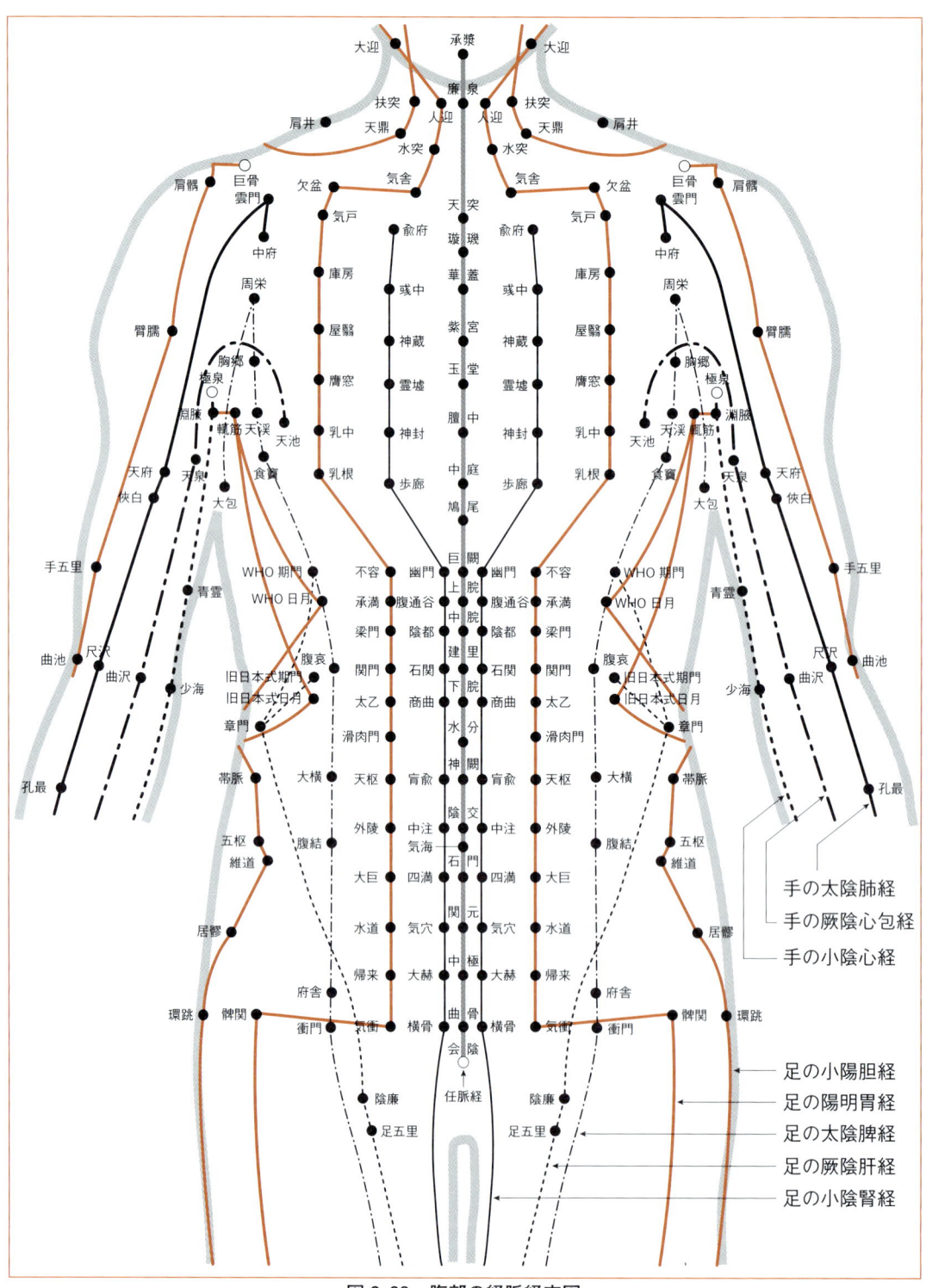

32　第2章　「天・地・人 治療」の基礎概念 "陰陽の気"

図 2-23　腹部の経脈経穴図

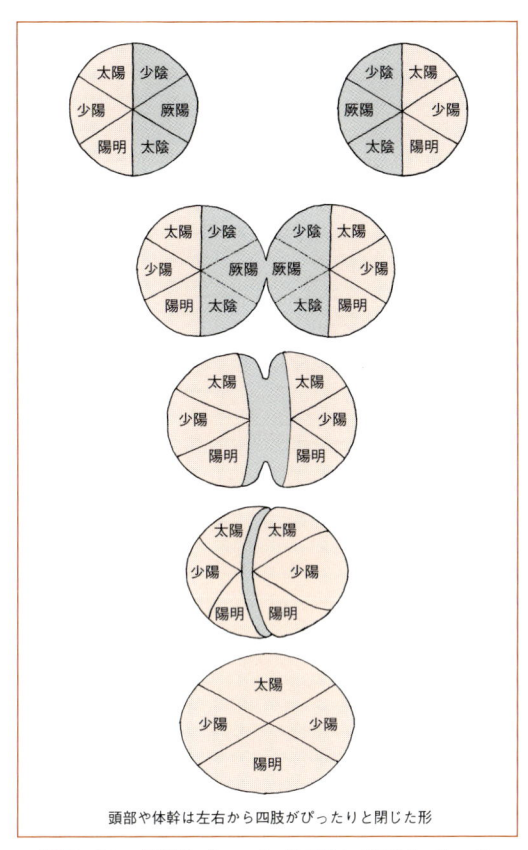

図 2-24　体幹において「三陰」は隠れている

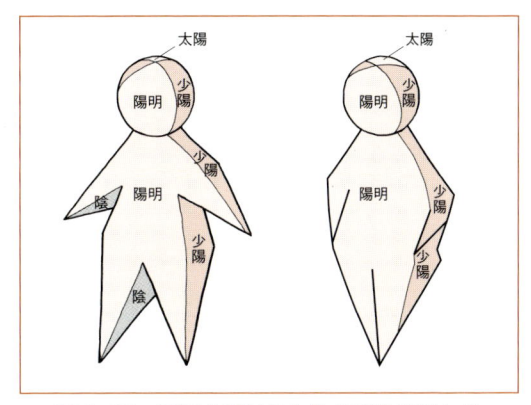

図 2-25　四肢を閉じると陰の部分は隠れる

明＝害蜚，少陽＝枢持，太陽＝関枢，少陰＝枢儒，心主（厥陰）＝害肩，太陰＝関蟄の六経皮部としている．

　手（上肢）と足（下肢）には，原則のとおりの「三陰三陽」がすべて存在している．このため，経絡系統が「手」や「足」の「三陰三陽」内のどの領域を支配しているかで「手の太陰経」「足の陽明経」などという名称で呼ばれているのである．

　この「三陰三陽」の位置関係が陰陽で表裏関係を形成していることを認識しておきたい．「陽明」と「太陰」，「少陽」と「厥陰」，「太陽」と「少陰」である．しかし，左右の手足をぴったりくっ付けた場合を想定すると，陰の部分がすべて隠れてしまうことになる（図2-24）．また，左右の四肢が融合して，陰の部分がすべて隠れた状態が頭であり，体幹である（図2-25）．

　頭，体幹では，この陰の部分が隠されていると考えればよい．すなわち，手足での「三陰三陽」の「三陰」の部分は体内に入り込んで「三陽」だけになってしまうのだ．体幹での陽経の流注部位はこの「三陽」の原則に沿っている．胃経が腹部の前面を流注するのはこの「三陽」の区分に規定されているからである．

　頭部や体幹は「三陽」だけであるのに対し，上肢・下肢には「三陰三陽」，すなわち，陰の性質があることは，現代解剖学でも，上肢・下肢は脊髄神経の前枝のみの支配を受けていることから，身体の「前」の部分が伸び出たものであると考えられていることと関係しているのかもしれない．身体の「前」はいうまでもなく前後の陰陽での陰である．

　藤木俊郎氏も経絡の原型は素朴な実際の経験にすぐ適応する形で，観察され考案されたものと考えていたようである．

　『素問』経脈別論篇第二十一のなかにある「太陽蔵」，「陽明蔵」，「少陽蔵」，「太陰蔵」という『素問』の他の篇にはまったくない特殊な表現に注目して，「ともかく人間を背面，前面，側面，および内面と体内という4つの分割でとらえたものと思われる」[44]と人体を体表から三陽に分け，陰部は「太陰蔵」として一括して扱うことについて，「あまり人の言わない四経絡説を述べたが，鍼灸を志すものにとってごく初歩

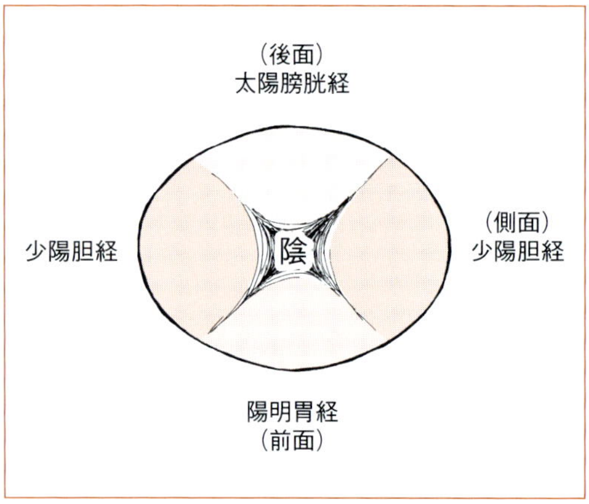

図 2-26 体幹における三陽の支配領域
前面を足の陽明胃経，後面を足の太陽膀胱経，側面を足の少陽胆経が支配する

の人体の把握としてこれはかなり有効である」[44]と実践的な方法論であると論じている．

ここで話を戻すと，"足陽明胃経は陽経であるにもかかわらず，どうして陰の部である腹部を循行しているのか？"という命題自体がおかしいことに気がつくはずである．体幹の表面は「陽明」「少陽」「太陽」の三陽で分割されているわけであるから，前面を「陽明胃経」，側面を「少陽胆経」，後面を「太陽膀胱経」が支配するのは当然となる（図 2-26）．

この命題は"足の三陰経は陰経であるにもかかわらず，どうして陽明の部である腹部を循行しているのか？"としなければならない．そしてその答えは前述してきたとおり，足の三陰経は腹部の表面は循行していないからとなる．陰経は腹部の内部を循行するため，体表面への出現様式も複雑になってくるのである．腹部の経穴の反応発現には，その所属経だけでなく，他経との交会や担当募穴，腹診部位としての配当，および小宇宙としての人体全体の投影までが影響を及ぼすことに加え，なによりもその前腹部というエリアはすべて陽明胃経の支配を受けていることを考慮しなくてはならないのである．

10. 『黄帝内経』の理論体系は「三陰三陽」と「天・地・人」

ところで，読者の皆様は『黄帝内経』（『素問』，『霊枢』）に登場してくる経穴のほとんどが，上肢と下肢にあるものであることにお気付きであろうか．

『霊枢』経脈篇第十の手足の「三陰三陽」の各経絡における体表流注の主体となるのは，上肢，下肢であることや，『霊枢』本輸篇第二などに示される多くの要穴が上肢，下肢にあることと符号するように，現行の経絡経穴学でも背兪穴，募穴を除く五要穴と五行穴がすべて四肢に設定されている．

『黄帝内経』（『素問』，『霊枢』）が提示する鍼灸治療のなかで，上肢と下肢にある経穴が重要穴として主役をなしていたことは『黄帝内経』に記載されている経穴名を抜粋してみるとよく理解できる．

『黄帝内経』（『素問』，『霊枢』）に記載されている現行経穴は肺経 8 穴，大腸経 11 穴，胃経 18 穴，脾経 7 穴，心経 2 穴，小腸経 11 穴，膀胱経 19 穴，腎経 7 穴，心包経 7 穴，三焦経 9 穴，胆経 14 穴，胆経 7 穴，督脈 9 穴，任脈 9 穴の計 138 穴である[55]．このうちの体幹だけを流注している督脈，任脈を除くと，鎖骨より下の体幹に存在する経穴は肺経の雲門，胃経の天枢，脾経の大包，膀胱経の譩譆，膈兪，中膂兪，大杼，肺兪，心兪，肝兪，脾兪，腎兪，腎経の横骨，心包経の天池，胆経の淵腋，帯脈の 16 穴だけである．なお，鎖骨より上部にある経穴は，大腸経の扶突，巨骨，胃経の人迎，頬車，大迎，下関，欠盆，小腸経の天容，天窓，聴宮，膀胱経の天柱，三焦経の天牖，角孫，胆経の風池，完骨，浮白，懸顱，上関の 18 穴である．

これ以外の経穴はすべて上肢，下肢に存在しているものである．これらのことは各経絡に所属する経穴の重要度，注目度は上肢や下肢にあるものに比較して，体幹にあるものは圧倒的に

低いことを示している．すべての経絡名に「手の」，「足の」が冠されていることとも符号しているとおり，古人が体幹よりも上肢と下肢にある経穴を重視していたことは明白である．すなわち，『黄帝内経』（『素問』，『霊枢』）時代では，局所治療よりも遠隔操作による手足治療が主流であったということである．

『霊枢』終始篇第九に「五藏を紀と為し，陰陽定まるなり．陰なる者は藏を主り，陽なる者は府を主る．陽は気を四末より受け，陰は気を五藏より受くる」[2]と，鍼灸治療は五臓が根本原則であること（経絡治療における本治法の根拠）と，陰は内にあって気を五臓から受け，陽は外にあって気を手足（四肢）から受けるとある．陰陽相互関係を考慮すると，この記載から手足の経穴に施術して内臓の異常を治療できるという含意が読み取れる．

この篇でも経絡が主役である．『黄帝内経』（『素問』，『霊枢』）のどの篇をみても，経絡は手足（上肢・下肢）の「三陰三陽」のどの領域を流注するかで命名されたものであって，内臓とのかかわりは二の次である．

『黄帝内経』（『素問』，『霊枢』）中でも，経絡の主流をなす手足の経穴のほとんどの穴が『霊枢』の本輸篇第二，根結篇第五，衛気篇第五十二に提示され，しかも系統的に配列されていることは，これらのなかでシステマチックな治療法が完成されていたことを示唆している．これらの篇をだれでも運用できるような診断法，治療法として再構築したものが，拙著『変動経絡検索法（VAMFIT）』である．

経絡の主流をなすのが手足の経穴群である一方，少ないながらも，いや少ないからこそ，『黄帝内経』（『素問』，『霊枢』）が体幹に設定してきた経穴にも特別の意義があるはずである．経絡系統の手足（上肢・下肢）の穴に重点をおいたはずの『黄帝内経』（『素問』，『霊枢』）が手足の経穴以外の経穴を記載するからには，その臨床的価値がとくに優れたものであったか，経絡系統とは別に，どうしても記載しておかなくてはならないほどの治療システムが存在するからであると考えなくてはならない．この治療システムが「天・地・人」治療である．

なぜなら，体幹に存在する督脈9穴，任脈9穴以外の16穴は，頭および頸部にある18穴とともに，手足の経絡要穴とは別の治療体系「天・地・人」のなかで大切なものばかりである，とくに膀胱経の背兪穴を除いた体幹の経穴は，すべて人体における「天・地・人」の境界部にある穴であることに注目したい（図2-27）．天・地・人治療システムの運用のキーとなる重要穴は，上肢，下肢，頭という体幹からの突起物の付け根部にある穴と，ここに出てくる体幹穴である．『黄帝内経』（『素問』，『霊枢』）に記載されているすべての経穴群は，後世の書物によって新たに付加されてきた経穴群とは，その経穴としての臨床価値の重みが違うということ，さらに，体幹の正中線を形成し，人体の左右の境界にある督脈と任脈の穴の重要性も認識できるであろう．

ちなみに，膀胱経の背兪穴の重要性は，霊背兪穴[1]として変動経絡検索法（VAMFIT）の一翼を担うものであることからも理解できる．

11. 表裏の陰陽は鍼灸医学のよりどころ

表裏の陰陽とは身体の内と外の陰陽のことである．内が陰で，外が陽となる．

私がこのことを学生に実体験させる目的で行う鍼実技の1例をあげてみよう．

左右差が明確な肩こりか腰痛の愁訴をもつ被験者を選ぶ．

愁訴部位の左右差に留意しながら，皮膚を面的に軽くなでるような触診をしてみる．陰陽ともに虚，陰陽ともに実ということもあるが，たいていの場合は愁訴の強い方，左の肩こりであれば，左肩の皮膚表面の1部が右に比べて弛

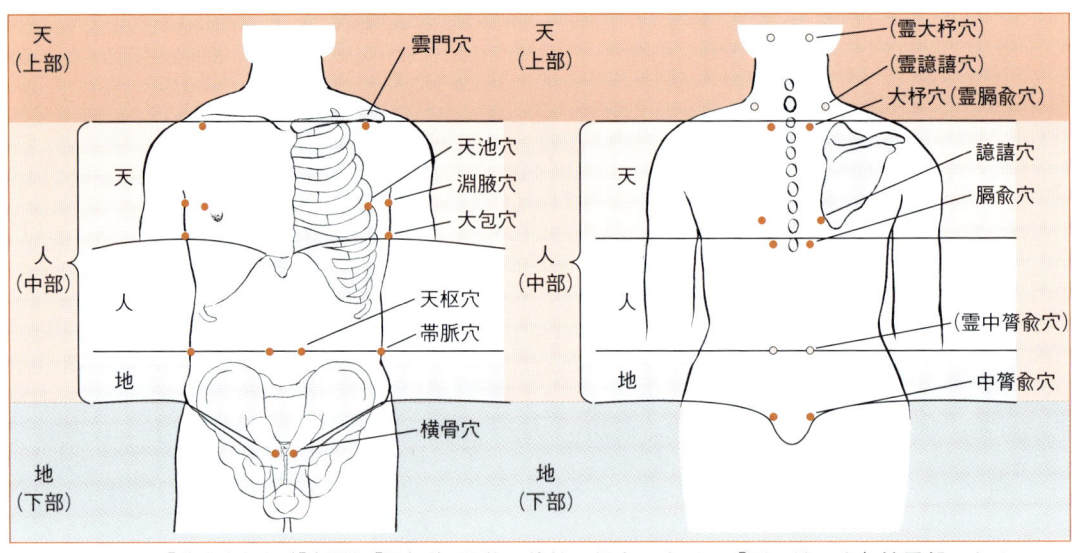

図 2-27 『黄帝内経』(『素問』『霊枢』) 記載の体幹の経穴はすべて「天・地・人」境界部にある

緩している．しかし，その深部の筋は緊張している．このような場合は陽（表）が虚，陰（裏）が実の状態である．

この弛緩している局所の皮膚表面に対し，金の鍉鍼あるいは円鍼でなでさする．鍼が嵌（は）まりこんで止まるところにはとくに念入りに鍼圧をかける（図 2-28）．皮膚が軽く発赤し，皮膚が緊張してくると終了である．もういちど，局所の左右を比較してみると，表面の緊張度の左右差が小さくなっていると同時に，深部の筋の緊張の均衡がとれていることが観察できる．表面の異常を調整することで，深部の異常まで是正できることがわかる．陽は陰と相関しているのである．

この陰陽内外の関係は相対的なものである．たとえば，皮膚が"陽"とすると，それより奥にある筋肉は"陰"になる．しかし，それより深い部の"陰"である骨に対しては筋肉が"陽"となってしまう．さらに，最表層の皮膚が"陽"として骨を"陰"とする，あるいは内蔵を"陰"とする関係も成り立つ．

『素問』皮部篇 第五十六で「皮に分部あり，…（中略）…其の分部を別かつ．左右上下，陰陽の在る所，病の終始願わくは其の道を聞かん」[1] と問う黄帝に対し，岐伯が「皮部を知らんと欲すれば，経脈を以て紀と為す者．諸経皆然り」[1] と答えていることから，身体の体表にある皮膚領域を十二経脈とその絡脈に対応させることができる．それは十二皮部と呼ばれているものである．

生命の根源である気血は，正経十二経から派生した枝ともいうべき絡脈やそこからまた細かく枝分かれした孫絡，浮絡，血絡など全身の皮膚を隈なく循環し，栄養し，防御機能を統括しているが，十二皮部はその最外層にあるもので，皮膚上の診断と治療の場所である．

『素問』皮部篇 第五十六に「邪，皮に客すれば則ち腠理開く．開けば則ち邪入りて絡脈に客す．絡脈満つれば則ち経脈に注ぐ．経脈満つれば則ち入りて府藏に舎するなり．故に皮なる者に分部あり．與らざれば大病生ずるなり」[1] とあるように外邪が皮部から絡脈，経脈，臓腑に入っていくことになっている．

しかし，これとは逆に病邪が臓腑から絡に伝わることが『霊枢』邪気蔵府病形篇 第四の記載にある．

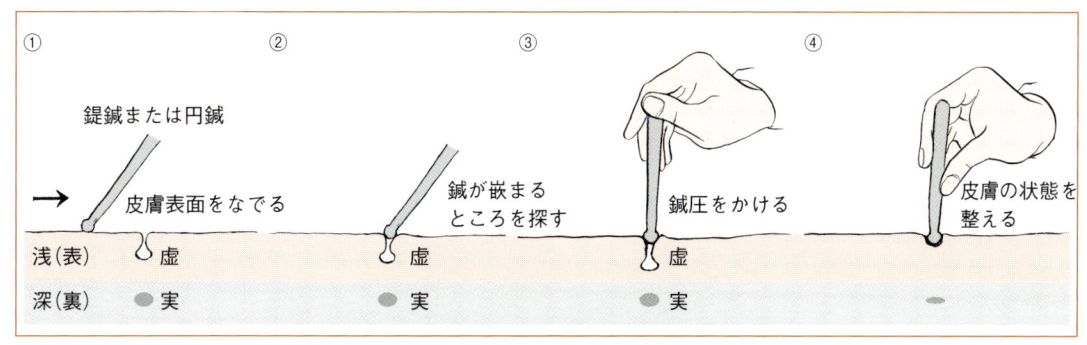

図 2-28 表裏の陰陽の調整
表面の虚の状態が是正されると深部の実の状態も改善される

「面熱する者は，足の陽明病む．魚の絡に血ある者は，手の陽明病む．両附の上，脈堅く，陥する者は，足の陽明病む．此れ胃脈なればなり」[2]とあり，このあと腑の病症と治療についての記載が続き，腑の病から絡脈や経脈に変調が及ぶことが記されている．このように体表臓腑間を邪が伝搬していくのは，この間に双方向性の連結路が存在するからである．このため，陽である体表に現れる異常や反応を観察することで，陰である体内の疾病を診断できると同時に，体表からの施術により体内に影響を与えることができるということになる．

また，『霊枢』外揣篇第四十五の「昭昭の明蔽うべからず．その蔽うべからざるは，陰陽失わざればなり．合してこれを察し，切してこれを験し，見てこれを得ること，清水・明鏡の其の形を失わざるが若きなり．五音彰らかならず，五色明らかならず，五藏波蕩す，是の若くんば則ち内外相襲うこと，鼓の桴に応じ，響の声に応じ，影の形に似るが若し．故に遠き者は外を司りて内を揣り，近き者は内を司りて外を揣る，是れ陰陽の極，天地の蓋と謂う（問題は複雑であるが，しかしこの深遠で明白なる道理は覆い隠すすべもない．それを覆い隠せないというのは，その理論的基底が陰陽の基本法則から逸脱していないからである．臨床上の酔う様々な現象を総合的に観察し，脈診によって脈象の変化を検査し，視診によって外部の病症をもとめるということは，あたかも清水や明鏡が物の形を映すと同様にまぎれもないことだ．もし人の声が澄んでおらず，色つやがくすんでいると，五蔵の機能に変化があったということであり，それは人体の陰陽が内外相互に影響しあっていることによるためで，ちょうどばちで鼓を打つと，音は必ず打つに従って発せられるのと同様であり，また影が形に従い形に似るのと同様である．いわゆる遠とは，身体の外表の変化から内蔵の疾病を推測することができるということであり，いわゆる近とは，内蔵の疾病から外表の証候を推測することができるということである．これらの道理は，陰陽の高遠深奥なる理論であり，また自然界の法則である）」[7]，「日と月と，水と鏡と，鼓と響となり．夫れ日月の明は，其の影を失わず．水鏡の察は，其の形を失わず．鼓響の応は，其の声に後れず．動揺すれば則ち応和し，尽く其の情を得（事物の間には密接な関係があります，例えば太陽と月，水と鏡，鼓と響きなどのように．日月が物体を照らせば，たちまち影ができます．水と鏡は物体の本来の形態をはっきりと映し出します．鼓を打てばすぐさま音が出，この音は鼓を打つ動作とはほぼ同時に発生します．鍼で病を治療するときも，定まった反応が引き起こされるので，この道理を理解するなら，鍼の使い方に関する理論もまた完全に掌握できるのです）」[7]という記載から，視診や触診によって身体の外から

診断できるのも，内臓を身体の外からの鍼で治療できるのも，身体の内と外が陰陽として相関していることによるものであることが理解できる．

　陰である体内が健康であれば，陽である体表の状態もよく，体表の皮膚が丈夫であれば，体内にある内臓の働きもよい．逆に体内に異常があれば体表にも影響が現れ，体表の皮膚の変調は体内にある内臓の病変を作り出す．表の治療に裏を用い，裏の治療に表を用いることが可能となる．

　現代では，生体の内臓諸器官は相互に関係をもつと同時に，体表の皮膚や筋肉との間にも関連があることが神経学的にも内分泌機構的にも認められている．口角炎が胃の異常から起こっていたり，肌の荒れや皮膚湿疹の原因が便秘であったりすることは日常でよく経験することである．これらの場合は，胃を整えることや便通をよくすることで症状を解消できるので，体表（表）の異常を，体内（裏）から治癒させる例である．

　体表（表）に存在する経穴への刺激が，体内（裏）にある内臓疾患を治癒に導いたり，皮内にしか入っていない鍼が，その奥にある筋肉や腱の異常を調整したりできるのもこの表裏の陰陽の治療原則に基づくものといえる．すなわち，鍼灸医学として，体表にあるツボへの施術で内臓を含むすべての疾患に対応できるという古典的根拠がこの表裏の陰陽理論なのである．

　前述の体内を流注する陰経が，腹部の体表に所属経穴を有することができるのも，この表裏の陰陽原則があるからである．このように表と裏の陰陽は相互に結びつき，強い関連をもっている．

　さらに，付言しておくと，この表裏の陰陽の強い相関は，経絡系統の陰陽表裏経の関係にも当てはまる．

　『素問』五藏生成篇第十，『素問』蔵気法時論篇第二十二，『素問』血気形志篇第二十四，『素問』刺熱篇 第三十二などの篇は，陰陽表裏関係にある2つの経脈は同時に変動を起こすことが多いことや，その場合にはその2つの陰陽表裏経を1対にして治療を行う必要があることを明らかにしている．

　陰陽表裏経の連結を強固にする機構として，十二経脈（正経十二経）の手足の末端における隣接経としての流注接続，十二経脈の臓腑における属絡関係，十六絡脈での四肢の浅部での連絡，および，十二経別の四肢から内臓に入り頭部に出るまでの循環の出入離合などがある．経脈のこのような陰陽表裏の交流によって，気血の循環の滞りが防止され，生体の調整作用，防御作用が強められている．しかしその反面，1つの経脈が変動を起こせば，その異常は陰陽表裏関係にある経脈にただちに波及していくことになる．ここに陰陽表裏経の1対治療の意義がある．

　陰陽表裏経を同時に調節する1対治療の代表例としては絡脈治療や経別治療があり，その運用については，『鍼灸大成』の原絡治療[56]の配穴がよく使われている．これらのことについては前著『変動経絡検索法（VAMFIT）』に詳しく述べてある．

12．上下の陰陽のバランス

　上下の陰陽といえば，手足を指す場合と，頭・体幹をいう場合がある．これらは相互に深い関係をもつものではあるが，おもに手足の陰陽は「経絡系統」の，頭・体幹の陰陽は「天・地・人」の運用に使われる．

　手足の陰陽は手が上で陽，足が下で陰である．『霊枢』終始篇第九に「腰より以上の者は，手の太陰・陽明皆之を主り，腰より以下の者は，足の太陰・陽明皆之を主る」[2]と，陽である上の病を手の経絡で，陰である下の病を足の経絡で治療するという上下の陰陽と手足の関係が述

べられている.

　手足を指す場合の狭義の上下の陰陽は経絡系統の手と足を1対にしたものである．手足1対療法は，『鍼灸大全』の「八穴相配合歌」[57]，『鍼灸聚英』の「八法手訣歌」[58]に記載されているが，これらをふまえて，『鍼灸大成』には「霊亀取法飛騰針図」[56]から始まる奇経の詳説の章末に「右八法先刺主正之穴．随病左右上下所在．取諸應穴．仍循捫導引．按法袪除．如病未已．必求合穴．須要停針待気．使上下相接．快然無所苦．而後出針（右の八法は先ず主に正の穴を刺す．病の左右上下の在る所にしたがい，もろもろの應穴を取れ．なお，導引・按法にて循捫して袪除す．病いまだ已えざるが如きは，必ず合穴を求む．須べからく針を停め，気を待つを要とすべし．上をして下に相接しめ，快然として苦しむ所無し．しかる後針をいだす）」[56]とある．

　ここに記されているのは，病の左右上下の所在に随ってその対応穴を取ることや，上下の取穴を相接（同時取穴）することで，苦しい症状が快然としてなくなるということである．これらは奇経の宗穴を，手足で1対にして使用する方法の原典であり，現行の奇経治療の主流ともなっている．また，奇経治療以外でも，正経十二経においても陰陽同類経を1対にすることや，納子法で子午流注の対極経を1対にすることで手足1対療法となる．

　一方，頭・体幹の上下の陰陽をいう場合は，身体の上部・中部・下部を指す．

　『素問』至真要大論篇第七十四に「気の上下とは何を謂うや．岐伯曰く，身の半ば以上に，その気三あり．天の分なり．天気之を主る．身の半ば以下に，その気三あり．地の分なり．地気之を主る．名を以て気に命じ，気を以て処に命じて，その病を言う．半ばとは，いわゆる天枢なり．故に上勝ちて下が倶に病む者は，地を以て之に名づく．下勝ちて上が倶に病む者は，天を以て之に名づく．いわゆる勝至り，報気屈伏していまだ発せざるなり．復至れば，すなわち天地を以て名を異にせず，皆復気の如くするを法と為すなり」[1]とあり，天枢穴，すなわち，臍の高さで上下の陰陽に分かち，上は天気に，下は地気が主っていることと，上下陰陽のバランスの崩れから起こる病に対し，天気および地気を調えることが重要な治療原則であることが記載されている．

　『霊枢』陰陽繋日月篇第四十一では「腰より以て上を天と為し，腰より以て下を地と為す．故に天を陽と為し，地を陰と為す．…（中略）…腰より以て上を陽と為し，腰より以て下を陰と為す」[2]と，ここでも腰や臍の高さで上下の陰陽が分割されている．しかし，五臓を上下に分ける際には横隔膜で陰陽に分け，上の胸部を陽，下の腹部を陰としている．ここに，横隔膜と，臍の高さを境界として身体を3分割する三焦の概念の原型がみえる．このように，上下の陰陽に三才思想が融合し，その境界を増やすことで細分化され，上下方向の「天・地・人」システムが完成していったのだと考えられる．

　上下の治療原則についての記載は『素問』五常政大論篇第七十などにある．「上取し下取し，内取し外取して，以てその過を求め，…（中略）…気の反する者は，病が上に在れば，之を下に取り，病が下に在れば，之を上に取り，病が中に在れば之を旁に取る」[1]，

　『霊枢』終始篇第九にも「病上に在る者は，之を下に取る．病下に在る者は，之を高く取る．病頭に在る者は，之を足に取り，病腰に在る者は，之を膕に取る」[2]と上を下で，下を上で治療するという上下の陰陽バランスを取る治療原則の記載がある．

13. 流体である"気"の器としての人体

　上下・左右・前後・表裏における陰陽の気の調整を目的とした古典的治療を行うためには，

"気"の器となっている人体についての東洋医学的な認識が必要になる．"気"は流体であるからにはその器となっている人体は，固形物というよりもむしろ形態を自由に変えることが可能な大きな袋に近い存在であると考えられる．

この章の冒頭で，幼児時代の娘の身に起こった出来事をきっかけに，新鮮な驚きとともに発見した事柄を述べた．ぶつかった丸ネジの形に娘の前頭部が凹んでいたのだが，それに対応して，凹んでいる部位の反対側にあたる後頭部に凸になっていたのであった．その凸が前頭部の凹と呼応するように同時に元に戻っていったのである．

日常の臨床のなかでも，患者の訴えのある裏側にはなんらかの変調が出現していることが多い．そのようなときには，裏側からの施術を的確に行うと愁訴が消失する．
前後の陰陽（図2-18），左右の陰陽のバランス（図2-19）で示した模式図を思い出していただきたい．痔疾に対し，百会穴が特効穴とされるのはこの陰陽原則の運用によるもので，体幹の底に頭の頂を対応させているのである（図2-29）．

山田慶兒氏は「天地の間（宇宙）には気が充満しており，万物は気からできている．人も万物のひとつであり，『荘子』がのべたように，気の凝集したものにほかならない．（中略）気は流体だから，運動は波として伝わっていく．気の充満する空間は一種の場と考えてよい．気の場のなかを波が伝わる，その現象が感応である．…（中略）…池の中に石を投げたとき，波がひろがり，浮かんでいる舟や岩あるいは岸にぶつかって，返す波となる情景を心に描けば，すぐにわかるだろう．感応の無限連鎖反応系といおうか．部分と部分，そして部分と全体がたえず響きあい，秩序をつくりだしている感応場，それが気の世界である．人体もまたひとつの感応場であり，脈診と脈法がそこに根拠を置いていることは，すでに述べた．天地と人，大宇宙と小宇宙のあいだにも，とうぜん感応関係が想定されていた」[59)]と古代中国医学の生理学の基本概念が気であることから，波として伝わる流体としての人体の感応場について記している．

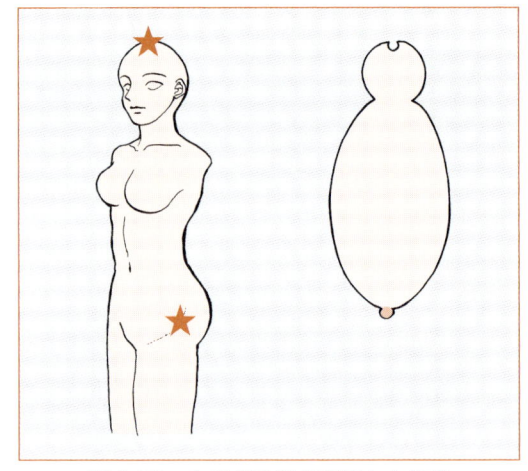

図2-29 上下の陰陽を利用した治療
痔疾に百会穴が特効穴であることも"天・地・人－気街理論"で説明できる

14. 欧米のもう1つの医学が注目する"流体としての人体"

人体が，大きな袋であるという概念は，「生きている人間のからだは，皮膚という生きた袋の中に，液体的なものがいっぱい入っていて，その中に骨も内蔵も浮かんでいるのだ」[60)]という野口三千三（野口体操創始者）の「体液主体説・非意識主体説」にも見出されるが，東洋医学における流体としての身体を認識するうえで，奇しくもアメリカのヘラーワークの創始者，ジョセフ・ヘラー（Joseph Heller）の言葉が説得力に富んでいる．

「私たちが教え込まれた大いなる誤解のひとつは，身体は基本的に固体であるという観念である．産業革命によって生活のなかに機械類があふれるようになった結果，私たちは機械を自分の一部であると考えると同時に，自分を機械

的に見るようになってしまった．…（中略）…事実，人体のどの部分をとっても，堅い部分などほとんどないのだ．人体の 60 〜 80 ％は水分である．したがって，人体の構成部分のほとんどは流体（液体と気体）で満たされているといってもおかしくはない．…（中略）…筋肉から臓器，神経にいたるまで，すべての部分は流動体で満たされている嚢やポンプ，そしていつも体液が通っている半透性の膜でできている．…（中略）…骨格は身体を中心で支えている堅い枠組で，その他のすべての部分は骨にぶら下がるようについている，と考えている人が多い．あちこちで建設中のビルを見てきた結果かもしれない．…（中略）…人間の骸骨の模型を見たことがある人は，骸骨のすべての部分が針金とボルトでつながれているのを目にしたはずだ．そうなっていなかったら，その骸骨がばらばらになっているだろう．ところが，人体の内部に針金やボルトなどはなく，骨は溶接された桁や梁のようにつながっているのではない．骨は別の方法で定められた場所に納まっている．それらは柔組織によってそれぞれ適切な場所に保たれているのだ．つまり，一般的見識に相違して，骨をその場所に保っているのは，骨以外の身体のすべての部分だということである．」[61]

初期のカイロプラクティックやオステオパシーでは堅い結合組織である骨を対象にしていたのに対し，それ以降のアメリカのボディワークでは靭帯，腱，筋膜などの半流動体の結合組織を対象としている．これらに共通した思想は人間の身体を，解剖学や生理学といった近代西洋医学で把握するのではなく，生の全体性を重視した統合体としてみる東洋医学的視点でとらえている点である．

心と身体をも統合された存在として人間をとらえていた東洋の思想に対し，心と身体を別物と考える心身二元論をうちだしたデカルト哲学の影響で，独立した物質として各臓器をとらえることにより，西洋医学は飛躍的な発展を遂げたのは確かである．臓器おのおのの解剖学や生理学についての研究が進むと，さらに細分化された方法論が生まれていき，その手法はミクロの世界にまで広がっていく．

現代医学では細分化された分野の専門医が主流となり，人間を全体でとらえる医師は減りつつある．病院に行っても，内科，外科，肛門科，整形外科，脳神経外科，形成外科，美容外科，消化器科，循環器科，泌尿器科，アレルギー科，婦人科，小児科，精神科，心療内科，皮膚科，耳鼻咽喉科，眼科，放射線科，麻酔科，リウマチ科などがあるため，どこを受診すべきか迷ってしまう．しかも，それぞれの専門医間，診療科間の連携がとれていない場合もあるというのが現状である．

医学の進歩に伴って，人間の器官を部品の 1 つとして診ることの弊害に気付いた医師や西洋医学の限界を感じた医師たちは，人間を精神と身体を切り離すことのできない統合体として診る東洋医学の優秀性を痛感し，その研究に打ち込んでいる．東洋医学の，各臓にそれぞれの五神があるとする考え方も，心臓提供者の人格が心臓移植された人の人格に影響を及ぼすという報告[62,63]からあながち荒唐無稽なものとはいえないことである．これらは皮肉にも西洋医学が進歩し，心臓移植の成功例がふえたことによって，明らかになってきたことなのだ．デカルトによって分離された精神と肉体がまた 1 つに統合されつつあるといえる．

近年になってハンス・セリエ（Hans Selye）のストレス学説をみなおす研究も進められ，神経系と内分泌系と免疫系が相互に作用を及ぼし合いながら，人間の身体をコントロールしていることが判明してきた．人間の身体はトータルで診ていく必要があるのだ．

人体のあらゆる部分が"気"という統一された共通の性質をもつものであるという，もっとも東洋医学的な概念に，近代医学先進国である欧米のボディワーカーなどのセラピストたちが

注目していることも興味深い現象である．

『素問』脈要精微論篇第十七，『素問』刺熱篇第三十二，『霊枢』五色篇第四十九などにみられる身体の1つのパーツに全身を投影することを，診断や治療に応用する方法論や人体の中に小宇宙が存在するとする気の思想は，第5章で詳細を述べるホログラフィーとして，アメリカのフィッツジェラルド博士のゾーンセラピー（反射区療法），フランスのノジェ博士の耳介理論を生んでいった．耳介理論は中国に伝わり耳鍼理論に，ゾーンセラピーはユーニス・インガムのリフレクソロジー（足の反射療法）になっている．

15.「天・地・人」三才思想と「経絡系統」

陰陽治療原則こそ，我々が鍼灸臨床の現場でもっとも優先的に留意していなければならないものである．日々の臨床のなかで，患者の訴える局所と対側にある上下・左右・前後・表裏を常に考慮する習慣がついているか否かでは総合的な臨床能力に格段の差がつくはずである．

この陰陽の気の調整を根底にした上下・左右・前後・表裏の陰陽治療の原則は，「経絡系統」，「天・地・人」をはじめ，すべての鍼灸の治療システムに適応，運用されるものであるが，双方のかかわり方は異なっている．

「経絡系統」は縦軸方向に貫通する6本の柱が，身体の上と下（手の経絡と足の経絡）・左と右（同一経絡がそれぞれ左右にある）・前と後（各経絡の前後の位置関係）・表と裏（陰陽表裏経の関係）という陰陽関係をもって均衡を保っているが，「天・地・人」では上下を横に3分割された"ダルマ落とし"の各節が，おのおのの横系統を包括することによって，各節間で，あるいはその節のなかで，上下・左右・前後・表裏の陰陽関係を有しながら，均衡をとっているのである．

上下の陰陽に三才思想が導入され3区分にされたものが「天・地・人」であり，上下・左右・前後・表裏の陰陽に三陰三陽の3区分の概念が導入されたものが「経絡系統」であるが，実をいうとこの「天・地・人」の三才思想自体は陰陽論よりも古いのである．

丸山昌朗氏は「陰陽論も五行説も，共に其の成立は周末の戦国時代であった．しかし，中国人の最も根本的な考え方，陰陽論，五行論の基底となっているものは，天地人の三才思想であろう．…（中略）…文献的に見ると，天地人の三才思想は尚書・論語・老子・孟子・荘子等々，中国の最古の典籍中に見出され，甲骨文字から按ずると此の考え方は既に殷人も持っていたと推測されるのである」[39]と説いている．

16. 人体の縦と横における気の調整が全体治療

鍼灸医学の原典である『黄帝内経』（『素問』，『霊枢』）に登場する経穴が「経絡系統」治療システムに属する上肢・下肢の穴と，「天・地・人」治療システムに属する穴の2つのグループに分類できることは前述した．『黄帝内経』（『素問』，『霊枢』）はこの縦系統である「経絡系統」と横系統である「天・地・人」における陰陽の気の調整を，治療の根本原則に掲げていると考えるべきである．

「経絡系統」については，『霊枢』経脈篇 第十の「経脈なる者は，能く死生を決し，百病を処し，虚実を調うる所なり．通ぜざるべからず」[2]，

『霊枢』経別篇 第十一の「夫れ十二経脈なる者は，人の以って生ずる所，病の以って成る所，人の以って治する所，病の以って起こる所，学の始まる所，工の止むる所なり」[2]，

『霊枢』禁服篇 第四十八の「凡そ刺の理は，経脈を始めと為す．其の行く所を営し，其の度量を知り，内は五藏を刺し，外は六府を刺す．

審らかに衛気の百病の母たることを察して，其の虚実を調えよ．虚実乃ち止む．其の血絡を写せよ．血尽きても殆うからざるなり」[2]などに経絡が人の生命現象の本源であること，この経絡が正常に機能することが人体の健康を支えるものであること，この経絡に異常が起これば疾病となること，この異常が起こっている経絡を正すことが疾患に対する治療となることが明示されている．

繰り返し述べるが，経絡は人体全体の包括的な陰陽を縦に3分割にしたものである．三才と同じ3分割が縦方向になされたことは意義深いが，とにかく陰が三陰に，陽が三陽に区分されて，三陰三陽となり，それが手と足にそれぞれあることで，経絡がそのおのおのの支配領域に配当され，手の三陰（太陰・厥陰・少陰），手の三陽（太陽・少陽・陽明），足の三陰（太陰・厥陰・少陰），足の三陽（太陽・少陽・陽明）の合計十二経となったものである．

これら経絡は，フランスのスリエ・ド・モラン（Soulie de Morant）[64]がmeridianと英訳して以来，西洋圏ではmeridian（メリディアン）と呼ばれているが，meridian（メリディアン）の本来の意味は"子午線（経線）"である．すなわち，地球を南北に走る子午線と同じように，経絡は人体を縦に走行して三陰三陽として縦割りにするものであることと符号する．

経穴については人体を地図とした場合の座標にたとえられるが，座標を定めるためには子午線（経線）と緯線がなければならない．子午線に相当するものが経絡であるならば，この緯線に相当するものが人体を輪切りにする「天・地・人」である．だから，東洋医学を全体治療として完全なものにするためには，どうしても，「経絡系統」と同様に横系統である「天・地・人」の認識を持たねばならない．

『霊枢』衛気篇第五十二には「能く陰陽十二経を別つ者は，病の生ずる所を知る．虚実の在る所を候する者は，能く病の高下を得る．六府の気街を知る者は，能く結を解き契紹するを門戸に知る．能く虚石の堅軟を知る者は，補写の在る所を知る．能く六経の標本を知る者は，以て天下に惑うことなかるべし」[2]とあり，陰陽虚実十二経絡の診断だけでなく，六腑の気街や六経の標本にも通じていなければならないことを強調している．この気街は人体を横に区分した「天・地・人」システムの1つだからである．

17. 万能ツールとしての横システム「天・地・人」

「天・地・人 治療」は"コロンブスの卵"と同様で，「天・地・人」についての概念が臨床と結び付くことに気がつけば，だれでも運用可能なものである．しかも，臨床経験の豊富な施術者であればあるほど，その運用効果に思い当たるところが多くあったのではないだろうか？そのような方の多くは日々の臨床のなかで偶然発見した数々の有用穴や特効穴として認識されている多くの穴の部位がこの原則に一致していることに驚かれたはずである．この「天・地・人」という万能ツールは施術者の経験や力量に応じた使用法ができる．

この章で述べてきた，上と下・左と右・前と後・表と裏の対応と相関の治療原則すなわち，おのおのが対称で取穴できるというルールが理解できれば，それを臨床に自由自在に応用できるようになる．次章から無数にある治療法のなかから初心者でも運用できる方法と考え方を具体例で提示する．ここに紹介した基本パターンに習熟することで，「天・地・人治療」のシステムが確実に身につくはずである．

ただし，「天・地・人 治療」には単独で完結するものと，経絡系統との併用で初めて完成するものがあるので，前著『変動経絡検索法（VAMFIT）』と併読することをお勧めする．

18.「天・地・人」における2つのシステム

「天・地・人治療」は，人間を「天・地・人」で構成される小宇宙として認識することによって派生する治療システムであるが，人間の身体にある1部位に小宇宙（全身）を投影してその相関を利用するシステム（ホログラフィー）＝「天・地・人–小宇宙治療」と，「天・地・人」の3分割（人体を気の袋と考え，この袋の3分割はいくらでも細分化される）に上下・左右・前後・表裏の陰陽を考慮した気街を運用する治療システム＝「天・地・人–気街治療」の2つに大きく分類される．

ただし，「天・地・人」の3分割は，いくらでも細分化できるだけでなく，人体のどこにでも想定できるので，結局はこの2つの「天・地・人治療」は，本質的には同じ治療システムであることになる．

なお，「天・地・人–気街治療」には「天・地・人–奇経治療」，「天・地・人–八虚治療」，「天・地・人–標幽賦治療」などが含まれる．

第3章　天・地・人−奇経治療
—奇経は横系のシステム(天・地・人)をもつ—

1. 奇経療法とは八脈交会八穴(八宗穴)による手足一対療法のことなのか？　45
2. 「経絡系統」と「天・地・人」双方にかかわりをもつ奇経と大絡　46
3. 奇経治療の2つの側面　47
4. 東洋医学の二重性と量子論　48
5. 奇経八脈の本質と存在意義　49
6. 蹻脈系は大絡としての腎経・膀胱経の別脈　53
7. 陽蹻脈と陰蹻脈の運用適応　56
8. 陰維脈はすべての陰経脈，陽維脈はすべての陽経脈を横に維絡している　57
9. 蹻脈系と維脈系の運用の実際　59
10. 身体左右の分割線＝任脈，督脈は縦系統だけでなく横系統として機能する　60
11. 華佗夾脊穴にみる横系統の機能としての督脈　65
12. ヨーガ療法におけるチャクラと任・督脈　68
13. 三焦と膀胱経と督脈　72
14. すべての「経絡系統」は宗筋・気街・帯脈・督脈に関係する　75
15. 帯脈は縦に身体の側面をまわり1周する　75
16. 八面体としての人体　78
17. 衝脈は縦に身体の前面から後面までを1周する　79
18. 「気街システム」としての衝脈の治療　81
19. 「天・地・人−奇経治療」のまとめ　84
20. 症例　85
    - 症例1．寝違え　19歳　男性
    - 症例2．腰背部痛　59歳　男性
    - 症例3．頸椎症　46歳　男性
    - 症例4．変形性頸椎症　63歳　男性
    - 症例5．めまい　33歳　女性
    - 症例6．頸椎椎間板症　54歳　女性
    - 症例7．胸苦しさと上背部痛　64歳　女性
    - 症例8．手指のこわばり　32歳　女性
    - 症例9．腰痛　49歳　男性
    - 症例10．背部痛　46歳　女性
    - 症例11．頸部痛　34歳　女性
    - 症例12．腹痛　46歳　女性
    - 症例13．いわゆる五十肩　56歳　男性
    - 症例14．上肢痛　32歳　女性

1. 奇経療法とは八脈交会八穴(八宗穴)による手足一対療法のことなのか？

　奇経には独自の流注と所属穴が存在している．しかし，奇経のその流注や所属穴を系統的に運用する方法を提示した文献は皆無である．当然そのような方法論における臨床報告も，まったく見当たらない．

　現在一般に奇経治療といえば，八脈交会八穴を使った手足一対療法のことと認識されている[41,65,66]．八脈交会八穴は奇経の八宗穴[41,67]，代表穴[41]，主治穴[65]とも呼ばれている．本書では以降，八脈交会八穴を八宗穴と呼ぶことにする(八宗穴という名称を最初に

使ったのは柳谷素霊の『最新鍼灸医学摘要』だと考えられている）．

『黄帝内径』（『素問』，『霊枢』）や『難経』には奇経の八宗穴についての記載はまったくない．奇経の流注や所属穴からみても，奇経と八宗穴の間に密接な関係を見出すのはむずかしい．8つの宗穴（内関，公孫，外関，足臨泣，列欠，照海，後渓，申脈）のうち，その宗穴を主治穴とされる奇経に所属する穴は照海と申脈の2穴のみである．他の6穴は関連奇経の所属穴ではない．さらに内関，外関，列欠，後渓の4穴にいたっては，そのおのおのの奇経の流注上にもないのである．

奇経における八宗穴の運用法は金元時代の竇漢卿の『鍼経指南』[30]によってはじめて紹介され，明代の徐鳳の『鍼灸大全』[57]が「八法主治病證」として奇経八脈の宗穴の病証を記している．

ここで提示されている奇経の病証は『難経』二十九難が述べる奇経病証とはまったく異なるものであり，両者の間にはなんの関連もみられない．「八法主治病證」はどちらかというと，1対になった宗穴が所属する正経十二経における病証と多くの部分で共通しているのである．しかも，病証をみるかぎり，宗穴が代表する奇経の流注よりもむしろ，その宗穴が所属する正経十二経の流注との関係のほうが深い．これらのことから，奇経八宗穴一対療法は正経十二経による手足一対治療と大差ないものであるといえる．

各奇経とその八宗穴は正経十二経脈を介してつながるだけの関係なのである．すなわち，八宗穴の運用は正経十二経脈を無視しては成り立たないことになる．

ちなみに，「八法主治病證」では，その病症おのおのに応穴として正経十二経所属の穴が列記されている．その治療法は正経十二経所属の応穴を，特効的に使用するというもので，奇経八宗穴治療を本治的（メイン）に，正経十二経治療を標治的（サブ）的に使われている．

では，八宗穴を使った手足一対療法が純粋な奇経治療ではないとすると，本来の奇経治療とはいったい，どういうものであったのであろうか？

『素問』骨空論篇第六十に記載されている督脈の治療例をみてみよう．

「督脈　病を生ずるは，督脈を治す．治は骨上に在り．甚だしき者は斉下の営に在り（総じて督脈に病が生じたら治療は督脈において行います．軽いものの場合，横骨上の曲骨穴を治療し，重い場合は，臍下の陰交穴を治療します）[6]」．

ここでは督脈の治療穴として，督脈所属穴が用いられている．陰交穴は任脈の所属穴でもあるが，督脈の流注をも受けている穴である（督脈の流注は『素問』骨空論篇の記載のとおり，下腹を上り，臍の中央を貫いた後，さらに上り喉に入っていく）．すなわち，督脈の異常に対して用いられる経穴は，いずれも督脈の流注上のものであることがわかる．

『黄帝内経』（『素問』・『霊枢』）の時代の奇経療法は，変動を起こしている奇経の所属穴あるいは流注上にある経穴を運用することであったのだ．本書第1章で紹介した陽維脈・陽蹻脈の簡単体験も，奇経の所属穴を運用する方法である．私はこのような奇経の治療システムを「天・地・人−奇経治療」と名づけている．

2.「経絡系統」と「天・地・人」双方にかかわりをもつ奇経と大絡

臓の精気の虚から発生した寒熱は各臓腑経絡に波及し，さらに別行の正経（経別）や別絡（絡脈）あるいは奇経，さらには経筋にまで歪みを広げていく．変動経絡検索法（VAMFIT）により，これらすべてにわたって整合性のある運用が可能となるが，これらはいずれも主として「経絡系統」の変動を対象にしたものである．

この「経絡系統」は，人体の長軸方向に走る縦貫パイプとなっているため，その長軸方向を輪切りに分割するブロックである「天・地・人」とかならず交差することになる．すなわち，この「経絡系統」と「天・地・人」はそれぞれが異なる方向からの支配で人体のすべての部分を網羅することになり，その交差部において相互に強いかかわりをもつことになる．

私は臨床のなかで「天・地・人」治療のシステムを運用していくうちに，その多くの治療穴が奇経の所属穴となっていることに気付いた．そして，「経絡系統」と交差する「天・地・人」の存在を忘れないための暗号として，古代人が残したものが，奇経だったのではないかと考えるようになった．

「経絡系統」と「天・地・人」の橋渡しの役を担っているものが，奇経と絡脈の大絡であり，これらは縦系の「経絡系統」の重要な構成要素であると同時に，「天・地・人」の横系の構成要素でもあるといえる．

3. 奇経治療の2つの側面

『黄帝内径』(『素問』，『霊枢』)のなかで奇経は，気街や四海(いずれも詳細については次章参照)の一部であったり，正経十二経から別れたものや別脈であったりで，系統的な治療体系として扱われていない．

『難経』になると，奇経の流注や作用，病症などが述べられるようになるが，ここでも奇経の八宗穴(八脈交会八穴)についての記載はまったくない．

しかし現在，八宗穴の手足一対療法を中心とした奇経治療の書物が多く刊行されている[41, 65, 66]．また，明時代に李時珍によって著された『奇経八脈考』が，王羅珍，李鼎らの手によって校注され，1995年に好著『現代語訳奇経八脈考』[68]として蘇っているので，奇経そのものについての詳細はそちらに譲る．

私たちは奇経の八宗穴とそれが所属する十二経脈との関係を利用して，臨床に運用するなかで，八宗穴のみの運用だけでは効果にばらつきがでることに注目した．そこで，八宗穴から漏れている大腸経，胃経，肝経，心経にも宗穴扱いの経穴を設定することで，十二経すべてを包含した十二宗穴の手足二対脈療法を構築し，安定した効果をもたらす方法として「新治療システム」[16-23]を報告してきた．

いうなれば，奇経治療と正経十二経との整合性を考慮して，手足の三陰三陽の流注を組み入れることで時任みち氏の「時任奇経」を再構築したものが，私たちの提唱してきた「新治療システム」である．これは全身調整としての正経十二経を包含した奇経の本治的な効果を目的としたものであった．

これとは別に，頸入穴診断により奇経の郄穴，絡穴，起穴を運用する方法を前著『変動経絡検索法(VAMFIT)』のなかで紹介した．それは，寒熱が波及している経脈から流入した傍側循環としての奇経とその接続部を介しての本流(経脈)を対象とし，奇経の宗穴が所属する正経十二経の頸入穴を診断点とする方法と，奇経独自の流注上の頸部反応穴を診断点とする方法である[15]．

これにより，奇経八脈すべての変動の検索が頸入穴と頸部反応穴で可能になるが，それはすべて従来伝承されている縦システムとしての奇経についてのことである．実はこの奇経には縦システムの一面だけではなく，横システムとしての別の側面がある．

ここでは，視点を変えて，横システムの「天・地・人」治療として運用するために，奇経を以前から考えられているものとは別の角度から考察していきたい．

私は，奇経をその性質，役割，流注および支配領域から2つのグループに分類している．すなわち足に郄穴を有する維脈・蹻脈系と，任・

督・衝・帯脈などの統轄系である．

　この統轄系の奇経の重要治療穴，すなわち督脈の長強穴（絡穴）と風府穴（脈穴），任脈の鳩尾穴（絡穴）と天突穴（脈穴），帯脈の章門穴（起穴）・帯脈穴（代表穴），および衝脈の気衝穴（起穴）はすべて体幹にあり，しかも天・地・人の境界に存在している．このことは「経絡系統」と「天・地・人」のシステム双方の性質を有する奇経の意義を示唆しているものと考えられる．

4．東洋医学の二重性と量子論

　第2章で，体幹の「三陰三陽」を考えたときに，陽経のみが支配する体幹と，陽経と陰経が支配する体幹が同時に異なる次元で存在していることを述べたが，ここでも，異なる奇経のシステムが同時に存在していると考えなければならない．すなわち，縦系としての奇経と横系としての奇経である．

　このような相いれないはずの2つの事物が，互いに補い合って1つの事物や世界を形成しているという考え方を「相補性」[69]といい，「量子論」を説明するときに，しばしば用いられている．

　「量子論」の生みの親は偉大な物理学者，ニールス・ボーア（Niels Bohr）である．半導体チップの中を支配している物理法則としても有名な「量子論」は相対性理論と並ぶ現代物理学の2本柱であり，遺伝子やDNAの構造を決めているのも，核分裂反応や，核融合反応も，また，超流動や超伝導などもこれによって起こっているものである．しかし，「量子論」による現象は認められ，あらゆる分野で利用されているにもかかわらず，この現象がもつパラドックスを理論的に説明できる人はだれ一人としていない．というのはこの現象はあまりにも従来の物理学の常識から逸しているからである．それは

光がまったく別の存在である波と粒子の2重性を示すことだけでなく，1個の電子がA点にいる状態と，B点にいる状態が同一の電子の中で共存しているとしか思えないこと，しかもこの状態は観測されていないときだけ電子の波が広がっていることにより起こり，観測者が見るときには電子の波はある場所に収縮してしまうというのである．

　また，ハイゼンベルクの不確定性原理「電子の位置を決めようとすると運動量が決まらなくなり，運動量を決めようとすると位置が決まらなくなる」ことも電子を考えるときに避けられない結論の1つである．「量子論」を築いてきた物理学者たちは，物質とはただ1つの状態に決定できないあいまいなものであり，そしてそのあいまいさこそが自然の本質であると考えているのである．

　この「量子論」を一般向けにわかりやすく解説した書物は多く出版されているが，そのなかで東京大学の佐藤勝彦教授監修『「量子論」を楽しむ本』から引用させていただく．

　「量子論を突き詰めて考えれば，誰も月を見ていない場合，月はある一ヶ所にはいないことになります．誰かが見たときだけ，月の居場所は確定するのです．私たちの常識から見れば，量子論が述べるこうした物質観・世界観はあまりに不可解ですが，アスペの実験によると，どうやらそれが真実らしいのです．私たちはあまり疑うことなく"客観的な事実"というものが存在することを信じています．古典物理学でも，自然界のあらゆる事物は私たち人間と無関係に存在していて，私たちはそのようすを客観的に観測できるものだと考えていました．でも，量子論はそうした客観的事実の存在を否定しました．自然は観測によって状態が初めて決まるものであり，誰も観測していないときにはすべては決まっていない，確定した事実は何一つ存在しないということです．ところで，量子論が明らかにした物質観・自然観の特徴を，ボーアは

"相補性"という概念を使って説明しました．古典物理学では，一ヶ所に存在する"粒"と，さまざまな場所に広がって存在する"波"とは矛盾する概念であると考えます．しかし，量子論によると，この二つの概念を同じ電子の中に見いだすことができます．ただし電子が粒と波の性格を同時に表すことはありません．私たちが見ていないときは波のようなふるまいをして，私たちが見たとたんに粒子として発見されるのです」[70]

ニールス・ボーアは「相補性」を表すシンボルとして，東洋医学の根底思想を表した陰陽の太極図を好んで用いている．陰と陽という対立する「気」の関係が，「量子論」の描く世界観と同じだというのである．彼は東洋哲学のなかに，「相補性」を見出したのである．現代物理学の最先端である「量子論」と長い伝統のある東洋医学の陰陽論との間にこのような共通点があることは非常に興味深いものである．

ここでは奇経を過去の定説にとらわれないで，まったく自由な発想から，「天・地・人」治療の運用に適応する横の方向から再構築していく．読者のなかには，ここに示した奇経は従来の定説とはあまりにも異なっていることから，すんなりとは受け入れることができない方がいるかもしれない．

しかし，臨床上で実際に試すと，この運用による治療効果にきっと満足していただけると思うので，ぜひお試しいただきたい．

臨床に裏打ちされていれば，これも古典医学の提示する奇経の一面には違いないはずである．そういう意味で「相補性（相補性原理）」は東洋の古典医学にも適応されるのである．

5. 奇経八脈の本質と存在意義

奇経は従来考えられているような単純に縦に循行しているものではないと，日本で最初に提示したのは柴崎保三である．

柴崎は，奇経八脈について検討すべき問題として「奇経八脈の経脈内には経気は循環して居るものであろうか．従来の医家達は，奇経八脈は正経の経気が過剰となって，あふれるような状態となったときにそれを一時的に収容して調節するものであるとの説明をして居ったようである．果してそうなのであろうか．もしそれが正しいものだとすると，任脈がはらみの脈であり，衝脈が種付けの脈であるというような意義は全く無意味のものとなってしまうことになる．又，女子十四歳に至って任脈が通ずると教示している素問の上古天真論の句は何を意味することになるのであろうか．もし，これ等の奇経の経気が循行して居るものとすればそれはどのように循環して居るのであろうか．これ等についての研究は今後に残された大きな課題と言わざるを得ない」[71]と述べている．これが，今後の課題としての問題提起だけに終ってしまったのは残念なことである．

ほかにも，柴崎は任脈が陰脈を総べる脈という説は，子はらみの脈としての任脈という言葉の原義を解さないものの臆説である[71]と論じ，『黄帝内径』（『素問』，『霊枢』）の後の『難経』以降の古典における奇経の説に否定的な立場を明確にしている．

これは柴崎自身の長年にわたる研究の末，出された大変貴重な見解ではあるが，単に任脈が子をはらむための脈，衝脈が子種の種付けのための脈であると限定的に考えてしまうと，臨床にどのように使うのかがわからないうえ，臨床の幅を狭めてしまいかねない．また，『難経』以降の奇経の解釈には諸説あり，鵜呑みにすることは慎まねばならないが，そのどれもが奇経を臨床に運用するために古人が努力してきた足跡なのであり，そこから学ぶべきことも多い．各賢人がそれぞれの立場で，奇経の真理の一端にふれているのかもしれない．

奇経には人間の身体を縦横に前後左右上下か

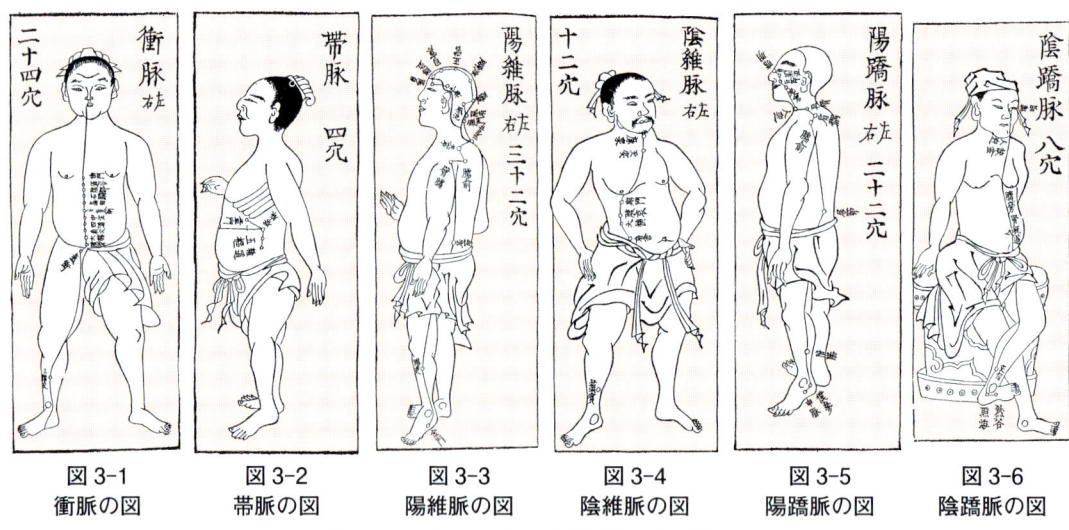

図 3-1　衝脈の図
図 3-2　帯脈の図
図 3-3　陽維脈の図
図 3-4　陰維脈の図
図 3-5　陽蹻脈の図
図 3-6　陰蹻脈の図

〔図3-1～図3-6：寺島良安『和漢三才図会』より〕

ら守り固めることで，正経十二経の総括と補完という役割がある．

『十四経発揮』に「督脈督於後，任脈任於前，衝脈為諸脈之海，陽維則維絡諸陽，陰維則維絡諸陰，陰陽自相維持，則諸経常調．維絡脈之有帯脈者，束之猶帯也．至於両足蹻脈，有陽有陰，陽蹻行諸太陽之別，陰蹻本諸少陰之別」[31]とある．この『十四経発揮』に記されている各奇経の本質を整理してみると次のようになる．

① 督脈は人体の後面すべてを統轄する．
② 任脈は人体の前面すべてを統轄する．
③ 衝脈は十二経脈すべてを統轄する．
④ 帯脈は帯状に十二経脈を束ね，統轄する．
⑤ 陽維脈は諸陽を維絡して陽経脈すべての横の連絡を担っている．
　（宗穴は上焦・中焦・下焦すべて，すなわち五臓六腑を包含している三焦の経脈の絡穴，外関穴である）
⑥ 陰維脈は諸陰を維絡して陰経脈すべての横の連絡を担っている．
　（宗穴は三焦経と表裏関係にある心包経の絡穴の内関穴である）
⑦ 陽蹻脈は太陽膀胱経の別脈である．
　（宗穴は膀胱経の申脈穴である．膀胱経はその背兪穴に五臓六腑すべての情報をもっている）
⑧ 陰蹻脈は少陰腎経の別脈である．
　（宗穴は膀胱経と表裏関係にある腎経の照海穴である）

「天・地・人」治療としての奇経を理解するために，ひとまず，奇経の流注が縦に流れるものという従来の常識を忘れていただきたい．今までもってきた既成概念をなくして，ここにあげた①から⑧の奇経八脈の本質を素直に解釈すると，少なくとも督脈，任脈，衝脈，帯脈，陽維脈，陰維脈の六奇経は横への連絡路をもつこと，しかもその横の機能が本質であることがわかる．また残りの縦をおもに担当するかにみえる陽蹻脈，陰蹻脈もまた横への連絡路を同時にもつものであることに気が付くはずである．

督脈・任脈を除く奇経の流注図は，『十四経発揮』など中国の古典にはない．それにもかかわらず，なぜこれまで，私たちは奇経が，帯脈を除いて縦割のものであると思い込んできたのであろうか．

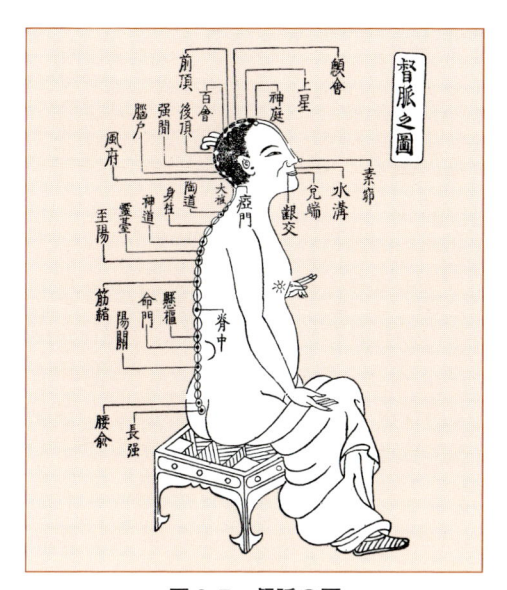

図 3-7　督脈の図
（滑 白仁：十四経発揮より）

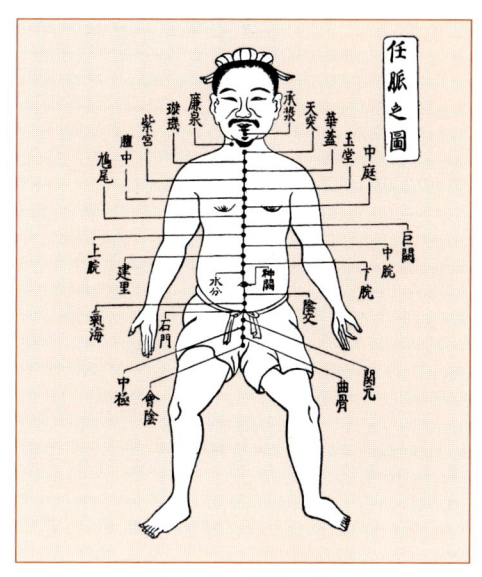

図 3-8　任脈の図
（滑 白仁：十四経発揮より）

　それは『難経本義大鈔』（1678年・森本玄閑）[72]，『内経奇経八脈詳解』（1693年・岡本一抱）[73]，『和漢三才図会』（1713年・寺島良安）（図3-1～6）[74] などに奇経八脈の本質が記載されている本文とはまったく整合性をもたない奇経八脈の流注図が掲げられているからである．これらはいずれも，奇経が縦の流注をもつものとして描かれているのだ．この奇経八脈の本質からあまりにもかけ離れた図が，江戸時代の医書に挿入されていたのは『十四経発揮』にある督脈・任脈の流注図（図3-7～8）[31] が，ただ単に経穴をつないだだけの線で描かれていることの影響であろう．

　奇経所属の経穴(注)を線でつないでいくと，当然，縦の線になってしまう．しかし，そのような図からは先にあげた奇経の本質がみえてこないのだ．

(注) 本書では，奇経所属の経穴に『奇経八脈考』などに明記されている各経との交会穴を含むものとする．

　たとえば，督脈は人体の後面すべてを，任脈は人体の前面すべてを統轄，そして衝脈は十二経脈すべてを統轄しているはずではないか？　陽維脈はすべての陽経脈における横の連絡を，陰維脈はすべての陰経脈における横の連絡をになっているのではないのか．

　いずれにしても，中国においては，これら江戸時代の書物以前の奇経八脈図（督脈・任脈を除く）は発見されていない．

　そのため，近世へのこれらの書物の影響は絶大で，今日私たちがよく目にする奇経八脈図はすべてこれらが元図になっている．そして，私たちがこれらの流注図によって本質から目をそらされていたのは確かである．長い間に刷り込まれてきたものを脱却するには勇気がいるが，いままでの奇経を解説する文章と図とのギャップに釈然としない感じをもっていた人は多いのではないだろうか．

　十二経脈が構成する「三陰三陽」の縦割りのシステムが完成されたものであるにもかかわらず，それ以外にも縦割りのシステムを設定する

【奇経】	【宗穴】	【所属経絡】		【奇経】	【宗穴】	【所属経絡】
陰維脈	内関	手の厥陰心包経	———	衝脈	公孫	足の太陰脾経
陽維脈	外関	手の少陽三焦経	———	帯脈	足臨泣	足の少陽胆経
任脈	列欠	手の太陰肺経	———	陰蹻脈	照海	足の少陰腎経
督脈	後渓	手の太陽小腸経	———	陽蹻脈	申脈	足の太陽膀胱経

図 3-9　奇経の宗穴の組み合わせ

必要がどこにあるというのか．

とはいえ，奇経の八宗穴が圧倒的な治療パワーをもった経穴であることは確かであり，奇経を正経十二経と同様に人体を縦割りにして考えることで，八宗穴の所属正経脈の調整が同時に治療できるという利点がある．

奇経の八宗穴の運用法は金元時代の竇漢卿の『鍼経指南』[30] によってはじめて紹介され，その後，明代の徐鳳が『鍼灸大全』[57] でその「八脈交会八穴」としての宗穴と八脈との対応関係を明記している．それが現代よく用いられている宗穴の上下一対療法の組み合わせである（図3-9）．

奇経の病証とその宗穴が所属する正経十二経の病証が共通していることや，任・督以外の奇経には独自の経穴はなく，すべて正経十二経からの借り物であることなどから考慮すると，奇経八宗穴治療と正経十二経の手足一対治療との相違は見出しがたい．奇経八宗穴の手足一対治療が奏効するのは，その宗穴が所属する正経十二経の治療になっているからであると考えられる．あるいは，正経十二経の変調をその所属穴の宗穴を使って調えることを，奇経治療と呼んでいるだけなのかもしれない．いずれにしても，奇経の諸穴への施術はその穴が所属する経絡にも刺激が入ってしまうわけであるから，いまのところ奇経だけをターゲットとする治療は，任脈，督脈を除いて存在しない．

ではなぜ，鍼灸の古典は正経十二経とは別に奇経八脈を設定したのであろうか．

「経に十二あり，絡に十五あり，凡て二十七気，相い随いて上下す．何ぞ独り経に拘わらざるや．然り，聖人は溝渠を図り設けて，水道を通利し，以って不然に備う．天より雨降り下れば，溝渠溢満す．この時に当り，霶霈妄に作れば，聖人も復た図ること能わざるなり．この絡脈満溢すれば，諸経復た拘わること能わざるなり」（『難経』二十七難）[3]．

「陽維，陰維は，身を維絡す，溢畜して諸経に還流灌漑すること能ざるものなり．故に陽維は諸陽の会に起こり，陰維は諸陰の交に起こるなり．聖人溝渠を図り設くるも，溝渠溢満して，深湖に流れ，故に聖人も拘通すること能わざるに比す．而して人の脈が隆盛なれば，八脈に入って環周せず．故に十二経脈もこれに拘わること能わず．それ邪気を受けて，畜るときは則ち腫熱す．砭にてこれを射すなり」（『難経』二十八難[3]）．

これらの『難経』の記載から，奇経八脈は正経十二経から溢れた気が流入する受け皿となる別路の循環であると考えられてきた．

奇経が正経十二経から溢れた気が流入する別路循環であるからには，やはり，正経との共通穴をもつはずであるが，その共通穴が正経十二経との交点なのだから，奇経もまた正経と同様な縦系統であったとしたら，その存在意義はなくなってしまうのではないだろうか．なぜなら，身体全体は，十二経脈の「三陰三陽」によって縦に分割されているからである．

縦系の十二経脈によって身体すべてが網羅されているからには，溢れた気の受け皿である別路循環とは，縦と縦を横につなぐ連絡路でなければならない．『難経』二十七難，二十八難の別路循環説は，この奇経の横系のシステムとしての本質を表現したものだったのではないだろうか？

東洋医学の治療システムを完全なものにするために，縦系のシステムと横系のシステムを設定し，縦は正経十二経，横は奇経八脈というように，双方が相互に補完しながら機能していると考えると，その奇経の存在意義は「経絡系統」と同等のものとなるはずである．

縦系の「経絡系統」に交差するように，横系の「奇経」があるとすれば，督脈，任脈，衝脈，帯脈，陽維脈，陰維脈だけでなく，陽蹻脈，陰蹻脈もまた横の連絡路をもつものであってしかるべきである．奇経の本質が横をになう系統であると認識することにより，その運用法は「天・地・人」治療のシステムの１つであることがわかる．

さらに，奇経の宗穴のうち，公孫穴，列欠穴，内関穴，外関穴の４穴，すなわち八宗穴の半分を占める穴が絡穴であることから，奇経八脈と絡脈との強い関連を見出すことができる．

『霊枢』脈度篇第十七にある「経脈を裏と為し，支れて横する者を絡と為し，絡の分るる者を孫と為す」[2]の記載からわかるように，絡脈には経脈と経脈を横につなぐ連絡路という性質がある．

奇経に横系統としての性質があることは，この絡脈との関わりからも肯定せざるをえない．

6. 蹻脈系は大絡としての腎経・膀胱経の別脈

絡脈は，陰陽関係にある経脈，および複数の経脈を同時に施術できるため，鍼灸治療における使用頻度が高いものである．

従来の成書では十五絡脈として扱われているが，実はこれには十八絡脈がある．

『霊枢』経脈篇 第十の十五別絡（十四経の絡脈と「脾の大絡」），

『素問』平人気象論篇 第十八の「胃の大絡（虚里の動）」，

『霊枢』逆順肥痩篇 第三十八，動輸篇 第六十二 の「少陰の大絡（腎間の動）」，

『霊枢』邪気蔵府病形篇 第四，四時気篇 第十九の「太陽の大絡（委陽）」＝「三焦の大絡」である[15]．

「少陰の大絡」，「太陽の大絡」が腎・膀胱・三焦，「脾の大絡」，「胃の大絡」が脾・胃との関係が深いことから，これらの大絡の存在意義として，生命力ともいうべき原気の元になっている「先天の精」「後天の精」との関連が考えられる．

原気は先天の精からつくられたもので，腎に源を発し，後天の精気によって補給され，三焦の働きによって経絡を介して全身を巡り，臓腑・器官・組織に活力を与えるもの，生命活動の原動力となるものである．後天の精は脾胃によって水穀の精微からつくられる．すなわち，腎・三焦・胃・脾はこれらの働きの主役であるといえる．

「少陰の大絡」は『霊枢』逆順肥痩篇 第三十八「夫れ衝脈なる者は，五蔵六府の海なり，五蔵六府は皆焉れに稟く．其の上る者は，頏顙（こうそう）より出で，諸陽に滲み，諸精に灌ぐ，其の下る者は，少陰の大絡に注ぎ，気街より出で，陰股の内廉を循り，膕中（かくちゅう）に入り，骭骨の内を伏行し，下りて内踝の後属に至りて別る」[2]

『霊枢』動輸篇 第六十二「衝脈なる者は，十二経の海なり．少陰の大絡と与に腎下に起る．気街に出で，陰股の内廉を循る．邪（なな）めに膕中に入り，脛骨の内廉を循り，少陰の経に並び，下りて内踝の後に入り，足下に入る．其の別なる者は，邪めに踝に入り，出でて跗上に属し，大指の間に入り，諸絡に注ぎ，以て足脛を温む．此れ脈の常に動ずる者なり．」[2]，

これらの記載のとおり，腎下に起こる「腎間の動」を源として気街に出で，衝脈と並んで，足の少陰腎経の絡を形成しているが，その流注は腎経の範疇をこえて，足背にまで及び，他経の絡に注ぎ，足における横の連絡をになっている．

「太陽の大絡」は『霊枢』本輸篇第二の「三焦の下腧は，足の大指の前，少陽の後に在り，膕中の外廉に出づ．名づけて委陽と曰う．是れ太陽の絡なり．手の少陽の経なるなり．三焦なる者は，足の少陽・太陰の将る所，太陽の別なり．踝を上ること五寸，別れて入りて 腨腸を貫き，委陽に出で，太陽の正に並び，入りて膀胱を絡ふ．下焦に約まる」[2]，

『霊枢』邪気蔵府病形篇 第四「三焦病む者は，…（中略）…候は，足の太陽の外の大絡に在り，大絡は太陽少陽の間に在り．亦た脈を見(あら)はす．之を委陽に取れ」[2]，

これらの記載により「三焦の大絡」とも呼ばれている．

その流注が足の太陽膀胱経と足の少陽胆経の間にあることから，この両経を結ぶ横への連絡を考えなければならない．

絡脈には大絡を含めて十八絡脈があることを述べてきた．しかし，一般には十五絡という名称が浸透している．この十五絡と呼ばれる場合は『霊枢』経脈篇第十の記載に準じ，正経十二経からの別絡と十二の絡と，脾の大絡，任脈，督脈の三別絡を含めて十五別絡としていることが多い．

『難経』二十六難ではこの任脈，督脈の別絡の代わりに陰蹻脈と陽蹻脈の別絡を当てて十五別絡としている．

「経に十二あり，絡に十五あり．余りの三絡は，これ何等の絡ぞや．然り．陽絡あり，陰絡あり，脾の大絡あり．陽絡なる者は，陽蹻の絡なり．陰絡なる者は，陰蹻の絡なり．故に絡は十五あり」[3] すなわち，ここでは任脈，督脈に取って代わるほどの大役を陽蹻脈と陰蹻脈がになっているのである．

陽蹻脈宗穴の申脈穴は督脈宗穴の後渓穴と，陰蹻脈宗穴の照海穴は任脈宗穴の列欠穴と組み合わせて，おのおの1対として使用される．『難経』二十六難で督脈の代わりに対脈である陽蹻脈を，任脈の代わりに対脈である陰蹻脈を指定していていることは，奇経の一対脈の連繋の所以(ゆえん)なのかもしれない．

また，陽蹻脈と陰蹻脈が「脾の大絡」と同等の役割があるということが，「少陰の大絡」と「太陽の大絡」が陽蹻脈と陰蹻脈にかかわっていることからも推察することができる．先にあげた『十四経発揮』に，陽蹻脈は足の太陽膀胱経の別脈であり，陰蹻脈は足の少陰腎経の別脈であることが明記されていた．別脈とは『霊枢』経脈篇第十[2]では絡脈のことである．陽蹻脈と陰蹻脈の流注は，これらが気街で横系の連絡をもっていることを除いて，足の太陽膀胱経と足の少陰腎経の流注と類似している．その流注をみてみよう．

陽蹻脈

「陽蹻脈は跟中に起こり，外踝を循りて上行し，風池に入る」（『難経』二十八難）[3]

「陽蹻脈は，足の太陽膀胱経の別脈である．その脈は足跟の中から起こり，外踝の下の足の太陽膀胱経の申脈穴の所から出て，外踝の後方の足跟部をめぐり，僕参穴を本とする．そこから外踝の上三寸に上って，(注)跗陽穴を郄穴とする．そこからまっすぐに上り，大腿の外側を循り（『十四経発揮』[31]では居髎穴に会す），脇部の後ろから肩甲骨の上を循って，手の太陽小腸経，陽維脈と臑兪穴で交会する．さらに肩の外側を上行し，手の陽明大腸経と巨骨穴で交会し，手の陽明大腸経，手の少陽三焦経と肩髃穴で交会する．そこから人迎穴に上り，口唇の両側の地倉穴で，手足の陽明経，任脈と交会する．そこから足陽明胃経と共に上って巨髎穴に行き，承泣穴で再び任脈と交会し，内眼角に至って，睛明穴で手と足の太陽経，足の陽明胃経，陰蹻脈と共に五脈が交会する．陽蹻脈はそこから上行して髪際に入り，耳の後部を下り，風池穴に入って終る．交会穴は合せて二十三穴である」（『奇経八脈考』）[68]

（注）「跗陽穴を郄穴とする．そこからまっす

6. 蹻脈系は大絡としての腎経・膀胱経の別脈　55

ぐに上り，大腿の外側を循り」とあることから，跗陽穴から大腿の外側，膀胱経の二行線を上がるので,当然委陽穴を通ることになる．委陽穴は「太陽の大絡」である．委陽穴の部位は大腿中央の殷門穴の外方にとる説と，膝窩の中央にある委中穴の外側にとる説がある．いずれにしても，この流注は足の太陽膀胱経の経絡を逆流，「太陽の大絡」に順行している．

陰蹻脈

「陰蹻脈は足の少陰腎経から別れ出たもので，内踝の前の然骨穴から起り，上に向って内踝の上部を通り，まっすぐに上って大腿内側から陰部に入ります．それから腹内・胸内を経て上り，缺盆穴に入り，さらに上り人迎穴の前に出て，頰骨部から内眥に至り，足の太陽膀胱経と陽蹻脈とに会合して上行します」(『霊枢』脈度篇第十七)[7]

「陰蹻脈もまた跟中に起こり，内踝に循りて上行し，咽喉に至り，衝脈と交り貫く」(『難経』二十八難)[3]

「陰蹻脈は，足の少陰腎経の別脈である．その脈は足跟の中の足の少陰腎経の然骨穴の後方から起こり，足の少陰腎経と共に内踝の下の照海穴を循り，内踝の上を二寸上って交信穴を郄穴とする．(注)そこから直上して大腿の内側を循り，陰部に入り，上って胸腔を循り，鎖骨上窩の缺盆穴に入り，人迎穴の前に出て，咽喉部に至り，衝脈と交会して貫き，頰の内側に入り，上行して目の内眥に至り，手足の太陽経，足の陽明胃経，陽蹻脈と共に，五脈が睛明穴で交会して上行する．交会穴は合せて八穴である」(『奇経八脈考』[68])

(注) 陰蹻脈は「そこから直上して大腿の内側を循り，陰部に入り」とあることから，大腿の内側，腎経を上って，気街(鼠径部)に注いでいる．この流注は足の少陰腎経の経絡を順行，「少陰の大絡」を逆流している．

陽蹻脈・陰蹻脈

「膀胱経は脳に入ってから別れる．陽蹻脈と陰蹻脈は陰陽が交わり，陽が陰に入り，陰が陽に出る．交わるところは目の内眥であり，もし，陽気だけ盛んであれば目はぱっちりと開き，陰気だけ盛んであれば瞼は常に閉じている」(『霊枢』寒熱病篇 第二十一)[7]

陽蹻脈と陰蹻脈の流注(図3-5,図3-6)が足の太陽膀胱経(図3-10)や足の少陰腎経(図3-11)と明らかに異なるところは，肩甲骨の上縁,鎖骨上窩の高さ,すなわち,「上部(頭部)」と「中部(体幹)」の境界あたりから上での流注である．陰蹻脈は缺盆穴に入り，陽蹻脈ではとくにここに所属経穴が集中して存在し，横並びの連絡があることと，多くの経と交会することが強調されている．このことから，この部位が帯脈における帯脈穴，衝脈における気街穴と同様に蹻脈系における最重要部位となることがわかる．

また,『十四経発揮』の陽蹻脈の流注の記載に「居髎穴に会す」[31]とあり,この居髎穴が『十四経発揮』の「在章門下八寸三分，監骨上陥者中」[31]とあるように上前腸骨棘と大腿骨大転子の間に位置することから，陽蹻脈は膀胱経の大腿部外方の流注に沿って上った後，大転子の後方を回って骨盤の外側から内側に流注していることになる．

「中部(体幹)」と「下部(下肢)」の境界にある股関節部において陽蹻脈が横の流注をもつことから，陰蹻脈も鼠径部に同様に横の流注をもつことが想像できる．さらに陽蹻脈と陰蹻脈は，人迎穴と睛明穴で交会し，互いに陰陽の連絡を強めていることが重要なことである．人迎穴は「上部(頭部)」と「中部(体幹)」の境界に，睛明穴は「上部(頭部)」における「天」と「人」の境界にある経穴である．

邪気が足の陽蹻脈に浸入することによって眼

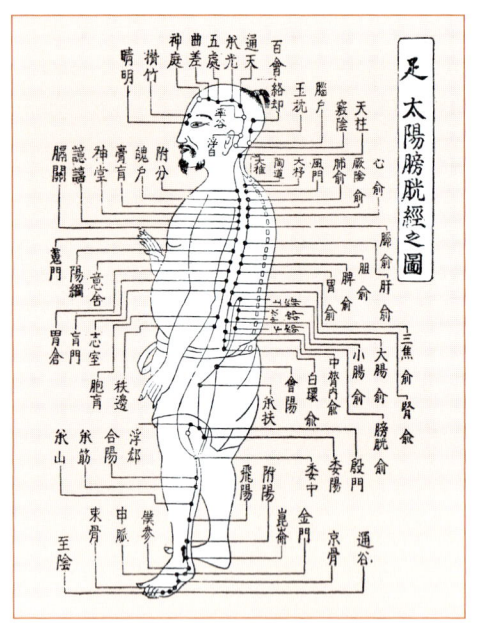

図 3-10　足の太陽膀胱経の図
（滑 白仁：十四経発揮より）

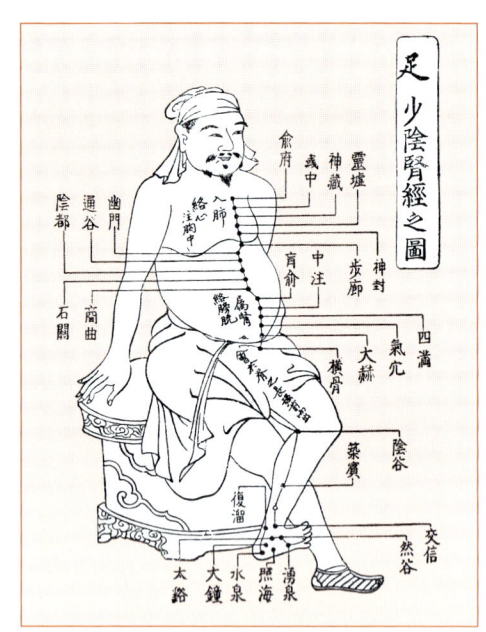

図 3-11　足の少陰腎経の図
（滑 白仁：十四経発揮より）

痛を起こすことが『素問』繆刺論篇 第六十三に，目が赤く充血して痛むときに陰蹻脈で治療することが『霊枢』熱病篇 第二十三に記されている．

7. 陽蹻脈と陰蹻脈の運用適応

「気独り五藏を行り，六府を栄せざるはなんぞや（陰蹻の気が五蔵だけをめぐり，六府をめぐって営養しないのはなぜか？）」という黄帝の問いに，岐伯は「気の行くことなきを得るや．水の流るるが如く，日月の行の休まざるが如し．故に陰脈は其の藏を栄し，陽脈は其の府を栄し，環の端なきが如く，其の紀を知ることなく，終りて復た始まる．其の流溢の気は，内は藏府に潤ぎ，外は腠理を濡す（気の運行は停止することはありません．それは正に水の流れや日月の運行と同じです．故に陰蹻脈が五蔵を営養し，陽蹻脈が六府を営養して，その運行は恰も環に端がないように，どこから始まってどこに終るというわけではなく，その循環の

回数を計算する方法がないのです．始めも終りもなく，循環しているのです．これによって流れ溢れた精気が，内部では蔵府を灌漑し，外部では皮膚筋肉を滋潤しているのです）」（『霊枢』脈度篇 第十七）[7] と答えている．

これにより，陽蹻脈は六腑，陰蹻脈は五臓の変動に効果的であることがわかる．陽蹻脈は太陽膀胱経の別脈であり，宗穴は膀胱経の申脈穴である．膀胱経はその背兪穴に五臓六腑すべての情報をもっている．陰蹻脈は少陰腎経の別脈であり，宗穴は膀胱経と表裏関係にある腎経の照海穴である．蹻脈系では陽は腑，陰は臓の関係が優先されることになる．

また，ここの蹻脈系が皮膚や筋肉といった結合組織とも関連しているという記載は，『難経』二十九難にある「陽蹻脈の病では陰側が弛緩して陽側がひきつる」[3]，「陰蹻脈の病では，陽側が弛緩して，陰側がひきつる」[3] の陽蹻脈の異常は背側のこりやひきつれを，陰蹻脈の異常は腹側のこりやひきつれを引き起こすということの裏付けでもある．このようなこりやひきつ

れは臓腑の変調が体表に顕現している場合が多い．

以上から，蹻脈系の運用適応の選択基準をあげてみる．
- ①陽蹻脈は六腑，陰蹻脈は五臓の変動に使う．
- ②陽蹻脈は背側，陰蹻脈は腹側のこりやひきつれに使う．
- ③蹻脈系は縦の動き（前後屈）の障害があるときに使う．
- ④蹻脈系は眼の痛みや病，不眠症や嗜眠症などに使う．

8. 陰維脈はすべての陰経脈，陽維脈はすべての陽経脈を横に維絡している

「陽維，陰維は，身を維絡す，溢蓄して諸経に還流灌漑すること能ざるものなり．故に陽維は諸陽の会に起こり，陰維は諸陰の交に起こるなり」（『難経』二十八難）[3]

「陽維は陽を維ぎ，陰維は陰を維ぐ」（『難経』二十九難）[3]

「陽維脈は諸陽経の交会するところから起こり，外踝から衛分を上行する．陰維脈は諸陰経の交会するところから起こり，内踝から営分を上行する．それゆえ陰陽の維脈は一身の綱維として，全身の経脈を維持する」（『奇経八脈考』[68]）

「陽維は一身の表を主り，陰維は一身の裏を主る」（『奇経八脈考』[68]）

白川静の『字統』に，「維」は「〔説文解字〕に"車蓋の維なり"というが，〔詩，小雅，白駒〕に"これを繋ぎ，これを維ぐ"とあって，神人の乗って参向する馬をつなぎとめることをいう．太い綱でものを繋ぎとめるのをいう語である」[75] とある．

陽維脈は諸陽を維絡してすべての陽経脈における横の連絡をにない，これは宗穴が上焦・中焦・下焦すべて，すなわち五臓六腑を包含している三焦の経脈の絡穴，外関穴であることと関係している．陰維脈は諸陰を維絡してすべての陰経脈における横の連絡をにない，宗穴は三焦経と表裏関係にある心包経の絡穴の内関穴である．

陽維脈

「陽維脈は諸陽経の交会するところから起こる．その脈は足の外踝の下一寸五分にある足の太陽膀胱経の金門穴から始まり，外踝から七寸上って，陽維脈の郄穴でもある陽交穴で足の少陽胆経と交会する．それから膝の外側を循って股関節部に上り，下腹部の外側に至り，居髎穴で足の少陽胆経と交会する．それから脇肋部を循り，斜めに上行して肘の上部に至り，臂臑穴で手の陽明大腸経，手と足の太陽経と交会する．それから肩の前を通って，臑会，天髎の両穴で手の少陽三焦経と交会する．そこから進路を変えて，肩井穴で手と足の少陽経，足の陽明胃経と交会す．さらに肩の後部に入り，臑兪穴で手の太陽小腸経，陽蹻脈と交会する．そこから上行して耳の後部を循り，風池穴で手と足の少陽経と交会する．（『十四経発揮』[31] ではさらに風府穴，瘂門穴で督脈と会す）さらに上行して脳空・承霊・正営・目窓・臨泣の各穴を循り，額に下行し，陽白穴で手と足の少陽経と陽明経とともに五脈が交会する．そこからまた頭部を循り，耳に入り，また上って本神穴に至って循行を終える．交会穴は全部で三十二穴である」（『奇経八脈考』[68]）

陰維脈

「陰維脈は諸陰経の交会するところから起こる．その脈は足の少陰腎経の築賓穴から始まり，これは陰維脈の郄穴でもある．内踝の上五寸の腓腹筋の内側筋腹下縁の陥凹部にある．そこから大腿の内側を循り，上行して下腹部に入り，足の太陰，厥陰，少陰，陽明の各経と府舎穴で

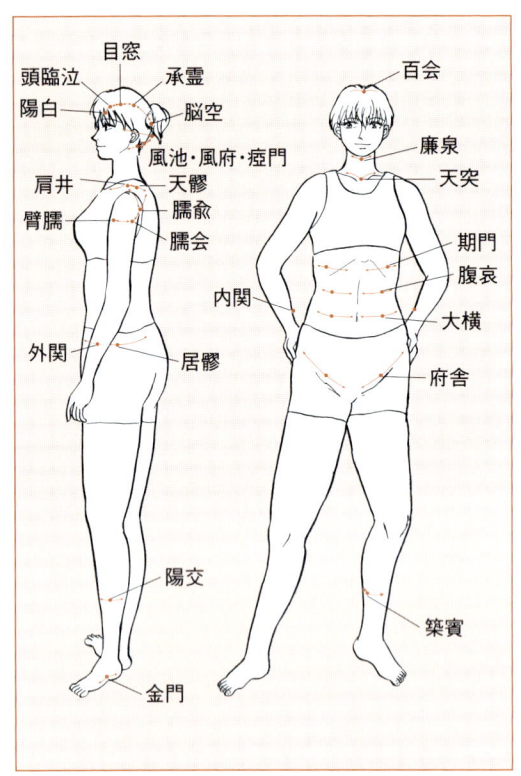

図 3-12　陽維脈の流注（左）と陰維脈の流注（右）
陽維脈も陰維脈も横の流注をもつ

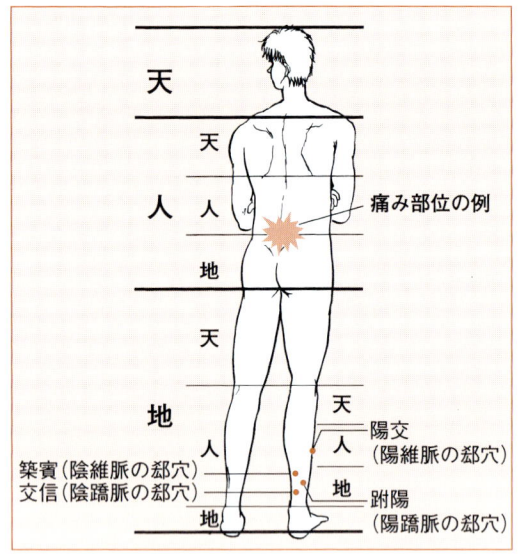

図 3-13　愁訴部位によってツボの位置が変わる
天・地・人 治療でみる腰部の位置
（「人」と「地」の境界）

交会する．さらに上行して足の太陰脾経と大横穴，腹哀穴の両穴で交会する．そこから脇肋部を循って，足の厥陰肝経と期門穴で交会する．さらに胸膈を上って咽喉部の両側に進み，任脈と天突穴，廉泉穴で交会し，そこから上って頭頂部の前方に到達して終わる．交会穴は全部で十四穴である」（『奇経八脈考』[68]）

『奇経八脈考』の流注では，陽蹻脈が足の太陽膀胱経，陰蹻脈が足の少陰腎経と流注が類似していることと同様に，陽維脈は足の少陽胆経，陰維脈は足の厥陰肝経の流注に多くの類似性が見出され，これはこれとして治療に応用できる．
『難経』二十九難に「陰陽が自ら相維ぐこと能わざれば，則ち悵然として志を失い，溶溶として自ら収持すること能わず」[3]，「陽維が病を為すや，寒熱に苦しむ」[3]，「陰維が病を為すや，心痛に苦しむ」[3] とあることから，陽

維脈の異常は少陽病の症状を引き起こし，陰維脈の異常は厥陰（肝経・所生病の「胸満」，心包経・是動病の「胸脇支満」「心中憺憺大動」所生病の「煩心」「心痛」）の症状を引き起こすことがわかる．

『素問』刺腰痛論篇 第四十一[1]に陰蹻脈・陽蹻脈・陰維脈・陽維脈の変動によって起こる腰痛が記され，その治療として下腿にある各奇経の郄穴が使用されている．

このことから奇経の縦の流注を連想してしまいがちである．しかし，ただ流注が類似しているだけであれば，奇経に対する処置と，その奇経に類似する正経に対する処置との間に相違点を見出せない．たとえばなぜ，陽蹻脈の施術が必要で，足の太陽膀胱経ではいけないのかが納得できないだろう．

前述したように奇経の存在意義を考えると，維脈系は横系の経脈となり，流注図は，横に各経脈をつないだのもでなくてはならない（図3-12）．「天・地・人」の概念で解釈すると，腰部という「中部（体幹）」の「人」から「地」の異常に，「下部（下肢）」の「人（下腿）」に

おける「人」から「地」にある郄穴を治療穴としているものである（図3-13）．

さて，陽維脈でも陽蹻脈と同様に「上部（頭部）」と「中部（体幹）」の境界付近に所属経穴も多く，この部位が陽維脈においてももっとも重要な部位となっている．陽維脈はほかに側頭部（上部の天）での流注も充実しており，この部位で頭頂部前方まで循行してくる陰維脈と連絡することになる．すなわち，目より上部（上部の天）では，陰維脈と陽維脈によって，陰陽の気の交流が起こっているのである．

陰維脈では衝脈と同様に，「下部（下肢部）」と「中部（体幹）」の境界付近から上の腹部での流注にも焦点が当てられており，この部位が陰維脈においては重要部位となる．

9. 蹻脈系と維脈系の運用の実際

第1章で，蹻脈系と維脈系の運用法におけるパイロット鍼ともいうべきファーストチョイスの治療穴による簡単体験を紹介したので，その章も参照しつつ，読み進めてみてほしい．

【診　断】
蹻脈系と維脈系のどちらが，運用に適応するかの弁別は次のことを目安にする．
① 蹻脈系は五臓六腑の変動，維脈系は経脈の変動に使う．
② 蹻脈系は深いところの変動，維脈系は浅いところの変動に使う．
③ 蹻脈系は縦の動き（前後屈）の障害，維脈系は横の動きの障害があるときに使う．
④ 蹻脈系は身体の前面と後面（足の太陽膀胱経，足の少陰腎経），維脈系は身体の側面（足の少陽胆経，足の厥陰肝経）に症状が出現しているときに使う．

　　ただし，『奇経八脈考』に「邪気が陰維脈と陰蹻脈にあると癲症が起こる．邪気が陽維脈と陽蹻脈にあると癇症が起こる」[68]とあり，蹻脈系と維脈系が同時に変動を起こすこともあることがわかる．そのような場合には，蹻脈系と維脈系のいずれの施術も必要となる．

【治療システム】
(1) 人体の輪切りの3区分と陰陽の領域を診断する．

　　人体全体を四街のうち，「胸」と「腹」を「体幹」として（「頭（上部）」・「体幹（中部）」・「脛（下部）」）の3区分に分け，その立体的な輪切りをイメージし，どの区分に異常があるかとその陰陽を診断する（図1-4参照）．たとえば，腰痛があれば「体幹（中部）」の陽領域，腹痛があれば「体幹（中部）」の陰領域の気街変動として治療穴を決定する．陽領域は陽蹻脈か陽維脈，陰領域は陰蹻脈か陰維脈が治療経となる．

(2) 先にあげた診断基準に照らして，蹻脈系と維脈系のどちらが運用に適応するかを弁別する．

　　蹻脈系と維脈系のどちらを使うかを決定したら，異常がある区分に関わりなく，**表3-6**，**表3-7**からその該当奇経脈における「上部（天）」と「中部（人）」の境界部にある治療穴に切皮置鍼を行う．確認を兼ねたこの施術が蹻脈系と維脈系における最優先の代表治療となる．ただし，陽経系の「上部（天）」，陰経系の「中部（人）」と「下部（地）」の境界部にある治療穴も重要である．陰維脈の場合は「中部（人）」も重要施術部位となる．この処置でなんら愁訴の緩解がみられない場合は診断が誤っているので，ただちに抜鍼したうえで，はじめの診断からやり直す．

(3) 効果が不十分な場合は，四街の3区分の異常部位に応じた施術を上記の施術

表3-6 陽蹻脈と陽維脈の治療穴

	陽蹻脈の治療穴	陽維脈の治療穴
「下部（地）」下肢部	申脈（宗穴） 僕参 跗陽（郄穴）	金門 陽交（郄穴）
「中部（人）」と 「下部（地）」の 境界部	居髎	居髎
「上部（天）」と 「中部（人）」の 境界部	臑兪 巨骨 肩髃 （肩井） （人迎）	臂臑 （臑会） 天髎 肩井 臑兪
「上部（天）」頭部	地倉 巨髎 承泣 睛明 風池	風池 脳空 承霊 正営 目窓 頭臨泣 陽白 本神 風府 瘂門
「中部（人）」上肢		外関（宗穴）

表3-7 陰蹻脈と陰維脈の治療穴

	陰蹻脈の治療穴	陰維脈の治療穴
「下部（地）」下肢部	然谷 照海（宗穴） 交信（郄穴）	築賓（郄穴）
「中部（人）」と 「下部（地）」の 境界部	陰部（横骨）	（衝門） 府舎
「中部（人）」体幹		大横 腹哀 期門
「上部（天）」と 「中部（人）」の 境界部	欠盆 人迎	（欠盆） 天突 廉泉
「上部（天）」頭部	睛明	百会
「中部（人）」上肢		内関（宗穴）

に加える．

「頭（上部）」であれば，「上部（天）」頭部にある治療穴を，

「体幹（中部）」であれば，「中部（人）」と「下部（地）」の境界部にある治療穴を，

「脛（下部）」であれば，「中部（人）」と「下部（地）」の境界部と「下部（地）」下肢部の治療穴を施術することになる．陽蹻脈と陽維脈では「上部（天）」の治療穴に特徴がある．陽蹻脈では前面，陽維脈では側面がおもになる．

(4) なお，愁訴が残っている場合は，四街の3区分をこえて，その奇経脈の所属治療穴を施術する．この場合は「天・地・人」の位相学的関係を考慮する．

(5) 打った鍼を吸い込んでいくような穴に対しては切皮置鍼にこだわらないで，鍼の重みを利用して必要な深さまで刺入していくと効果が倍増する．要はそのツボが求めている刺鍼を与えることである．

(6) 原則として主訴部位の施術は最後に行う．

10. 身体左右の分割線＝任脈，督脈は縦系統だけでなく横系統として機能する

督脈，任脈が縦の流注と，独自の所属穴をもつものであるため，他の奇経とは別格の存在であるということについては異論のないところであろう．

しかし，奇経の本質が「経絡系統」と交差する「天・地・人」をになう系統であるという一面をもつものであるとすると，いま一度，任脈と督脈の流注を再考しなければならなくなる．

任脈と督脈は，身体の正中線上を縦に流注し，人体の左右の陰陽を分ける境界線を成していることはよく知られている．しかし，これらが単純に正中線上を縦に循行しているだけではなく，横に広がる性質をもつものであることが，『黄帝内径』（『素問』，『霊枢』），『難経』の次の記載からわかる（経穴は太文字で，両脈の共通循行部位は2重下線で，横に広がる横系統としての性質を示す記述は単純下線で示す）．

任 脈

「任脈なる者は，中極の下に起り，以て毛際

を上り，腹裏を循い，関元に上り，咽喉に至る．頤を上り面を循い目に入る」（『素問』骨空論篇第六十）[1]

「衝脈，任脈，皆胞中に起る．上りて背裏を循り，経絡の海と為る．其の浮にして外なる者は，腹の右を循り，上行して，咽喉に会し，別れて唇口を絡う」（『霊枢』五音五味篇第六十五）[2]

「任脈の別は，名づけて尾翳と曰う．鳩尾を下り，腹に散ず．（『霊枢』経脈篇第十）[2]

「任脈は，中極の下に起こり，以て毛際に上り，腹裏を循り，関元に上がり，喉咽に至る」（『難経』二十八難）[3]

督　脈

「督脈なる者は，少腹に起り以て骨中央に下る．女子は入りて延孔に繋くる．其の孔は溺孔の端なり．其の絡　陰器に循い，篡間に合し，篡後を繞い，別れて臀を繞いて少陰に至り，巨陽中の絡なる者と，少陰に合し，股の内後廉を上り，脊を貫き腎に属す．太陽と目の内眥に起り，額を上り，巓に交わる．上りて入り脳を絡い，還た出でて別れて項に下る．肩髆内を循り，脊を挟み，腰中に抵る．入りて膂を循り，腎を絡う．其の男子は茎を循り，下りて篡に至り，女子と等し．其の少腹を直上する者は，斉の中央を貫き，上りて心を貫きて，喉に入り，頤を上り，唇を環り，上りて両目の下中央に繋くる」（『素問』骨空論篇第六十）[1]

「督脈の別は，名づけて長強と曰う．膂を挟みて項に上り，頭上に散ずる．下りて肩胛に当り，左右に別れ，太陽に走り，入りて膂を貫く」（『霊枢』経脈篇第十）[2]

「督脈は，下極の兪に起り，脊裏に並び上りて，風府に至り，入りて脳に属す」（『難経』二十八難）[3]

『鍼灸甲乙経』や『奇経八脈考』に督脈は「陽脈之海」[14, 68]であると記されている．また，同様に『十四経発揮』や『奇経八脈考』に任脈

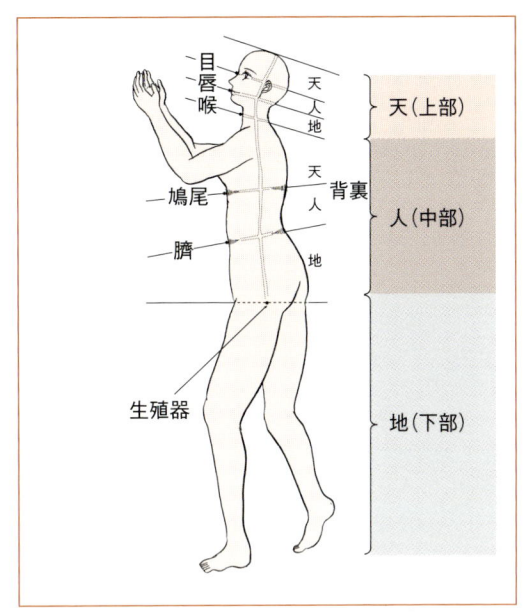

図 3-14　任脈・督脈と「天・地・人」の交点

は「陰脈之海」[31, 68]であると記されている．

この記載から任脈と督脈は1本の線ではなく，横に広がりをもった領域を支配していること，また生殖器，下腹部，背裏，喉，唇，目など共通の支配領域を有していることが理解できる．すなわち，生殖器，下腹部，背裏，喉，唇，目などは任脈と督脈によって陰と陽の両面から2重支配を受けているのである．

王冰が『素問』骨空論篇第六十に付した注釈の，この任脈と督脈，および衝脈がともに背側の循行部位が同じであり，起点となっている部位も生殖器の下という共通性があることから，同じ1つの環になっている脈を背部—陽，腹部—陰ということで，別の名前で呼んでいるにすぎない，という説にもうなずける側面がある．

ここでは，この2重支配を受けている部位がすべて「天・地・人」の境界部になっていることに留意しておきたい（図3-14）．

次に，『黄帝内径』（『素問』，『霊枢』）に登場してくる任脈・督脈の経穴を以下に列記してみる．

ここでは，会陰という経穴名の記載はなかっ

たが，「任脈なる者は，中極の下に起き，以て毛際に上り」の文章のある「中極の下」は，ここより毛際に上るということ，任脈の別を尾翳ということなどから会陰穴を指しているものと考えた．

任 脈

会陰 （"中極の下"『素問』骨空論篇第六十)[1]
　　両陰の間，会陰部の中央

中極 （『素問』骨空論篇第六十)[1]
　　臍下4寸，恥骨結合上際（曲骨）の上1寸

関元 （『素問』挙痛論篇第三十九，気穴論篇第五十八，骨空論篇第六十，『霊枢』寒熱病篇第二十一)[1,2]
　　臍下3寸，恥骨結合上際（曲骨）の上2寸

神闕 （"臍中"『霊枢』営気篇第十六)[2]
　　臍の中央

下脘 （『霊枢』四時気篇第十九，五味論篇第六十三)[2]
　　臍上2寸

中脘 （"胃脘"・"大倉"『素問』気穴論篇第五十八，気府論篇第五十九，至真要大論篇第七十四，『霊枢』根結篇第五，四時気篇第十九)[1,2]
　　臍上4寸，胸骨体下端と臍との中央

上脘 （『霊枢』四時気篇第十九)[2]
　　胸骨体下端の下3寸，臍上5寸

鳩尾 （『素問』気府論篇第五十九，『霊枢』九鍼十二原篇第一，経脈篇第十)[1,2]
　　胸骨体下端の下1寸，神闕穴の上7寸

膻中 （『素問』霊蘭秘典論篇第八，脈要精微論篇第十七），『霊枢』根結篇第五，経脈篇第十，営気篇第十六，海論篇第三十三，脹論篇第三十五)[1,2]
　　両乳頭を結ぶ線が胸骨体正中線と交わるところ

玉堂 （"玉英"『霊枢』根結篇第五，脹論篇第三十五)[2]
　　膻中穴の直上1.6寸，左右第3肋間の高さ

天突 （『素問』気穴論篇第五十八，『霊枢』本輸篇第二，衛気失常篇第五十九，憂恚無言篇第六十九)[1,2]
　　頸窩の中央

廉泉 （『素問』刺瘧篇第三十六，『霊枢』根結篇第五，熱病篇第二十三，口問篇第二十八，脹論篇第三十五，五禁篇第六十一，刺節真邪篇第七十五)[1,2]
　　頸部正中線上，喉頭隆起の上際で舌骨との間

承漿 （『霊枢』経脈篇第十)[2]
　　オトガイ唇溝の正中

督 脈

長強 （『霊枢』経脈篇第十)[2]
　　尾骨下端と肛門の間

腰兪 （『素問』繆刺論篇第六十三)[1]
　　仙骨裂孔の中央陥凹部（VAMFIT[5]別説：第3・第4腰椎棘突起間）

脊中 （『素問』骨空論篇第六十)[1]
　　背部正中，第11・第12胸椎棘突起間（VAMFIT[15]別説：第5・第6胸椎棘突起間）

大椎 （『素問』血気形志篇第二十四，気穴論篇第五十八，気府論篇第五十九，骨空論篇第六十)[1]
　　背部正中，第7頸椎棘突起下（VAMFIT[15]別説：第2頸椎棘突起上）

瘂門 （『素問』気穴論篇第五十八)[1]
　　後頸部，項窩中央の陥凹部，後髪際を入ること5分

風府 （『素問』熱論篇第三十一，瘧論篇第三十五，風論篇第四十二，気府論篇第五十九，骨空論篇第六十，『霊枢』本輸篇第二，海論篇第三十三，歳露論篇第七十九)[1,2]
　　外後頭隆起の下方，項窩の上方，後髪

際を入ること1寸

脳戸　(『素問』刺禁論篇第五十二, 至真要大論篇第七十四)[1]
　　　外後頭隆起の上際の陥凹部

百会　("巓上"『素問』骨空論篇第六十,『霊枢』熱病篇第二十三)[1,2]
　　　頭頂部, 両耳尖を結んだ線と正中線が交わるところ

顖会　(『霊枢』熱病篇第二十三)[2]
　　　前頭部正中線上, 前髪際を入ること2寸

水溝　("人中"『霊枢』経脈篇第十)[2]
　　　人中の中央

齦交　(『素問』気府論篇第五十九)[1]
　　　上唇小帯の直下

　これら経穴のうち, 任脈の会陰, 中極, 天突, 廉泉と督脈の長強, 腰兪, 大椎, 瘂門, 脳戸, 風府は, 体幹と突起物との境界, すなわち頸部や体幹部の下端などという気街にある穴であるが, これらはすべて任脈と督脈の2重支配を受けている生殖器, 下腹部, 喉に存在する穴である.

　承漿と齦交がある口唇も任脈と督脈の2重支配を受けている部位で,「上部」の「人」と「地」の境界部となっている.

　「天・地・人」の境界部を考えれば, 神闕は「中部」の「人」と「地」, 鳩尾は「中部」の「天」と「人」の境界にある経穴である（図3-14）.

　残りの穴, 任脈の関元, 下脘, 中脘, 上脘, 膻中, 玉堂と督脈の脊中, 百会, 顖会, 水溝（人中）にしてみても,「天・地・人」の治療システムのなかで重要な穴ばかりである. 任脈の穴は中部（体幹）としての「三焦」の治療穴である. すなわち,「下焦」に対応するのは関元,「中焦」に対応するのは下脘, 中脘, 上脘,「上焦」に対応するのが膻中, 玉堂である.

　督脈の穴は三焦の背部からの治療穴の1つが脊中であり, 四街の「頭」として, また四海の「髄の海」としての重要穴が百会, 顖会, 水溝（人中）である.

　単純下線で示した横系統としての性質を示す部位についても, 両経の共通性を気街に見出すことができる（図3-15, 図3-16）. これらのことは, 気街の各部位は陰陽の気の交流の場であることを示している.

　細かいところはともかくとして, 両脈の主要な横の連絡部位は以下のようになる.

【任脈における主要な横の連絡部位】
　①体幹の下端部位:「中部（体幹）」と「下部（下肢）」の境界
　②下腹部から上腹部, 背部の深部:「中部（体幹）」すなわち,「三焦」の中焦と下焦
　③咽喉部:「上部（頭部）」と「中部（体幹）」の境界
　④口唇:「上部（頭部）」における「人」と「地」の境界
　⑤目:「上部（頭部）」における「天」と「人」の境界

【督脈におけるおもな横の連絡部位】
　①体幹の下端部位:「中部（体幹）」と「下部（下肢）」の境界
　②背部:「中部（体幹）」すなわち,「三焦」の背側, 太陽経にも関連する
　③肩甲骨部: 肩甲骨上縁は「上部（頭部）」と「中部（体幹）」の境界
　　肩甲骨下縁は「中部（体幹）」における「天」と「人」の境界
　④項部, 咽喉部:「上部（頭部）」と「中部（体幹）」の境界
　⑤口唇:「上部（頭部）」における「人」と「地」の境界
　⑥目:「上部（頭部）」における「天」と「人」の境界

　任脈と督脈にこのような横の連絡部位や共通支配領域があることは, 任脈, 督脈が「経絡系統」治療システムと「天・地・人」治療システ

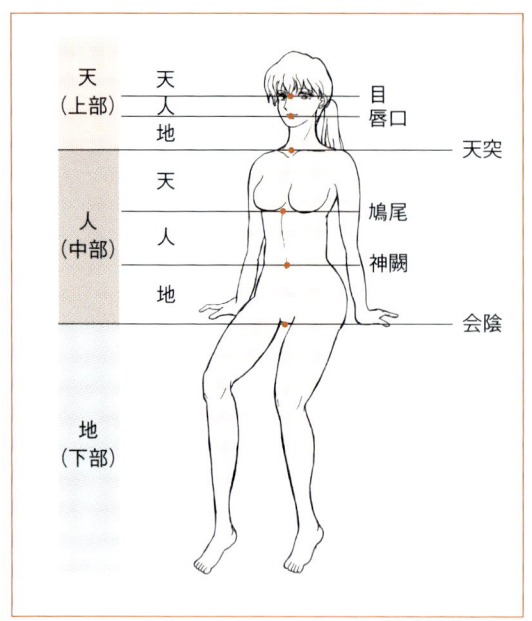

図3-15 任脈と横への連絡部
任脈は横へ広がる性質をもつ（任脈は人体の前面を統括する）

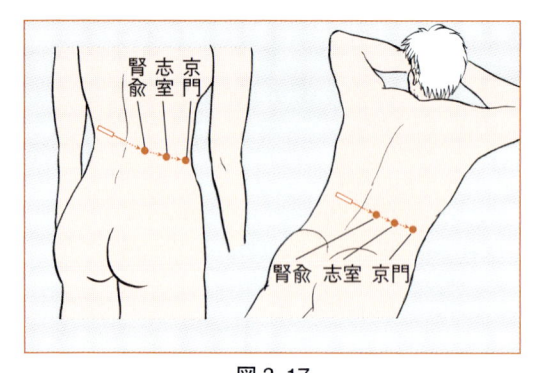

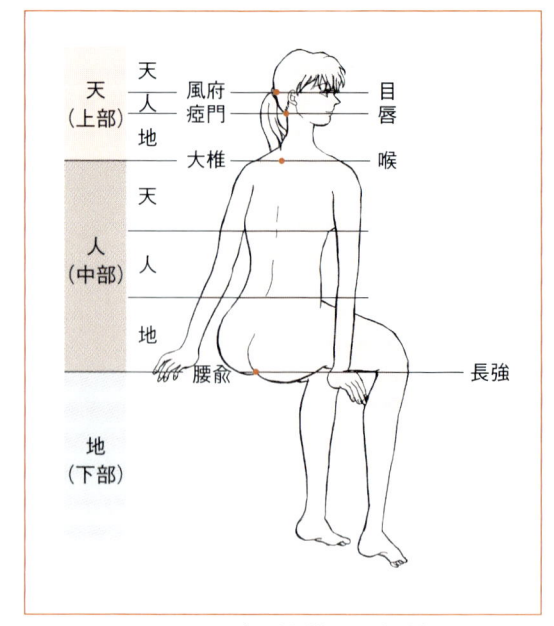

図3-16 督脈と横への連絡部
督脈は横へ広がる性質をもつ（督脈は人体の後面を統括する）

図3-17
腎兪穴への施術によって志室穴や京門穴の硬結をとることができる

ムのどちらにも属する要素全体の集合であることを明白にしている．

　治療家であれば，日々の臨床のなかで，膀胱経の背部兪穴1行線上の穴と同じ高さにある2行線上の穴の間に相関があることを実感されているはずである．たとえば腎兪穴への施術によって，志室穴や京門穴にあった硬結が消失していたということは珍しくないだろう（図3-17）．

　また，身柱→肺兪→魄戸，神道→心兪→神堂，筋縮→肝兪→魂門，脊中→脾兪→意舎，命門→腎兪→志室と横並びになっている経穴名からも関連を伺える．2行線の穴がその臓が蔵する神（五神，五精），魄，神，魂，意，志とその居所（戸，堂，門，舎，室）から命名されていることもよく知られている．

　丸山昌朗は鍼響敏感者を被験者にした実験で，督兪経という新経絡を発見したという報告をしている．そのなかに，この横並びの鍼響についての報告がみられる．

　「足の太陽膀胱経の腰背中のいわゆる第二行中は，五蔵六府の兪なる要穴がある．先の千葉における実験ではこれらの穴に刺鍼を行なうと，その高さで横に体を囲み，同名の経絡に連絡して，同名の経絡の走行に沿う鍼響帯を現出した．（中略）"督兪"に刺鍼した時の状態は次のごとくであった．"帯状に季肋全般に強感覚を生じ，横隔膜と思われる辺に，特に強感覚

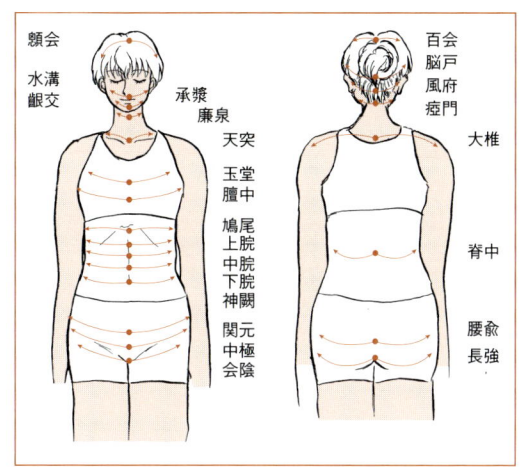

図3-18 任脈と督脈の流注
任脈・督脈の流注は所属経穴から横にも広がっている

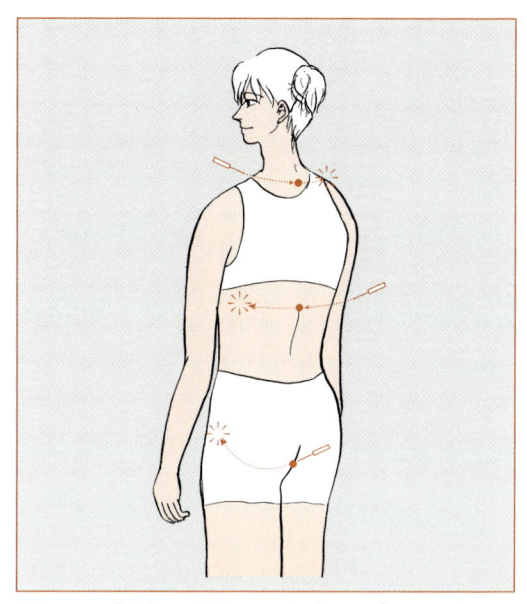

図3-19 督脈の所属穴から主訴にアプローチする例
愁訴の部位に向けて督脈から施術することができる

を訴え，呼吸困難を来した"」[39, 76]

　ここで再度，先にあげた『十四経発揮』の「督脈は人体の後面を統轄する」[31]，「任脈は人体の前面を統轄する」[31]という記述を思い出していただきたい．これは何を意味しているのであろうか？　日常の臨床での現象を考え合せると，この記載は督脈上の経穴が陽の部（背部）のすべてを，任脈上の経穴が陰の部（胸腹部）のすべてを，治療範囲としているということに思い当たるはずである．

　任脈，督脈が，奇経で唯一所属穴を有するという大役をになっていることから，その存在意義の大きさが理解できる．そして，これらの所属穴はすべて身体左右の陰陽の境界線にあり，この部位からの施術を示唆していると考えられる．

　任脈・督脈の流注は所属の経穴から横に流れていると考えれば，その経穴への施術により，その横並びにある身体の変調を調えることが可能となり，実際の臨床に合致する（図3-18）．

　たとえば，愁訴や違和感のある部位と同じ高さにある督脈上の反応点から，その主訴側に向けて施術することで愁訴を消失，あるいは軽減させることが可能になる（図3-19）．

　このような認識をもつことによってはじめて，「督脈は人体の後面を統轄する」，「任脈は人体の前面を統轄する」という督脈と任脈の本質が臨床的な意味をもってくるのである．

　中国でも「赤医針療法」という背部正中線を皮下に沿って刺す治療法がある．もともと中国東北部の民間に伝わっていたものであるが，取穴数が少なく，操作が簡単であることから，多くの医療機関で治療効果が実証され，臨床的にも応用されるようになっている[77]．

　督脈だけでほとんどの疾患に対応していることからも，督脈が全身に影響を与えることがわかる．「赤医針療法」は脊柱という小宇宙を人体全体に対応させたシステムの1つであると考えられる．私は臨床のなかで，督脈への施術によりその横並びの領域を広い範囲で治療できることを確認し，臨床上重用している．

11. 華佗夾脊穴にみる横系統の機能としての督脈

　私は華佗夾脊穴が督脈の流注上に存在するこ

肘の高さにある棘突起の両傍5分に取穴する穴として最初に『肘後備急方』(265年・葛洪)に登場する夾脊穴(華佗夾脊穴)は霍乱,転筋の治療穴に運用されていたものである[78)]．この方法は江戸時代の『鍼灸阿是要穴』(1703年・岡本一抱)[79)]においてもそのまま転載されているだけである．
　しかし,『鍼灸説約』(1812年・石阪宗哲)では「挾脊穴．左右各十七穴．合三十四穴．可針可灸．従大椎至十七椎．脊中ヲ去ルコト左右各半寸」[80)]読み下すと,「挾脊穴は左右各々十七穴,合せて三十四穴．針すべし,灸すべし．大椎より十七椎に至り,脊中を去ること左右各々半寸にあり」となることから,すでに華佗夾脊穴を脊柱に沿って上から下までに存在する経穴として認識されていたことがわかる．
　実は江戸時代のこの両書が成立するときの狭間に,日本ルネッサンスともいうべき「儒教改革」が起こり,日本における中国古典の考証学的研究が飛躍的な発展をとげている．このなかに中国医学の研究も含まれていていたのは当然で,当時の日本の研究水準は本家の中国のそれを凌駕するものであったと考えられる．この時期以前と以降では鍼灸医学に関する日本古典文献の信頼度に大きな差異が生じてしまうのはこの所以である．
　幕府の医官を父にもつ荻生徂徠(1666～1727年)が古文辞学に転じていくのは50歳以後で,1716年以降のことである．そしてその門下によって徂徠学派(古文辞学派)が形成されていった．
　そのメンバーには解剖学の元祖といわれる古方儒医である山脇東洋(1705～1762年),古文辞学の方法論によって『傷寒論』を検討した斎静斎,『傷寒論特解』を編纂した浅野元甫など多くの復古医家(古方家)がいる．
　また,徂徠の門人で,考証学の先駆を成した山井崑崙(1690～1728年)と根本武夷(1699～1764年)の功績は甚大である．中国において校勘学が成立したのは,経書の校勘に従ってまとめられた山井崑崙らの著書が清国に伝わったためである．
　福本和夫氏の『日本ルネッサンス史論』には次のように記されている．
　「山井,根本らの『七経孟子考文』が,清代初期に考証学のおこるのに,影響した．すなわち,阮元(1764～1849年)が,古典の考証的研究に力を入れ,『十三経注疏校勘記』を作ったのは,『七経孟子考文並に補遺』を見て,これに刺激されたのによる所が多かった,といわれるのが,その一つの証拠である．阮元は山井崑崙より七十余年ののちにあたる．なお,この点については,京都派の支那学(ママ)の大家であった内藤湖南博士の『支那絵画史』に次の如き記述が見られる．"学問の方では,日本の漢学と支那(ママ)の漢学とを較べまして,日本の漢学は支那(ママ)の漢学に劣らないという一つの証拠を示したというてもよいものがあります．徂徠の門人である山井崑崙という紀州の学者が足利学校に行って経書の校勘をしましたが,それが『七経孟子考文』という本となって出来上がりました．…(中略)…それが享保年間で,支那(ママ)でいうと康熙の中頃にその本が出来まして,それが支那にいったのでありますが,支那(ママ)で校勘学という学問の仕方は,この七経孟子考文という本が土台になって,それからこの校勘の学問がはやったのでありまして,時としては,偉い人の偉い仕事が,日本の方がさきになって,支那(ママ)の方が後になることもあるのであります．"」[81)]
　ここで話を戻すが,脊柱を挟んで上から下まで取穴される華佗夾脊穴についての記載はすでに『三国志』(280～290年頃・陳寿)「魏書・方技伝第二十九」華佗別伝の注釈にみられる．「佗別傳曰‥有人病兩脚躄不能行,輿詣佗,佗望見云,"已飽針灸服薬矣,不復須看脈."便使解衣,點背數十處,相去或一寸,或五寸,縱

邪不相當．言灸此各十壮，灸創愈即行．後灸處夾脊一寸，上下行端直均調，如引繩也」[82]とある．この訳は"華佗別伝"にいう．ある人が病気で両足がなえて歩行ができなくなった．輿で運ばれて華佗のもとを訪れたが，華佗は離れた場所から見ただけでいった．"もう十二分に鍼や灸を行ない薬も飲まれた．脈を視る必要などありません."そこで衣服を脱がせると，背中に数十箇所印をつけた．それぞれの場所はあるいは一寸間隔，あるいは五寸間隔と，縦横ばらばらであった．そしていうには，これらの所にそれぞれ十回ずつ灸をすえるように，灸のあとが治ったときには歩けるだろう，と．あとで見てみると，灸のあとは脊髄をはさんでちょうど一寸，上下の間隔も列もまっすぐにそろっていて，墨縄で引いたようであった」[83]である．

『後漢書』（432〜439年頃・范曄）列伝八十二方術伝にも「佗別傳曰・・・」と，ほぼ同文[84]がみられるが，『三国志』の注釈者の裴松之と『後漢書』の著者，范曄は同時代人ということもあって，華佗の医案例はすべて重複している．この2人の使用した資料『佗別傳』（華佗別伝）は同一のものか，それに近いものであったと考えられる．

なお，加納喜光氏の『中国医学の誕生』[85]をはじめ現代の多くの華佗の研究書においても，『三国志』あるいは『後漢書』注の引くところの『佗別傳』（華佗別伝）を華佗に関する1次資料として扱われている．

この『佗別傳』（華佗別伝）の伝える背部の上から下まで脊柱を挟むように取穴される華佗夾脊穴は，荻生徂徠らの諸学復興以降に飛躍的に発達した校勘学により，広く中国文献の研究が進むなかで，再発見され，追試されていったのだと考えられる．

昭和の初期には，日本の澤田流でこの華佗夾脊穴を「背部膀胱経一行」と名付け，現在における運用に近い形で臨床に活用していた．

華佗夾脊穴について『中国漢方医語辞典』につぎのように記されている．

「2つの取穴法がある；(1) 第1頸椎から第4骶椎まで，それぞれ左右に5分の所に各28穴，あわせて56穴；(2) 第1胸椎の下から第5腰椎の下まで，それぞれ左右に5分の所に各17穴，あわせて34穴．臨床適応範囲はかなり広く，おもに内臓機能の混乱を調整し脊背部の局所症状を治療する」[86]

この記載からもわかるように，現在では中国においても，華佗夾脊穴とは脊柱の上から下までの棘突起の両傍5分にあるすべての穴を指し，その主治症もほとんどの疾患を網羅している．

柳谷『（実験実証）秘方一本鍼伝書』（柳谷素霊，1955年）には"五臓六腑の鍼（華佗鍼法）"として胸腔の疾患，腹腔の疾患，骨盤腔の疾患に分けて，その疾病のある臓腑の位置の少し上の高さにある華佗夾脊穴の反応に対し直刺する方法が紹介されている．柳谷は「此の刺法は体表即ち脊髄断区に反応あるのみならず，内蔵自体にも反応あることは諸種の人体実験に徴して明らかである」[87]と内臓疾患にも効果を表すことを力説している．

この華佗夾脊穴が督脈所属の穴であると理解すると，柳谷の"五臓六腑の鍼（華佗鍼法）"は督脈の実践的な運用法の1つであると考えることができる．すなわち，私たちが行っている愁訴部位と同じ高さあるいは，やや高きにある督脈上の反応点から，その主訴側に向けて施術し，全身の疾患に対応させる督脈運用法と本質的には同一なものである．

なお，後世の『十四経発揮』などにある任脈・督脈上の穴を加えることにより，左右の陰陽の境界部からの施術を完成度の高いものにすることができる（図3-20）．

第2章で述べたように，この任脈・督脈にかぎらず『黄帝内径』（『素問』，『霊枢』）に記載されている経穴で，「経絡系統」に含まれないものはすべて「天・地・人」の治療システム

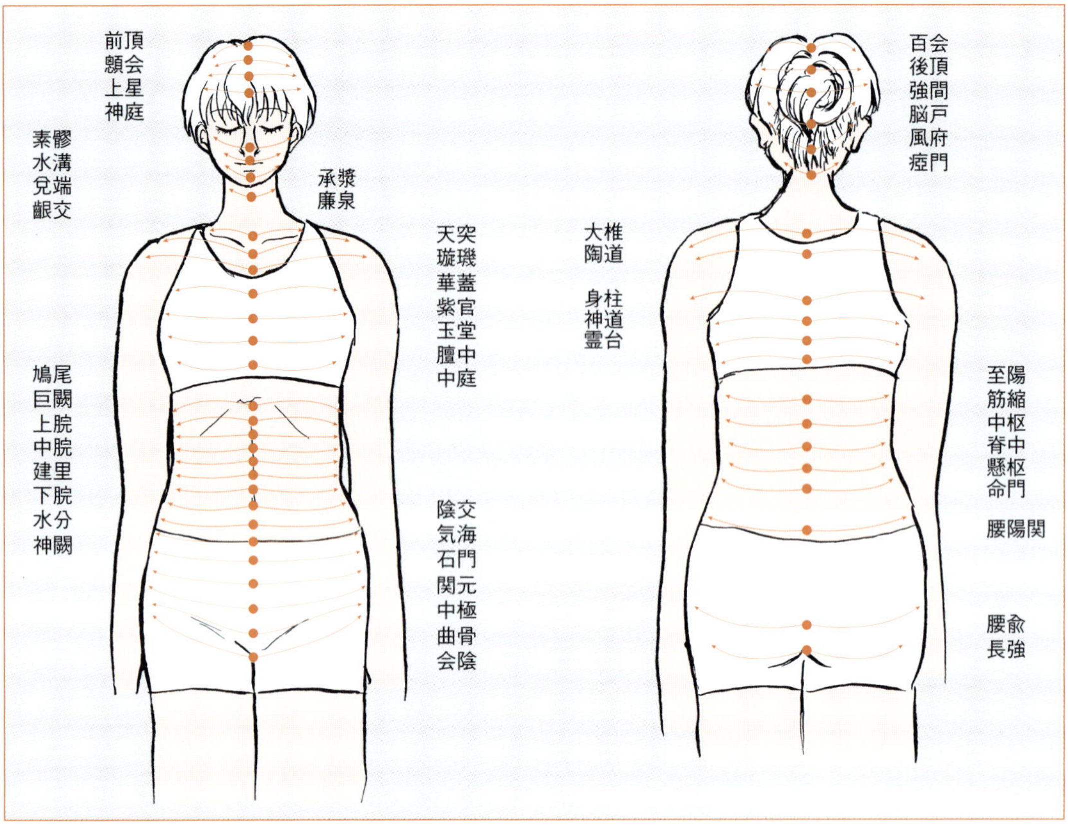

図 3-20　現在使用されている任脈，督脈の所属経穴

として重要な穴ばかりなのである．

12. ヨーガ療法における チャクラと任・督脈

　ヨーガは，キリスト教や仏教以前の古代インドを発祥とする神秘宗教である．インドの伝統医学，アーユルヴェーダはこの影響を色濃く受けている．

　S・エスディヤンによれば，ヨーガでは「何千年もの昔から，東洋の賢人たちは，世界のすべての力，すべてのエネルギーは，何かの内的な因である"心"とか"胚"とかを持っていること，そしてそれは，そこからすべての生命，運動，活動が起こってくるような根源的な状態であることを教えています．そのもとの状態にある潜在的な力は"プラーナ"と呼ばれています．"生命が始まる前は，プラーナはすべての力の根源，あるいは理念"として絶対物の中にかくされているのです．…（中略）…生の始まりは，プラーナが目覚めること，活動し始めることを意味し，種々の力のすべては，これから出ているのです」[88]と"プラーナ"をすべて事象や物質の根本要素として位置付けている．

　"プラーナ"とは，東洋医学における"気"と同一の概念のものであるといえる．このように，中国における東洋医学とインド伝統医学の考え方の間には多くの共通性がある．

　ヨーガに関する書物が最初にインドのサンスクリット語から英語にされたのはアーサー・アヴァロン訳の『サーペント・パワー（蛇の力）』であるが，ヨーガが英語圏に広く認知されるよ

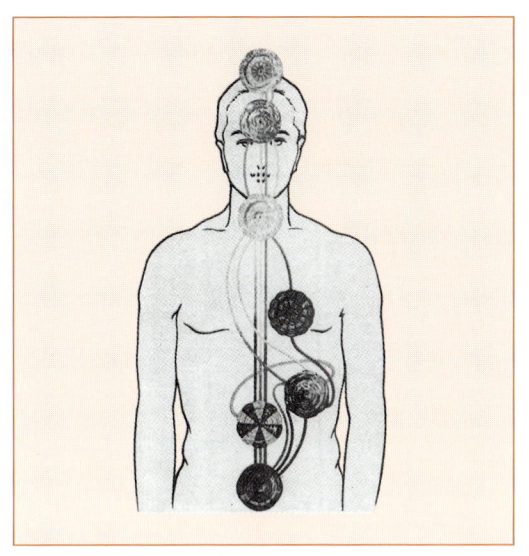

図 3-21　リードビーターによるチャクラの図
（リードビーター：チャクラより）

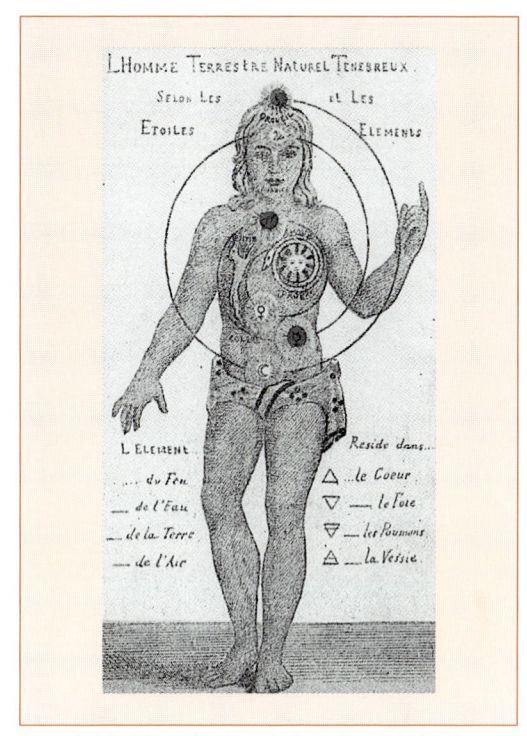

図 3-22　ギヒテルによるチャクラの図
（リードビーター：チャクラより）

うになったのは，その数年後，神智学協会の幹部チャールズ・ウェブスター・リードビーター（C. W. Leadbeater）が『チャクラ』（1927年）を著してからである．

チャクラについては，ヨーガの経典とされる『ヨーガズートラ』にすでにその原型と考えられているものの一部についての記載がみられる．6世紀頃に成立したと考えられている『ヨーガクンダリー・ウバニシャッド』や『ヨーガシカー・ウバニシャッド』など古代インドの婆羅門教ウバニシャッドにはチャクラについての具体的な記載があり，その名称や位置については各文献間でほぼ統一されている．

しかし，リードビーターが示したチャクラでは，生殖器の位置にある**スバディシュタナ**が除かれ，代わりに脾の募穴の位置に**脾臓のチャクラ**が挿入されている（図3-21）[89]．

これは，聖職者としての立場のリードビーターが，弟子達が学ぶうえでスバディシュタナがコントロールする生殖器に関係する性問題の危険を排除しようとしたためと考えられているが，私には彼よりもずっと以前，1696年にドイツの神智学者であるギヒテルが著した『実践的神智学』（1736年版）の挿入図（図3-22）[89]の影響を受けたためだと思える．

現代もっとも一般的なチャクラは，人体の脊柱に沿って，尾骨から頭頂まで7つ（頭頂部のサハスララをチャクラに含まない場合は6つ）あるエネルギー・センターであり，そのおのおのが特有の働きを有し，その周囲の身体の部位に強い関連をもっているものと考えられている．

「主要なチャクラは七つあり，その他に小さな中枢が五つ，全部で十二の中枢があります．しかし一般には，七つの主要なチャクラにだけ名がつけられています．チャクラはまたパドマスともいいます．七つのチャクラはつぎのように並んでいます．尾骶骨，すなわち脊椎骨の最下部のクンダリーニのあるところ，ムラダーラといわれる．図に四枚の花弁のハスの花で示さ

れている．その上は，スバディシュタナで生殖器の上にある中枢の中である．これは六枚の花弁のハスの花で示されている．つぎは，マラプラで十枚花弁のハスの花が描かれているところ，ヘソの場所の神経中枢にある．アナハタ 心臓のチャクラで十二枚花弁の花のところ．ヴィスダ 甲状腺付近にある．十六枚花弁の花．アジナ 眉間の中央にあるチャクラ．二枚花弁の花で示される．サハスララ 頭蓋骨の頂上にあり，陽極のあるところ（ビシュヌ）である．脊椎に沿って，三つの主要な道があり，梵語で"ナディ"といいます．左側は陰の"イダー・ナディ"，右側は陽の"ピンガラ・ナディ"であり，中央，脊髄の位置には"スシュムナ・ナディ"があり，ここをクンダリーニが通ります」[88]（図3-23）とある．

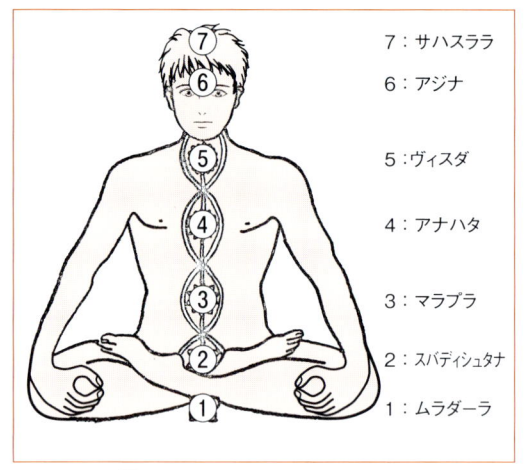

図3-23 7つのチャクラの図

ここで注目したいのは，図3-23のチャクラが身体の正中線に位置し，明らかにクンダリーニとビシュヌ，経絡にたとえると任・督脈を意識しているのに対し，リードビーターの図（図3-21）では，正中線以外に左の章門穴（脾の募穴）に当たる部位に"脾臓のチャクラ"を，虚里の動（胃の大絡）に相当する部位に"心臓のチャクラ"を設定していることである．この脾の募穴や胃の大絡は，後述する衝脈の枢要な部位でもある．衝脈は任脈のかたわらを帯状に循行しているのである．図3-21は任・督脈だけでなく，衝脈をも意識したものであると考えることもできる．チャクラを超感覚的にみることができたというリードビーターだからこそ，任・督脈とともに胃・脾を包含した衝脈の重要性を認識していたのだとも考えられる．統轄系の奇経は任・督脈と衝・帯脈をあわせて完成するものだからである．

基本的なチャクラのうち，体幹底部にあるムラダーラと頭頂にあるサハスララは特別な存在である．なぜなら，ヨーガではこの頭頂に陽の極があり，一番下位の脊椎骨の下に陰の極があり，この両極の間の"張り"が「生命」であると考え，頭頂をビシュヌの神，脊椎骨の最下位にクンダリーニが存在するとされているからだ．

「クンダリーニは，一番下の脊椎骨のところでヘビのようにとぐろを巻いて，脊椎の中を通って上へのぼり，自分の主人ビシュヌと一体となる機会を待っているのです．クンダリーニという名は"巻いているもの"という意味です」[89]ということである．

ここではクンダリーニにあるムラダーラが尾骶骨の下にあるとされているが，『ヨーガシカー・ウパニシャッド』の記載では肛門と陰根との間，すなわち会陰部にある．クンダリーニは広く骨盤底に存在すると考えられる．

いずれにしても，頭頂部にあるビシュヌの部位にある経穴が「百会穴」であり，クンダリーニの部位にある経穴が「長強穴」，「会陰穴」であること，また3つのナディの本幹が，東洋医学における任・督脈に相当するものであることはすぐに理解できるであろう．

「脊髄は，インドではブラフマダンダー，すなわちブラフマ神の杖とよばれている．図（図3-24）はこれがギリシャのマーキュリーの神（ヘルメス）の杖の起源であることを示している．からみ合った二匹の蛇は，これらの経路に

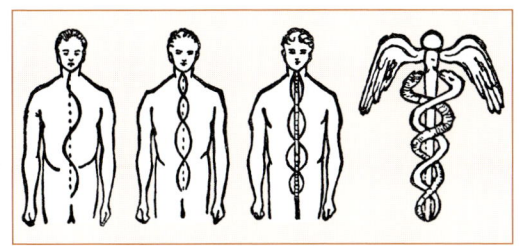

12．ヨーガ療法におけるチャクラと任・督脈　71

図3-24　背柱の3つの気道
（リードビーター：チャクラより）

沿って動き出すクンダリーニ，つまり"蛇の火"を象徴している」[89]ということから，このクンダリーニの上昇性は中国医学における"三焦"の気が"焦げる"の字義のごとく脊柱に沿って上昇することと類似点が見出せる．

背部膀胱経や脊柱に沿って傍を上る三焦は"蛇の火"，イダー・ナディ，ピンガラ・ナディであり，脊柱の中央を上行する督脈はさしずめこの"ヘルメスの杖"にたとえられる左右背部膀胱経の中心を通るスシュムナ・ナディであるといえる．

図3-24の（a）はイダー・ナディが刺激された状態，（b）はピンガラ・ナディの流れが加わった状態，（c）でスシュムナ・ナディの流れが上昇し始めた状態を示している．

「チャクラの花形の開口部はエーテル的身体の表面にあるが，トランペット状の花の茎に当たる部分は常に，脊髄の中心部から出ている．ヒンドゥーの文献でチャクラと言っているのは，元来はそれらの表面に現われた部分をいうのではなく，脊柱の中にある中心部を指しているのである」[89]とあるようにすべてのチャクラが，督脈の本流が流注する脊柱の中を根としている（図3-25）．

しかも，チャクラの存在する部位はすべて，任・督脈でも枢要な部位，すなわち「天・地・人」の境界に当たる部位とほぼ一致している（図3-26）．このようにインド伝統医学の根本的な原則にも「天・地・人」の概念が色濃く残されているのである．

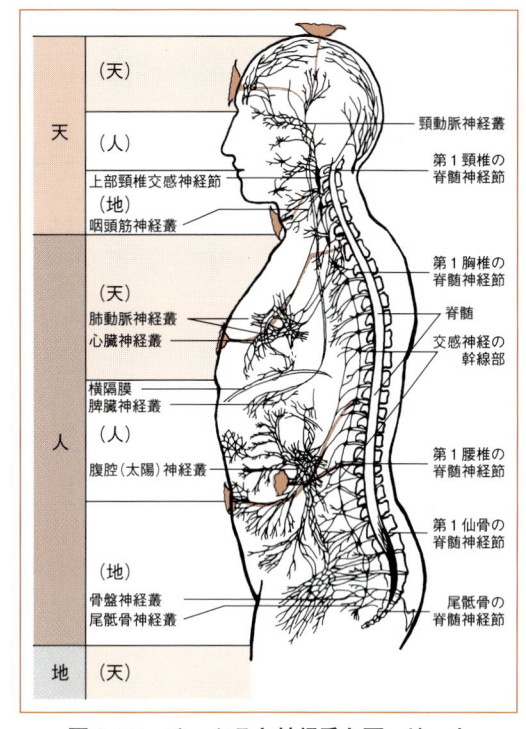

図3-25　チャクラと神経系と天・地・人
（リードビーター：チャクラより．引用にあたって，天・地・人の対応は著者（木戸）が加筆した）

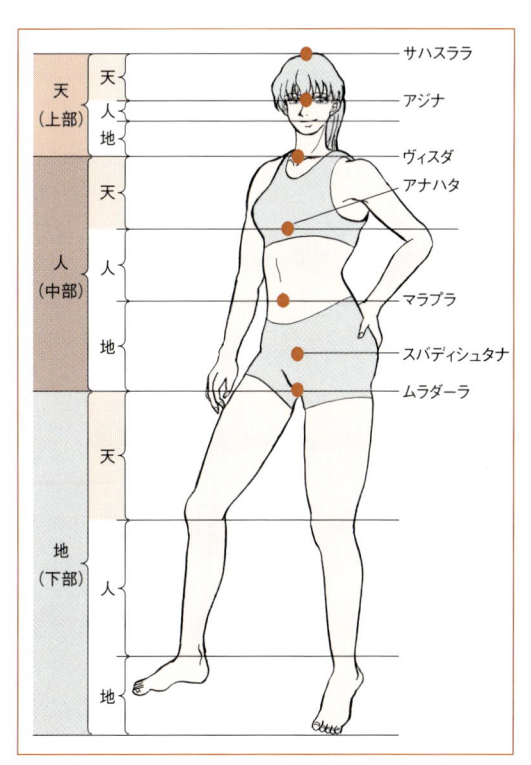

図3-26　チャクラの位置と天・地・人

13. 三焦と膀胱経と督脈

"三焦"の"焦"という字が「隹（とり）と火とに従う」[75]という会意文字であり，「鳥を焼く意であるが，のちすべて焦灼するものをいう」[75]との字義からも，三焦はヨーガのクンダリーニが上昇することと同様に，相火として脊柱を挟みながら上昇していくことで，膀胱経，督脈と気の交流をもっているものと考えられる．このことは，次章で述べる三焦治療システムの運用法にもかかわってくることなので，ここで整理しておく．

『素問』では霊蘭秘典論篇第八の「三焦なる者は決瀆の官，水道焉より出づ」[1]，

六節蔵象論篇第九の「脾，胃，大腸，小腸，三焦，膀胱なる者は，倉廩の本，営の居なり．名づけて器と曰う．能く糟粕を化し，味を転じて入出する者なり」[1]，

五蔵別論篇第十一の「胃，大腸，小腸，三焦，膀胱，此の五者は，天気の生ずる所なり．其の気は天に象る．故に写して藏さず」[1]という記載がみられる．

また，『霊枢』では本輸篇第二に「三焦なる者は中瀆の府なり．水道は，焉より出づる．膀胱に属す．是れ孤の府なり．是れ六府の与に合す所の者なり」[2]，

営衛生会篇第十八に「上焦は霧の如く，中焦は漚の如く，下焦は瀆の如しと」[2]とある．

なお，『霊枢』の営衛生会篇第十八，決気篇第三十，平人絶穀篇第三十二，癰疽篇第八十一には上焦，中焦，下焦の各々についての働きが記されている．それにより，上焦は肺，中焦は脾・胃，下焦は腎・膀胱の作用との関連が強いことがわかる．それは三焦が上焦，中焦，下焦を包含しているため，当然のことであるが，このなかでもとくに膀胱との関係が強いことに注目したい．

『霊枢』本輸篇第二に三焦は膀胱と連繋して

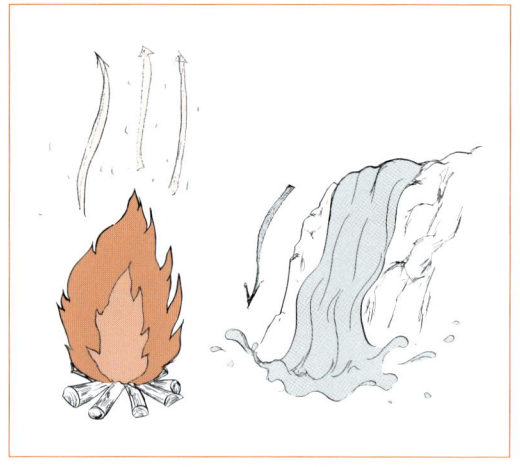

図3-27　火は上行し，水は下行する

働くものであることが述べられている．

『霊枢』本蔵篇第四十七には「腎は膀胱・三焦と合す．三焦・膀胱は腠理・毫毛　其の応なり」[2]と腎が膀胱とも三焦とも陰陽で1対になっていることが記されている．この篇では，他のすべての臓腑については，陰臓と陽腑が1対1で対応しているのに比して，膀胱と三焦だけは1つのカテゴリーとして扱われ，腎に対応している．それは，膀胱と三焦の切っても切れない関係を示すものである．

では，その深い関係とは具体的には何を指しているのであろうか．

膀胱と三焦の本当の意味での相互関係を理解するためには，両者の背部における兪穴への強いかかわりを知らなくてはならない．

『霊枢』背兪篇第五十一では「黄帝岐伯に問いて曰く　願わくは五藏の腧，背に出づる者を聞かん．岐伯曰く　胸（背）中の大腧は杼骨の端に在り．肺腧は三焦の間に在り．心腧は五焦の間に在り．膈腧は七焦の間に在り．肝腧は九焦の間に在り．脾腧は十一焦の間に在り．腎腧は十四焦の間に在り．皆脊を挟み相去ること三寸の所なり．則ち得んと欲すれば，之を験みよ．其の処を按じ，応中に在りて痛み解くは，乃ち其の腧なるなり」[2]と脊柱両側に臓の背兪穴を

配置している．

ここでは重要なことは"椎"ではなく"焦"という字が使用されていることである．柴崎の『霊枢』背兪篇第五十一の解説では，『黄帝内経大素』（楊上善，667年）が椎につくっていることをあげ，「焦では全く意味が通ぜぬ．即ち肺兪穴は第三椎骨の棘状突起の両傍である．以下，焦とあるは椎と改めて読む」[9]としている．他の多くの『霊枢』解説本や訳本でも，"焦"を誤りとし，"椎"に作りかえてしまっている場合が多いが，ここは三焦の"焦"であることに重要な意味があるのだと考えたい．

背兪穴がおのおのの五臓六腑の性質を背部の膀胱経上に現すことができるのは，三焦がすべての五臓六腑を包含するものであるからである．背兪穴は五臓六腑がおのおのの高さの脊椎から吊り下げられているだけではなく，この三焦の気を受けることで，五臓六腑を代表する経穴となっているのである．そう考えることによって，同様に三焦の元気を受けて，五臓六腑と密接な関係にある原穴と背兪穴の臨床的な相互関係が明らかになるのである．

張介賓が『類経附翼』三巻　求正録，三焦包絡命門辨で「徐道陳無擇ニ至ルニ及ンデ，始テ創リテ三焦ノ形ヲ言ウ」[90]と指摘したように，『難経』の時代から「名有りて形無し」といわれてきた三焦の形状をはじめて提示したのは，陳無擇（陳言）の『三因極一病源論』（1174年）である．

「三焦ハ脂膜ガアリ，手ノ大キサノ如ク，正ニ膀胱ト相対シ，二ツノ白脈ガソノ中カラ出デ，脊ヲ夾ミテ上リテ脳ヲ貫ク」（巻之八　三焦精府辨正）[91]．

陳無擇の説では，三焦（相火）が脊を挟みながら，上行していき，膀胱経（水）が背部を下行していくことになる．これは，火は燃え上がって上へ向かい，水が流れ落ちるという性質（図3-27）を考慮しても支持できるものである．

『類経』（三巻　蔵象類）「蓋シ即チ蔵府之外．

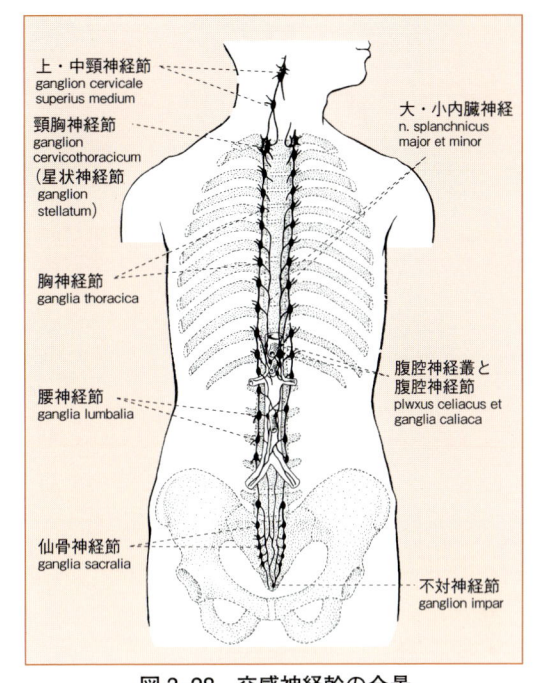

図3-28　交感神経幹の全景
（吉川文雄：人体系統解剖学，南山堂，1984，707より）

軀體之内．諸藏ヲ包羅スル．一腔之大府也．故ニ中瀆ハ是レ弧之名有リ．而して亦大府之形有リ」[92]の説に代表されるように，脂膜という五臓六腑を包んでいる三焦は，現代医学的には腹腔にある腹膜，胸腔にある胸膜などを指しているものである．

そして，膀胱と対応して手掌大の大きさの脂膜から出た2本の白脈となって，脊柱の傍らを上行し脳にまで達する三焦とは，解剖的な形態では自律神経系，とくに交感神経幹（図3-28）[33]と酷似しているものである．また，三焦は脳を貫いているという表現から，起始核が頭部（中脳と延髄）と第2ないし第4仙髄節内にある副交感神経系や，間脳の視床下部にある自律神経の中枢との関連も考えなくてはならない．

一方，相火として三焦と陰陽表裏関係にある心包は，『霊枢』邪客篇第七十一に「諸邪の心に在る者は，皆心の包絡に在るなり」[2]とあるように，心の働きを助ける心の外衛であり，代

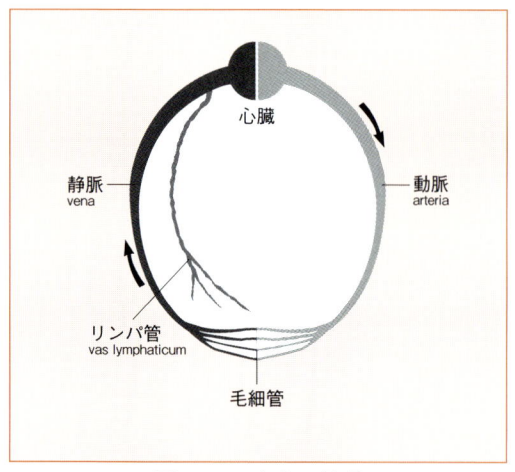

図 3-29 全身の循環
心臓以外の循環器系が心包の機能と考えられる
（吉川文雄：人体系統解剖学，南山堂，1984，707 より）

行器官である．この心包は相火として六部定位での脈診部位からもわかるように，下焦に位置している．下焦から上焦にある君火の心を補佐していることになる．心臓と共同して全身の循環系の働きをになっているもの，それが心包である．

現代解剖学上で，心包にもっとも近い機能を有しているのは，心臓以外の循環器系そのものである（図 3-29）[33]．動脈系，毛細血管，静脈系，リンパ系がすべて含んだものが心包であると考えられる．これは次章で紹介する「八虚治療」が全身を対象とする治療法になっていることと関連している．三焦にしても心包にしても相火は全身に広く分布して働くものと考えれば，相火が右腎として，左腎（狭義の腎）とともに生命の根本として下焦に存在しながらも，上焦にまで作用を及ぼしていることが理解できる．

心臓以外の循環器系のなかで，とくに注目したいのは静脈系である．

「脈管構築の立場からみると，静脈系全体の容積は全身血管容積の 70％以上にも及ぶもので，種々の循環動態に対応しての全体的ないし局部的の血液貯蔵所としての静脈の役割は大き

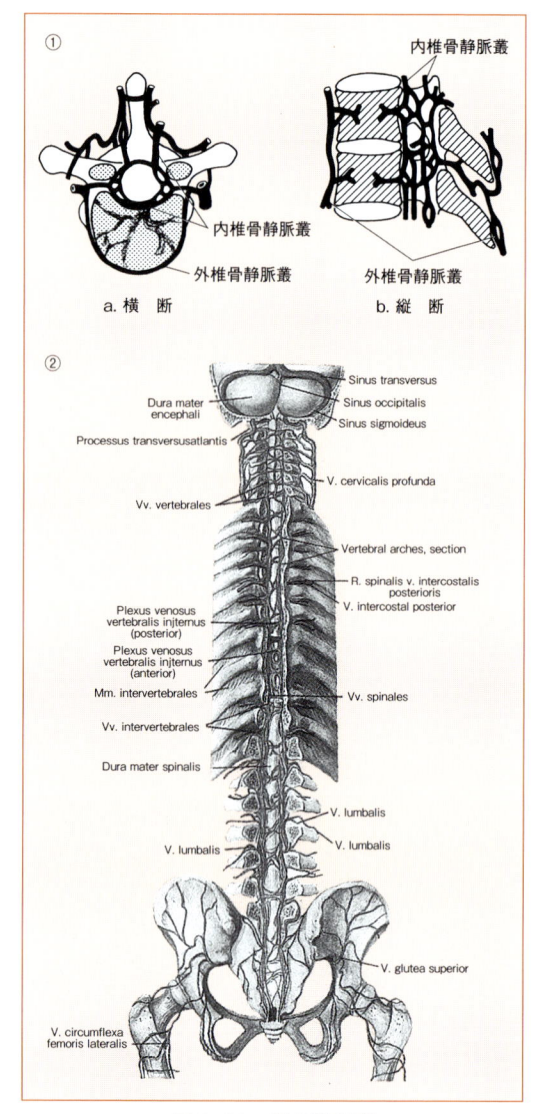

図 3-30 椎骨静脈叢
(①：伊藤隆原著 高野廣子改訂：解剖学講義改訂 2 版，南山堂，2001，241，②：R. D. Sinelnikov：Atlas of Human Anatomy – in three volumes-, The Science of the Viscera and Vessels, Translated from the Russian by Ludmila Aksenova, M. D., MIR Publishers Moscow, 1989 より)

い．」[33]

「静脈系全体が"血液貯留器官"としての役目をもつことは前記したが，とくに椎骨静脈叢は相当量の静脈血を蓄え得る仕組みである．これら静脈叢は脊柱管の内外に沿って，頭蓋から

骨盤腔にまで及び，体幹各部位の静脈と分節状に交通しており，静脈血圧の変動に応じてその血流方向を変化し得るので，臨床的に病変の転移路としての重要性をもつことになる」[33]．

椎骨静脈叢（図3-30）[93, 94]の脊柱の上から下までを取り巻き分布している様は，いかにも，脊柱に沿って走る三焦と陰陽表裏をなす心包の一部にふさわしい姿である．

前時代の『難経』二十五難で「心主と三焦とは，表裏を為し，倶に名有りて形無し」とされていたのは，三焦が上焦，中焦，下焦のすべての臓腑を包含することと，そのおのおのに影響をもつことは認識されてはいたが，腹膜や胸膜はともかく，自律神経系が実質として観察しがたかったからであろう．その表裏関係にある心包も全身の循環系にかかわるもので，固有の臓ではなかったこともある．

また，背部において三焦の原気を含んだ五臓六腑の気は，正経十二脈のうち，背部を上焦，中焦，下焦と縦に流注することができる唯一の経である膀胱経のなかでしか，顕現することができなかったのは当然といえば当然のことである．膀胱経の背部兪穴は三焦の気を通してそのおのおのの臓腑と連繋しているともいえる．

そして，この背部左右の膀胱経，および三焦の2本の中央を上行する督脈こそ「陽脈之海」として，膀胱・三焦を含むすべての陽経を統轄するものなのである．

14. すべての「経絡系統」は宗筋・気街・帯脈・督脈に関係する

任脈・督脈という左右の分割線上に，「天・地・人」の境界部にある穴と，「天・地・人」そのものに対応する穴の存在を確認することができたわけだが，同様のことが大分割の1つである上下を分ける帯脈上においても，前後に分ける線上においてもいえるのだ．

『素問』痿論篇第四十四に「陰陽は宗筋の会に揔し，気街に会す．而して陽明は之が長と為り，皆帯脈に属し，督脈を絡う」[1]と，陰経と陽経のすべてが宗筋（前陰部）に会合し，気街に会合して，陽明経の気が旺盛となり，帯脈に属し，督脈に絡することが記されている．

陽明経の気が旺盛であるのは，陽明胃経に大腸経と小腸経の下合穴があることや，腹部の陽明領域を足の三陰経が通過することからも当然である．しかし，この篇でもっとも注目すべき点は，すべての「経絡系統」が次のものと，関係をもっていると述べていることである．

宗筋（前陰部）：「中部（体幹）」の下端部．
気街：「中部（体幹）」の下端部，「下部（下肢）」との境界部．衝脈治療の枢要部．
帯脈：「中部（体幹）」の「人」と「地」の境界部．上下の陰陽の境界帯．前後の陰陽の境界帯．
督脈：「上部（頭部）」と「中部（体幹）」を左右に分ける境界帯．

ここでも，「経絡系統」と「天・地・人」の関連性が伺えるが，このなかでは横系としての帯脈が，縦系としての督脈と並んで重要な役割を果たしている．また，気街と帯脈が横系統をなす「天・地・人」のなかでもとくに中心的な役割をもつものであることから，帯脈と縦の中心線（任脈）との交点が臍であることは意義深い．臍を中心とした小宇宙のシステムは第1章ですでに述べた．

15. 帯脈は縦に身体の側面をまわり1周する

『十四経発揮』で「衝脈は十二経脈すべてを統轄する」[31]，「帯脈は腰腹部を帯状に一周することによって十二経脈を束ね，統轄する」[31]というように，帯脈と衝脈も十二経脈すべてを包含する統轄系の奇経である．帯脈が臍の高さを横に束ねると同時に側面から，衝脈が前面と

後面から十二経脈すべてを統轄しているのである．

帯脈は従来からの説では，臍の高さを中心に帯状に体幹を1周することで，身体を縦に循行する「経絡系統」を束ねると同時に，身体を上下に大分割する境界線としての性格をもつ．これについては異論を差し挟むつもりはない．しかし，この帯脈にもそれだけではない別の一面があることを見逃してはならない．

帯 脈

「帯脈は，季脇に起こり，身を廻りて一周す」（『難経』二十八難[3]）

「帯脈は，季脇の足厥陰の章門穴に起こり，足少陽と同に帯脈穴を循り，身を囲みて一周すること，束帯の如く然り．又足少陽と五枢，維道に会す．凡て八穴なり」（『奇経八脈考』[68]）

「帯脈は諸脈を総束し，妄引せざらしむ」（『奇経八脈考』[68]）

帯脈に属する穴は

　章門穴（足厥陰肝経）　側腹部，第11肋骨前端の下際

　帯脈穴（足少陽胆経）　季肋部下端の下1寸8分，臍の高さ

　五枢穴（足少陽胆経）　帯脈穴の下3寸

　維道穴（足少陽胆経）　章門穴の下5寸3分

の4穴である（図3-31）．

これらはすべて，側腹部にある穴であるが，上は章門穴の第11肋骨前端の高さから，下は維道穴の腸骨稜内側の高さまで，上下幅をもっている．従来，帯脈の流注はこの幅を無視した帯が臍を通って体幹を1周していると考えられていた（図3-32）．

『字統』に，「帯」は「巾を帯びている形．巾は前かけの形．〔説文解字〕に"紳なり．男子は鞶帯，婦人は帯絲．佩を繋くるの形に象る．佩には必ず巾あり，巾に従う"という」[75]とあり，「巾」は「すべての布帛の類は大小に拘わらず巾と称し，巾車・巾幕のように大きなも

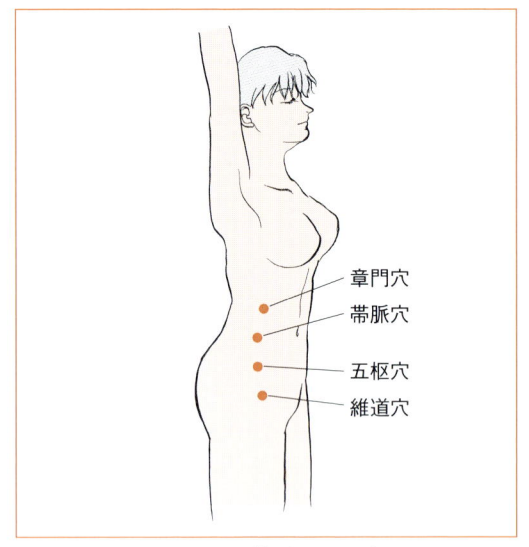

図3-31　帯脈の所属穴

のから，葛巾（頭巾）や衣襟の類，沐巾・佩巾に至るまで，すべて巾という．巾幗は婦人の髪を覆うもの」[75]とある．この語義からは「帯脈」の帯が頭巾のように，側面を覆っていることも考えられるのである．

『難経』二十八難の流注の記載には体幹をどの方向に1周するのかは，明記されていない．もし，現在考えられているような横の循行が主であれば，どうして神闕（臍）や天枢，大横，腎俞，命門などの横並びの経穴が所属穴としてあげられていないのか？

帯脈に所属経穴は側面にのみ存在し，しかもこれらの経穴は上下方向に分布していることから，これがそのまま流注の方向を示唆しているのかもしれない．

これらの点を考慮すると，帯脈の「身を囲みて一周する」という記載は側面を縦に1周することをも含んでいるものと考えなければならないはずである（図3-33）．そうすることで，足の少陽胆経の足臨泣を宗穴とする一面が理解できる．この足臨泣も，衝脈の公孫と同様，流注上にあることになる．『奇経八脈考』にある帯脈の変調に対する治療法の1つはこの側面の縦方向の流注を示唆している．

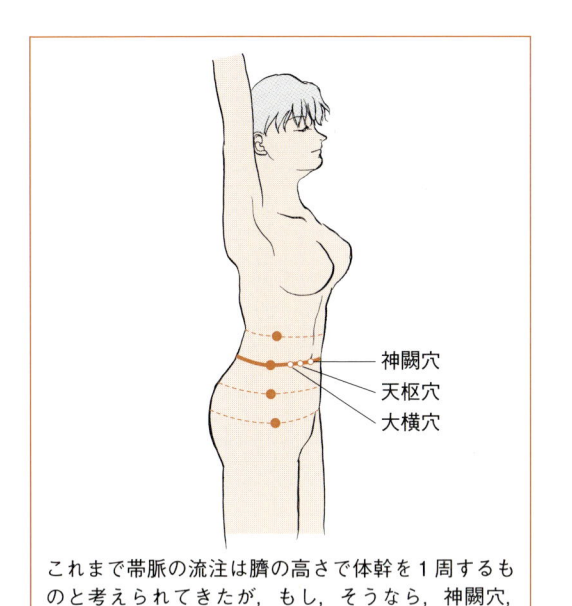

図3-32 従来考えられていた帯脈の流注

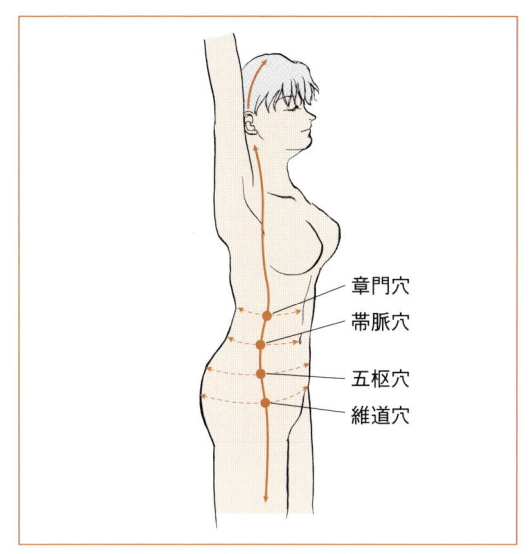

これまで帯脈の流注は臍の高さで体幹を1周するものと考えられてきたが，もし，そうなら，神闕穴，天枢穴，大横穴が帯脈の所属穴となっていないことが，不自然である

図3-33 側面を縦に流注する

「是れより凡そ此れを病む者あれば，毎に之れが為に此の穴を按ずるに，手に応じて酸痛せざることなく，帰りて之れに灸せしめるに，愈えざることの有ることなし．其の穴は，両脇の季肋の下一寸八分に在り．若し更に百会穴に灸すれば尤も佳し．『内経』に云う．"上に病あれば，下に之れを取る．下に病あれば上に之れを取る"と，又曰く．上なるは之れを下し，下なるは之れを上らしむと．是なるかな（その後は同じような状態の患者があれば，いつもこの帯脈穴を按圧してみるが，患者は必ず，押手に応じて酸痛を訴える．帰宅してからこの穴位に灸をすえさせると，治らなかった人はいない．その穴位は，両脇の季肋の下一寸八分にある．もし，百会に灸をすれば，その効果はもっと良くなる．『内経』には次のように記されている．身体の上方に病があれば，下方に取穴する．下方に病があれば，上方に取穴する．また，こうも記されている．上方の病は気を下降させ，下方の病は気を上昇させると．正にその通りである）」[68]

このように，帯脈の変動を調整するためには上の方から取穴することや，下の方の穴を使用できることが明記されているが，上下取穴を可能にするのは縦の流注であるし，帯脈の変動が百会の灸で奏功することも，帯脈が人体の側面を縦方向に1周していると考えなければ説明できないものである．

臨床上で，側腹部の中央にある帯脈穴への施術を通して，治療家の諸氏はどのような経験をおもちであろうか？

おそらく，帯脈穴への刺鍼により，肩井穴を中心とした肩こりの緩解，いわゆる五十肩の改善，側頭痛や耳疾患への治癒効果などを体験されている方も多いのではないだろうか？ これらのことも帯脈が人体の側面を縦方向に1周していると考えることで整合性をもってくる．

帯脈のこの側面の流注により，天枢，大横など臍の高さにある経穴や，章門，帯脈，五枢，維道など所属経穴以外に，百会，懸顱，角孫，聴会，極泉，淵腋，輒筋，大包，居髎，環跳，風市，陽陵泉，陽交，丘墟，足臨泣などの身体の側面を1周したライン上にある経穴の運用が可能となり，帯脈は「天・地・人-治療」の

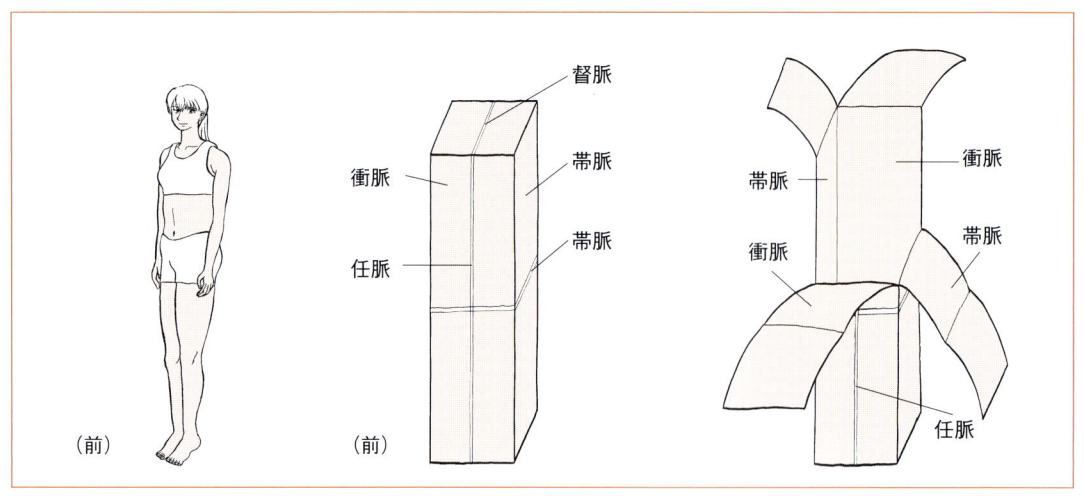

図 3-34 人体は衝脈と帯脈で梱包されている

側面からの施術の主役となってくる．

16. 八面体としての人体

　任脈と督脈が陰陽 1 対のものであるのと同様に，衝脈と帯脈，陰維脈と陽維脈，陰蹻脈と陽蹻脈がおのおの陰陽 1 対のものであることには異論がないだろう．

　私は衝脈とこの帯脈によって，人体が縦横に前後左右上下から帯状に梱包され守られていると考えているが，それは身体の前面と後面を縦方向に衝脈が，左右の側面を縦方向に帯脈が，胴周りを横方向に同じく帯脈が 1 周しているということなのである（図 3-34）．そして，その梱包の上から，縦方向の正中を紐掛けしているものが任脈と督脈であるが，帯脈はまた，横紐と側面の縦紐をも担当していると考えれば，任脈，督脈，帯脈は人体の左右，前後，上下を分割する境界線であるといえる．これによく似た奇経を境界線とする発想を最初に提示したのは間中喜雄博士であろう．この発想は前述した高木健太郎氏が報告した上下左右 4 分画の半側発汗（圧半側発汗反射）現象や，藤木俊

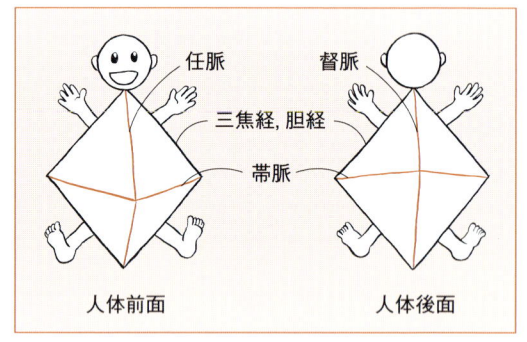

図 3-35　人体を八面体としてとらえる
（間中喜雄：医家のための鍼術入門講座，医道の日本社，1980 より）

郎氏の四経絡説の影響を受けたものであることは明らかであるが，間中の独創性はその境界線を奇経だとした点である．

　間中は図（図 3-35）のように人体を八面体としてとらえ，「正八面体としてこの陰陽をみると，そのおのおのの '境い目' ができる．すなわち，任脈，督脈が左右の境界線に，帯脈が上下の境界線に，三焦経，胆経，心包経，脾経が前後の境界線にあたる．この境界線の治療には独自の法則があるはずである．正経治療に対してこれが奇経治療である，というのが，筆者の解釈である」[41]として，経別の陰陽表裏経を 1 対とする取穴法や，経筋の三陰三陽を上

下ワンセットで取穴する方法と同様に奇経の宗穴の上下一対療法を記している．

　間中らの提示する運用法は，奇経の宗穴を選穴するさいの指標として，この前後，左右，上下の陰陽区分の診断を使用することに終始していた．たしかに，この背景になっている陰陽理論には私たちも感じるところがあり，「新治療システム」[16-23]の診断と治療に応用させてもらった．

　間中の八面体理論を実用化した太極療法の1つに，岩田鍼院式の太極療法がある．この方法は，「新治療システム」[16-23]に使う区分けを利用した太極療法で，前後の陰陽を，少陽経と厥陰経の足首と手首にある経穴を利用して調整すると同時に，左右の陰陽を，督脈と任脈に所属する穴で，上下から挟むように調整を図るものである．使用する穴は，左右の陽池穴・大陵穴・丘墟穴・中封穴と腰兪穴・大椎穴・承漿穴・陰交穴，および百会穴である．この方法は，簡単に自然に全身の経絡調整が行えるため，合理的かつ，実用的太極療法となっている．

　しかし，私は多くの臨床を積むうちに，この東洋医学の真髄にふれるほどの理論の運用を，奇経の上下一対療法だけに留めてしまうことは，磨けば光る宝石を原石のまま使用しているだけではないかと考えるようになった．そこで，臨床の現場でこの陰陽理論を重点的に活用し，多くの症例や患者から学んだことを体系化することで，あらたに治療システムとして構築していった．

17. 衝脈は縦に身体の前面から後面までを1周する

　人体を面としてとらえた場合，人体の側面を縦方向に1周しているのが帯脈であるとすると，人体の前面から後面を縦方向に1周しているのが衝脈である．

　「十二経の海」と呼ばれる衝脈の治療は，大杼・上巨虚・下巨虚（『霊枢』海論篇第三十三）のごとく「経絡系統」の治療穴を指示するものと，気街・気衝（『霊枢』動輸篇第六十二）のように，「天・地・人－気街治療」のシステムを示唆するものの2とおりの方法がある．

　『黄帝内経』（『素問』・『霊枢』）のなかで，衝脈についての記載は，他の奇経に比較しても情報量が多く，しかも広範囲にわたっている．そのなかの衝脈についての記載がある篇を記していくと『素問』上古天真論篇第一，挙痛論篇第三十九，痿論篇第四十四，気府論篇第五十九，骨空論篇第六十，『霊枢』海論篇第三十三，逆順肥痩篇第三十八，動輸篇第六十二，五音五味篇第六十五，百病始生篇第六十六，歳露論篇第七十九と枚挙にいとまがない．この記載量は，意外かもしれないが任脈や督脈よりも多いのである．それはそのまま，衝脈の重要性を示唆するものでもある．「天・地・人－気街治療」のシステムの鍵は衝脈を読み解くことで開くのだともいえる．

　8つの奇経が「天・地・人－気街治療」を開ける鍵を1個ずつもっているものとたとえた場合，衝脈のもつ鍵はすべての鍵に通用するマスターキーだといえる．衝脈をうまく運用すれば，鍵穴に合う鍵を捜す手間が省けるのだ．

　「衝脈なる者は，<u>経脈の海なり</u>．谿谷に滲灌するを主り，陽明と宗筋にて合す．陰陽は宗筋の会を摠し，<u>気街</u>に会す．而して陽明之が長と為り．皆帯脈に属し，督脈を絡う．故に陽明虚すれば則ち宗筋縦み，帯脈引かず．故に足痿えて用いられざるなり」（『素問』痿論篇第四十四）[1]

　「衝脈なる者は，<u>気街に起き，少陰の経に並び，斉を挟みて上行し，胸中に至りて散ず</u>」（『素問』骨空論篇第六十）[1]

　「衝脈なる者は，<u>十二經の海たり．其の輸は上は大杼に在り，下は巨虚の上下の廉に出づる</u>」（『霊枢』海論篇第三十三）[2]

　「夫れ衝脈なる者は，<u>五藏六府の海なり</u>，<u>五

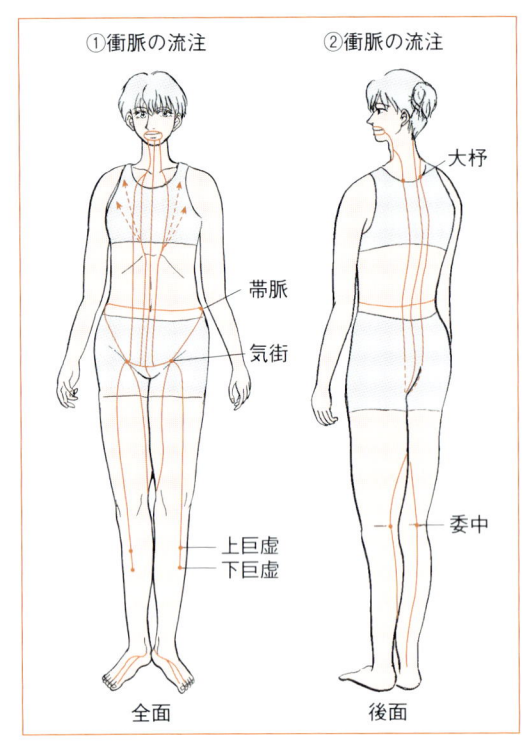

80　第3章　「天・地・人 - 奇経治療」―奇経は横系のシステム（天・地・人）をもつ―

図 3-36　衝脈の流注

藏六府は皆焉れに稟く．其の上る者は，頏顙より出で，諸陽に滲み，諸精に灌ぐ．其の下る者は，少陰の大絡に注ぎ，気街より出で，陰股の内廉を循り，膕中に入り，骭骨の内を伏行し，下りて内踝の後属に至りて別る．其の下る者は，少陰の經と並びて，三陰に滲む．其の前なる者は，伏行して跗属に出で，下りて跗を循り，大指の間に入り，諸絡に滲みて肌肉を温む」（『霊枢』逆順肥痩篇第三十八）[2]

「衝脈なる者は，十二経の海なり．少陰の大絡と与に腎下に起る．気街に出で，陰股の内廉を循る．邪めに膕中に入り，脛骨の内廉を循り，少陰の経に並び，下りて内踝の後に入り，足下に入る．其の別なる者は，邪めに踝に入り，出でて跗上に属し，大指の間に入り，諸絡に注ぎ，以て足脛を温む．此れ脈の常に動ずる者なり．」（『霊枢』動輸篇第六十二）[2]

「衝脈，任脈，皆胞中に起る．上りて背裏を循り，経絡之海と為る．其の浮にして外なる者は，腹の右を循り，上行して，咽喉に会し，別れて脣口を絡う」（『霊枢』五音五味篇第六十五）[2]

これらの篇の記載から衝脈も，任脈と督脈の共通の支配領域であった生殖器，下腹部，背裏，喉，唇を支配していることや，この任脈と督脈はもちろん，帯脈や少陰の大絡とも密接な関係をもっていることが明らかである（図3-36）．

また，衝脈は「経脈の海」「十二経の海」「五臓六腑の海」「経絡の海」であり，五臓六腑は皆，衝脈から精血を受けているとされ，奇経のなかでもとくに枢要なものである．

このことは『霊枢』海論篇第三十三に衝脈が「十二経の海」として胃（水穀の海）・膻中（気の海）・脳（髄の海）とともに四海の1つとして位置付けられていることや，十二経のなかでも最重要な脾・胃経と腎・膀胱経との関連がとくに高いことからも理解できる．衝脈の宗穴は脾経の絡穴である公孫穴であり，その流注は腎経に注いでいる．また，治療穴は胃経の気衝穴や，上巨虚穴，下巨虚穴と膀胱経の大杼穴が当てられている．

『素問』太陰陽明論篇第二十九「脾なる者は土なり．中央を治め，常に四時を以て四蔵に長たり」[1]と脾は他の臓の長として君臨している．古代より後天の気・胃の気の源であるのみならず，中央として要所にある土の性質をもつ脾・胃と先天の気・生命の根源である腎は別格の扱いを受けているのである．脾・胃経や腎・膀胱経を含む十四経の絡脈のほかに，脾の大絡と胃の大絡，少陰（腎）の大絡，および太陽の大絡が別に設けられていることもその一端である．

これらのことから，衝脈の施術によって，十二経脈，五臓六腑まで全身すべての調整ができることになる．

この衝脈を含む，統轄系の奇経が天・地・人の治療システムにおけるキーになるものであることは明らかである．衝脈は腎経，胃経，脾経，および膀胱経と密に関係をもって，体幹の側面

を除く，前面と後面のすべてを1周して身体を縦に束ねている．一方，帯脈は前述したように腹部全体を帯状に1周して身体を横に束ねるだけでなく，体幹の側面を1周しながら帯脈穴（起穴）や足臨泣穴（宗穴）で胆経と連繋している．この衝脈と帯脈によって，人間の体は縦横に前後左右上下から帯状に梱包され守られているということに注目すると，この衝脈・帯脈と天・地・人の交差部位に治療点を求めること，すなわち，前後方向，および側方向からの施術することが，気街システムの基本的な治療パターンの原則になることがわかる．

　衝脈がその流注や治療穴からすべての大絡，すなわち，「脾の大絡」，「胃の大絡」，「少陰の大絡」，「太陽の大絡」と密接な関係にあることは明白であるが，再度流注を検討してみると，「脾の大絡（大包）」は側胸部に分布し，「胃の大絡（虚里の動）」は前胸部に分布している．側面を帯脈が，前面は衝脈が循行することから，「脾の大絡（大包）」は帯脈に，「胃の大絡（虚里の動）」は衝脈に直接関連をもつことになる．帯脈における帯脈穴を中心とする側腹部，衝脈における気衝穴を中心とする鼠径部が，これらの奇経の起穴・源泉ともいうべき最重要部であるとすれば，この側胸点の大包，前胸点の虚里はそれに次ぐ重要部位ということである．

　主要気街，「胸」，「腹」，「頭」，「脛」のうち，体幹にあるのは「胸」，「腹」であるが，源泉である起穴が「腹」の気街にあるのに対し，「脾の大絡（大包）」と「胃の大絡（虚里の動）」はいずれも「胸」の気街である．

　いずれにしても，これら大包穴，帯脈穴に代表される身体の側面からの施術と，虚里の動，気衝穴に代表される前面からの施術が，治療システムを構成しているのである．そしてそのことは，後面からの施術の存在を暗示するものでもある．

18.「気街システム」としての衝脈の治療

　衝脈の治療として，「天・地・人治療」の気街システムを指示するものは先にあげた『霊枢』動輸篇第六十二だけではない．「経絡系統」の治療穴と考えられている『霊枢』海論篇第三十三の大杼穴・上巨虚穴・下巨虚穴にしても，大杼穴からの施術は「天」と「人」の境界にある気街システムとしての運用でもある．多くある衝脈上の経穴のなかから背部の大杼穴が選択されたのは「天・地・人治療」のシステムが意識されていたためであろう．

　ちなみに，私は『霊枢』のいう大杼穴を第2頸椎棘突起の傍に定め，従来の大杼穴との誤用を避けるために，霊大杼穴と呼んでいる[1]．臨床例はこの章の章末に示した症例14を参照されたい．

　さて，衝脈を枢要にしている特徴の1つはその流注上における天・地・人の要所に動脈拍動部をもっていることである．

　『素問』三部九候論篇第二十の人体を上・中・下の3部に分割したものを，さらに天・地・人の3候に分けて脈診部位を9か所として診断に用いる方法は三部九候脈診としてあまりにも有名であるが，人体の中で表在性の動脈拍動部はすべて経穴の存在する部位であることからも古人はこの動脈拍動部を診断部としてだけでなく治療部位としても活用していたと考えられる．

　衝脈の"衝"は『霊枢』動輸篇第六十二の「衝脈なる者は…（中略）…此れ脈の常に動ずる者なり」[2]の記載や，"衝"の語義から動脈拍動部を表していると考えられ，その流注上に動脈拍動部が並んでいることが分かる．

　下から，太衝（足背動脈），衝陽（足背動脈），太渓（後脛骨動脈），委中（膝窩動脈），気衝（大腿動脈），横骨〜幽門（腹大動脈），虚里の動（心尖拍動），欠盆（鎖骨下動脈），人迎（総頸動脈），

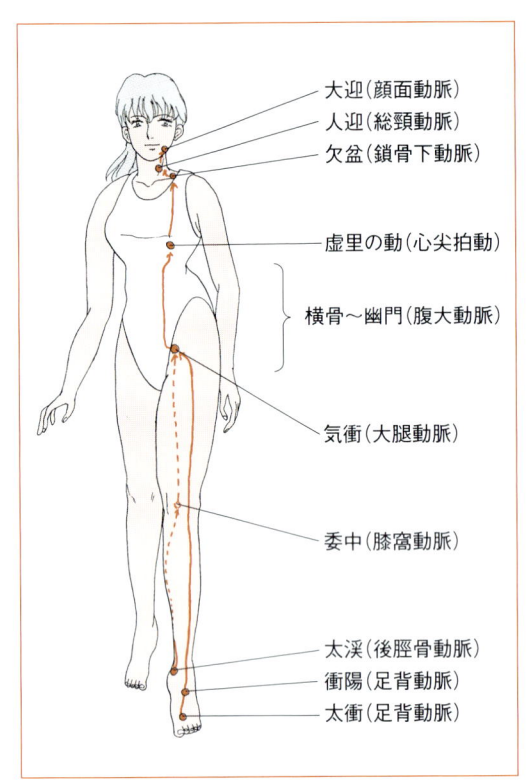

図 3-37　衝脈の流注と動脈拍動部

大迎（顔面動脈）となる（図 3-37）．これらのツボが衝脈の治療穴としての機能を有しているのである．

『難経』二十九難に「衝の病為すは，逆気して裏が急す」[3]と衝脈の病として，気が上衝して腹中が引き攣ることを述べているが，この症状に対応する治療法が『霊枢』雑病篇第二十六に記されている．「気の逆上するは，膺中の陥なる者と下胸の動脈とを刺せ．腹痛は，臍の左右の動脈を刺せ．已に刺して之を按ずれば，立ちどころに已ゆ．已えざれば，気街を刺せ．已に刺して之を按ずれば，立ちどころに已ゆ」[2]

この記載から，気の上衝は胸部の疾患から起こっていることがわかる．すなわち，「中部（体幹）」の「天」の異常である．この場合，胸の上部と下部からの施術が指示されている．

裏に急とは腹痛であり，腹部の疾患から起こっているので，これには臍の高さにある天枢穴付近の拍動部を探して，治療穴とする．ここでは，「中部（体幹）」の「人」の「地」の境界部が治療部位となっているのである．いずれの場合も，動脈を刺したあと，手で按ずることで，たちまち治ってしまうという自信に満ちた記載から，その効果の高さが伺える．

このように衝脈に対する治療の場合，動脈の拍動を感受することとこれを按ずることが重要となっている．そしてこれが「天・地・人」治療法の運用上のコツでもあるのだ．これでもし，治癒しない場合は，気街を施術することになる．この部位は「中部（体幹）」の「下部（下肢）」の境界部である．この運用上のコツと効果も同様である．

『霊枢』雑病篇第二十六ではこの記述の前にこの文がある．「顑痛は，足の陽明の曲周の動脈を刺して血を見せ．已えざれば，人迎を経に按ぜよ，立ちどころに已ゆ」[2]

柴崎の解説[9]では張志聡の註により，顑は面のことになっている．顔面の痛みに，「曲周の動脈」と人迎穴を使用しているわけである．

上に述べた衝脈上の動脈を運用する方法である．「頭」の気街に対し，「天・地・人」の上と下からの境界部を使用する原則通りの治療法であることを考慮すれば，「曲周の動脈」は『鍼灸甲乙経』に「懸顱在曲周顳顬中．頷厭在曲周顳顬上廉．懸釐在曲周顳顬下廉」[14]とあることから，頷厭穴，懸顱穴，懸釐穴という浅側頭動脈の拍動部にある穴を指しているものと解釈したい．

また，『鍼灸甲乙経』の「大迎一名髄孔在曲頷前一寸三分骨陥者中動脈」[14]の記載から，大迎穴も運用穴の1つであると想像できる．頷厭穴，懸顱穴，懸釐穴は現在，足の少陽胆経の所属穴として扱われているが，『霊枢』経脈篇第十の記載に足の陽明胃経の流注として「大迎に出づる．頰車を循り，耳前に上り，客主人を過ぎり，髪際を循り，頷厭に至る」[2]とあり，足の陽明胃経が大迎穴，頰車穴，懸釐穴，懸顱

穴,頷厭穴の諸穴を循っているのは間違いない.

　ちなみに,ここでいう「曲周の動脈」を柴崎[9]や石田ら[7]は頬車穴と訳しているが,頬車穴も顔面部における「人」と「地」の境界部であるため,臨床上,応用範囲の広い重要穴であるといえる.

　これらの記載が衝脈の調整についての記載であることが理解できると,他の篇にある気街の治療法も,衝脈にかかわるものであると気がつくだろう.

　『霊枢』衛気篇第五十二では「請う,**気街**を言わん.胸気に街あり,腹気に街あり,頭気に街あり,脛気に街あり.故に気の頭に在る者は,之を脳に止む.気の胸に在る者は,之を膺と背腧に止む.気の腹に在る者は,之を背腧と衝脈の臍の左右の動脈にある者に止む.気の脛に在る者は,之を**気街**と承山,踝の上以下とに止む.此れを取る者は毫鍼を用い,必ず先ず<u>按ずること久しくありて手に応ずる</u>.乃ち刺して之を予う」[2]と,気街の変動に衝脈が関連していることが明記されている.

　ここでの治療は『霊枢』雑病篇第二十六にあった「天・地・人」の境界部を患部の上下から施術する「胸」の気街,「腹」の気街の調整に背部から,つまり,後ろからの施術が加わっている.そのうえ,「頭」の気街と,「脛」の気街が加わることで,この治療システムの全貌がみえてくる.

　そして,ここでも按じて手に拍動を感じることが重要視されていることから,衝脈上の施術では動脈の拍動を指標にすることがいかに大切なことであるかがわかる.また,これらは身体の前後を縦に帯として覆っている衝脈の流注上での処理をメインにしながらも,踝の上以下をすることから,側面も含むことを示唆しているものと考えなければならない.側面を支配するのは帯脈である.

　先にあげた『素問』痿論篇第四十四でも「論に痿を治する者は独り陽明を取るは何ぞや.岐

伯曰く,陽明なる者は,五藏六府の海なり.宗筋を閏すことを主る.宗筋は骨を束ねて機関を利するを主るなり.**衝脈**なる者は,経脈の海なり.谿谷に滲灌するを主り,陽明と宗筋にて合す.陰陽は宗筋の会に惣し,**気街**に会す.而して陽明之が長と為り,皆帯脈に属し,督脈を絡う.故に陽明虚すれば則ち宗筋縦み,帯脈引かず.故に足痿えて用いられざるなり」[1]という記載があり,五臓六腑の海である陽明胃経と,経脈の海である衝脈が宗筋で一緒になること,陰経と陽経のすべてがこの宗筋と気街に会合すること,これらが皆,帯脈に属し,督脈に絡すことがわかる.つまり,胃,宗筋(前陰部),衝脈,帯脈,督脈および,気街のおのおのが密な関係にあるということである.

　ところで,ここでいう衝脈が浸透し灌漑するという谿谷は,『素問』五藏生成篇 第十の四支八谿,大谷十二分という記載にみられるように,大関節,小関節を指していると考えられるのであるが,これらは四肢における「天」と「人」,「人」と「地」の境界部に当たり,正に合穴,原穴のある部位でもあり,気街のことである(図3-38).

　『霊枢』九鍼十二原篇第一に「五藏に六府あり.六府に十二原あり.十二原は<u>四関</u>に出づ,<u>四関は,五藏を治するを主る</u>.五藏に疾あらば,当に之を十二原に取るべし.十二原なる者は,五藏の以って,三百六十五節の気味を稟くるところなるなり.五藏に疾あるや,応は十二原に出づる.十二原は,各々出るに所あり,明らかに其の原を知り,其の応を覩て,而して五藏の害を知るなり」[2]とある.

　ここの「四関とは両肘,両膝の四つの関節のこと」[7]であると浦山(松本)きか氏は注釈を記している.

　『類経図翼』にも「四関は関節の處」[95]とあるが,柴崎は関に関節の意味があるとはいえないと,従来からの「四つの関節」という説に異論を唱えている.そして関という語原から,人

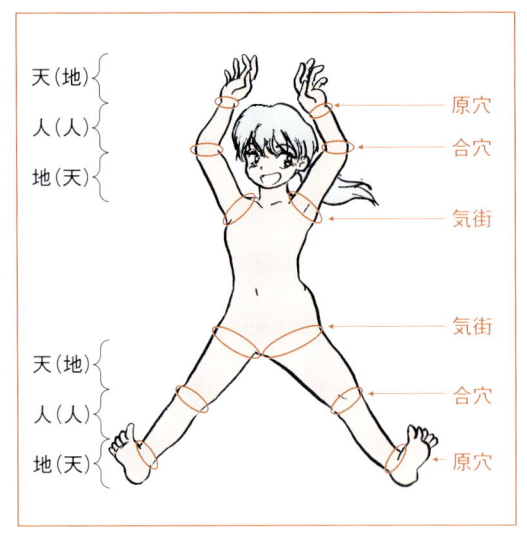

図3-38 大谷十二分は「天・地・人」の境界部にある

体における関は外邪が深く五臓にまで侵襲しないようにくい止める関門であるとして、現代医学のリンパ節の防衛機能の例を出して「四関とは肘、膕、腋窩及び髀（鼠径部を含む）の四つの関門である」[96]と結論付け、「四関とは両肘、両腋、両髀膕、皆機関の室、真気の過ぐる所、血絡の游行する所の者なり」[96]という張志聡の説を支持している．

『霊枢』動輸篇第六十二「夫れ四末は陰陽の会する者、此れ気の大絡なり．四街なる者は、気の径路なり．故に絡絶ゆれば則ち径通じ、四末解くれば則ち気従いて合す．相輸すること環の如し」[2]と、四肢の末端と「頭」「胸」「腹」「脛」の気街である四街が営衛の気がかならず通行する重要な経路であることや、邪気が絡を閉塞した場合の代償経路としての機能が四街にはあることが記載されている．

これらのことから、「天・地・人」における「気街システム」つまり、「天・地・人‐気街治療」とは身体の「天」と「人」、「人」と「地」の境界部からの治療とその気街その部位に対して衝脈と帯脈を考慮しながら、前面、後面、側面から行う治療であることがわかる．なお、衝脈に関連する「天・地・人‐気街治療」の運用については次章で詳述する．

19.「天・地・人－奇経治療」のまとめ

①督脈は「陽脈の海」として人体の後面を統轄する．人体の背部正中線から背部全体に影響する．よって、督脈上の経穴から横へ向かうライン上の陽部の調整ができる．

②任脈は「陰脈の海」として人体の前面を統轄する．人体の前面正中線から胸腹部全体に影響する．よって、任脈上の経穴から横へ向かうライン上の陰の部すべての調整ができる．

③衝脈は「十二経の海」「五臓六腑の海」として十二経脈すべてを統轄する．

人体の前面から後面を縦方向に周回して身体全体を包むことで十二経脈すべてを監督している．また、「天・人・地」の境界部である大関節、小関節に浸透し灌漑し、「天地人システム」、「気街システム」の主役となり、十二経脈、五臓六腑、全身のすべての調整ができる．

④帯脈は「諸脈を総束」する．すなわち、腰腹部を帯状に1周することによって十二経脈を束ね、統轄する．また、人体の側面を縦方向に周回して身体全体を包んでいる．人体における上下の陰陽の境界線からと、人体における前後の陰陽の境界線から、全身の調整ができる．

⑤陽維脈は諸陽を維絡してすべての陽経脈における横の連絡をになっている．

（宗穴は上焦・中焦・下焦すべて、すなわち五臓六腑を包含している三焦の経脈の絡穴、外関穴である）

⑥陰維脈は諸陰を維絡してすべての陰経脈における横の連絡をになっている．

（宗穴は三焦経と表裏関係にある心包経

⑦陽蹻脈は太陽膀胱経の別脈であり,「六腑を営養」している.
　（宗穴は膀胱経の申脈穴である.膀胱経はその背兪穴に五臓六腑すべての情報をもっている）
⑧陰蹻脈は少陰腎経の別脈であり,「五臓を営養」している.
　（宗穴は膀胱経と表裏関係にある腎経の照海穴である）

　奇経を陰陽に分類すると,各宗穴の所属経の陰陽から,陽蹻脈,陽維脈,督脈,帯脈を陽,陰蹻脈,陰維脈,任脈,衝脈を陰とするのが妥当なようである.しかし,陰陽の分割線でもある帯脈はそう単純ではない.

　竇漢卿の『鍼経指南』[30]の歌賦「標幽賦」に「陽蹻,陽維幷督脈,主肩背腰腿在表之病；陰蹻,陰維,任,衝,帯,去心腹脇肋在裡之疑」とあり,陰蹻脈と陽維脈と督脈が表症,すなわち肩背部,背腰部などの前後の陰陽でいう陽の部位の愁訴を主り,陰蹻脈,陰維脈,任脈,衝脈,帯脈が裏症,胸腹部,脇肋部など陰の部位にある愁訴を取り去ることが記されている.

　この「標幽賦」は後の文献『鍼灸大全』『鍼灸聚英』『鍼灸大成』などでも引用され収録されているが,そこでは「陽蹻,陽維幷督,帯,主肩背腰腿在表之病；陰蹻,陰維,任,衝,去心腹脇肋在裡之疑」[56-58]と帯脈を表症,陽の部位の愁訴に対応させている.

　帯脈は,前後の陰陽の境界線としても,上下の陰陽の境界線としてもいずれにしても,陰でもあり,陽でもあるわけであるから,陰陽双方に運用できる.帯脈を陰とする『鍼経指南』の説も,帯脈を陽とする『鍼灸大全』『鍼灸聚英』『鍼灸大成』の説も臨床のうえでは,どちらも正しいわけである.

　同様に衝脈も,身体の前後を包んでいるわけだから,前後の陰陽双方からの運用が可能ではあるが,衝＝動脈拍動を重視したい.動脈拍動は下肢を除くと,陰の部,前面に多い.

　総じて,身体前面は任脈を中央として,外に向かって陰蹻脈,陰維脈が支配している.身体後面は督脈を中央として,陽蹻脈,陽維脈と順に支配領域が広がる.

　このように奇経について1つずつ検討していくと,奇経本来の運用法が鮮明になってくる.すなわち,任脈,督脈が身体の左右,帯脈が身体の前後,上下を分割する境界線となっていることを認識して,この境界部からの施術を基本とする任脈,督脈,帯脈の運用と,上下方向の3分割をさらに分割した「上・中・下」と「天・地・人」の境界部からの施術を基本とする衝脈をはじめ,陰蹻脈,陽蹻脈,陰維脈,陽維脈の運用を総合的に取り扱い,そのうえさらに,その区分そのものに対し,上下,左右,前後,表裏からの施術を行うことで,その身体全体の前後,左右,上下のおのおのの陰陽バランスを調整していくことが本当の意味での奇経治療だということである.

20. 症　例

症例1.　寝違え　19歳　男性
　〔主訴〕今朝すこし無理な体勢をとったことから,頸部をひねってしまった.首の前屈時と,左を向くと,右の頸の後ろが痛む.後ろへ反ったり,右に向いたりするのは痛みが少ない.
　〔診断と治療〕
　六部定位脈診,腹診では肝虚証.VAMFIT診断では多経に反応.右頸部の後ろから背部にかけて広範囲に痛みが出現.最大の疼痛部位は右肩中兪穴からその外側.
　本治法として,左曲泉穴に切皮置鍼した後も,はじめの強さを10とするペインスケールがほとんど変化せず,背部の基本穴の処置を終えた後も,右頸部の後ろに痛みが残っている

(10→9).

右陽蹻脈の右臑兪穴，右巨骨穴，右肩髃穴，右人迎穴に切皮置鍼すると9→3になり，右居髎穴の切皮置鍼を足すと3→1になった．督脈上から，鍼尖を痛みのある部位に向けて単刺して（1→0），その部にカマヤミニ灸をして治療を終えた．

症例2．腰背部痛　59歳　男性

〔主訴〕昨日の午後から右背部（肩甲骨下端の高さから腰部にかけて）がひきつり痛むようになった．とくに体前屈により痛みが増強する．

〔診断と治療〕

学校の事務員で，パソコンの前に1日8時間以上座っている．とくに最近，仕事が多忙で疲れ気味である．目の疲れの自覚あり．

縦の動き（前屈）の障害があり，背面（陽）の痛みから，陽蹻脈の変調として治療．右臑兪穴，右巨骨穴，右肩髃穴，右人迎穴に切皮置鍼するとペインスケールは10→2になった．右居髎穴の切皮置鍼を足したところ2→1になった．両睛明穴と右跗陽穴（陽蹻脈の郄穴）への切皮置鍼を足したところ1→0になった．10分後の抜鍼時には背部痛はまったく消失していた．

症例3．頸椎症　46歳　男性

〔主訴〕整形外科で頸椎症と診断された．頸を左へ回旋すると，左鎖骨の周辺のしびれが出現する．痛みはない．

〔診断と治療〕

ジャクソンテスト陽性．モーリーテスト陰性．

六部定位脈診，腹診では腎虚証．VAMFIT診断では左風池穴，左人迎穴に反応がある．左肓兪穴に硬結がある．

本治法（左復溜穴の切皮置鍼），背部の基本穴の処置を終えた後も，左鎖骨の周辺と左頸部に違和感が残っている．このときペインスケールは10→7であった．

左欠盆穴（陰蹻脈）に単刺して，抜鍼後その鍼孔を閉じた指に脈動を感じながら約60秒圧迫すると7→2になった．左風池穴と左交信穴（陰蹻脈の郄穴）に切皮置鍼したところ2→1になり，しびれは出現しなくなった．

症例4．変形性頸椎症　63歳　男性

〔主訴〕2か月位前から頸の右回旋により右頸第6頸椎の高さで僧帽筋前縁にズキッとした痛みが出現するようになった．頸を左へ回旋しても右の同部位に違和感が出現する．頸と肩のこりの自覚は右の方が強いが，左も気になる．頸の右側屈や左側屈では痛みはでない．2か月前から通っている整形外科で第5～第6頸椎の変形性頸椎症と診断されている．整形外科の治療は牽引と湿布であるとのこと．

〔診断と治療〕

六部定位脈診，腹診では腎虚証．VAMFIT診断では右風池穴，天髎穴に反応がある．

本治法（左復溜穴の切皮置鍼）と，背部の基本穴の処置を終了後のはじめのつらさを10とするペインスケールは8であった．

陽維脈の右臂臑穴，右天髎穴，右臑兪穴に指を当てて20秒保持すると，頸部の回旋の可動域が増加し，首と肩のこりがとれてペインスケールが8→4になった．そこで，同経穴に切皮刺鍼，気を至らせたのち，置鍼したところ，4→2になった．さらに右陽交穴（陽維脈の郄穴）に切皮置鍼を行うと2→0となり，痛みはまったく出現しなくなった．帰りぎわ，圧痛点と第5，第6頸椎棘突起上（督脈）に灸点を付けて，自宅での毎日の施灸（カマヤミニ）を指示した．

なお，用鍼はすべて，寸3,1番（40mm，16号）ステンレス鍼であった．

（参考）この患者はこの後，週2回の同様の鍼灸治療と自宅施灸により，2週間で症状が出現しなくなり，3週間で治療を打ち切った．

症例5. めまい　33歳　女性

〔主訴〕耳鼻咽喉科でメニエール病と診断されている．ここ1年，それらしき発作は起こっていない．昨日から疲れが自覚していたが，今朝から，目が回り気分がわるくなった．めまいはまだ軽いものが残り，頸肩部のこりがひどい．

〔診断と治療〕

六部定位脈診，腹診では肝虚証．頸部を動かすと目が回るため，VAMFIT診断は圧痛による検索，右天容，風府穴，左風池穴に反応．右居髎穴に硬結あり．

左曲泉穴に切皮置鍼による本治法と背部の基本穴の処置を終えた後，ペインスケールが10→7であった．右陽維脈の臂臑穴，天髎穴，肩井穴，臑兪穴に切皮置鍼すると，頸と肩のこりがとれてペインスケールが7→2になり，頸部を回してもめまいが起こらなくなった．

右脳空穴に切皮置鍼，右居髎穴に単刺して後，その鍼孔を閉じて持続圧迫した．すると2→0になり，めまいもまったく消失した．

症例6. 頸椎椎間板症　54歳　女性

〔主訴〕1年半前から頸の右側屈により右頸の横付け根と肩井穴にズキッとした痛みが出現する．左側屈により右頸の同部位がつっぱる．手の母指と示指がしびれはずっと気になっている．1年数か月前から通っている整形外科で下位頸椎の頸椎椎間板症と診断されている．

〔診断と治療〕

六部定位脈診，腹診では脾虚肝実証．VAMFIT診断では右風池穴，右人迎穴，右天容穴，右天髎穴に反応がある．大巨穴に強い圧痛と硬結あり．右頸の横付け根と肩井穴は硬結が盛り上がり肉眼でもはっきり観察できる．

本治法（左大都穴の切皮置鍼）と，背部の基本穴と大巨穴の処置を終了後のペインスケールの変化が10→6であった．

陽維脈の右臂臑穴，右天髎穴，右臑兪穴に指を当てて保持すると，頸部の側屈時の痛みがなくなるので，同経穴に切皮置鍼を行うと6→2になった．さらに右欠盆穴に浅い単刺をした後に母指を当てて脈を感じながら，鎖骨の下から3指を同時に添えていると痛みが完全に消失した（2→0）．

症例7. 胸苦しさと上背部痛　64歳　女性

〔主訴〕1か月くらい前から精神的ストレス（家庭不和による）のあるときは，かならず，胸が苦しくなると同時に，その裏の背部痛が起こる．今日もひどいという．

〔診断と治療〕

整形外科に両根性坐骨神経障害，頸椎症性神経根症で通院していたが，その整形外科より紹介されてきた．本来の頸部痛と坐骨神経痛は忘れるほど，胸がつらいという．

六部定位脈診，腹診では肝虚証．VAMFIT診断により左風池穴，天突穴に反応．左大横穴，左期門穴に硬結あり．上から下までの脊椎両側，右腰部から殿部にかけて硬結と圧痛がある．

本治法と背部兪穴の処置後，ペインスケールが10→6であった．

陰維脈の左期門穴と天突穴に指を当てるだけで胸がスーッとするという．両経穴に切皮置鍼し，半米粒大灸を5壮行うと，背部痛もとれてペインスケールが6→1になった．

その日は左期門穴と天突穴に皮内鍼を固定して帰した．

3日後再来院したときは，鍼灸治療を受けて以来胸苦しさも背部痛も起こらなくなったとのこと．

症例8. 手指のこわばり　32歳　女性

〔主訴〕約1年前から両全手指がこわばるようになってきた．朝，起きがけにとくに気になる．また，夕方疲れてくるとこわばりが強くなる．左効きのためか，左手の方がこわばりが強く，とくに示指と環指が気になる．総合病院

での診療の結果，関節リウマチは否定されている．

〔診断と治療〕

電気関連企業の開発室勤務で，手を使う仕事であるという．

六部定位脈診，腹診では脾虚熱証．VAMFIT診断で左風池穴，左天髎穴に反応がある．頸の左側屈により左頸に痛みが出現する．右側屈による痛みや違和感の誘発はない．

本治法（左大都穴の切皮置鍼）と，背部の基本穴の処置によりペインスケールは 10→7 になった．陰維脈の左府舎穴，左大横穴，左腹哀穴，左期門穴に指を当てて保持すると，頸部の側屈時の痛みがなくなり，手指のこわばりも楽になるので，同経穴に切皮置鍼を行うと，ペインスケールは 7→3 になった．さらに左衝門穴に単刺をした痕に母指を当て，上から鼠径部を挟むように他方の 3 指を同時に添えながら脈を感じているとこわばりが完全に消失した（3→0）．左内関穴に皮内鍼を固定（鍼尖を末端に向けて）して治療を終えた．

（参考）この患者はこの後，同様の鍼灸治療を週 2 回施すことで，約 4 週間で症状がまったく出現しなくなり，以降は健康保持と増進の目的で，2 週間に 1 度のペースで来院している．

症例 9．腰痛　49 歳　男性

〔主訴〕約 1 週間前からなんとなく腰の奥がつらくなっていたが，3 日前には腰痛で身動きができないほどになり，会社を休んで 1 日中寝ていた．なんとか動けるようになったため，今日から出勤した．動作痛は前後屈がとくにつらい．このところ便秘と下痢を繰り返す．コルセットを外すと腰が抜けそうでこわい．

〔診断と治療〕

営業職で，ふだんは外まわりの仕事が多いという．

仰臥位で足を伸ばせない．立てた膝を横に倒すと，右に倒すと左腰の，左に倒すと右腰の痛みが増強する．脊柱の際に圧痛と硬結が棒状にある．下腹部から側腹部にかけてひきつれがある．

VAMFIT 診断で風府穴，左右風池穴に反応がある．十二経脈頸入穴の反応ははっきりしない．

病症からも，督脈の変動と考えられる．ただし，督脈，任脈，衝脈の 3 脈は 1 源にして 3 岐であり，すべて，帯脈に絡すことから，任脈，衝脈，帯脈も考慮する．

風府穴に切皮置鍼，長強穴に 3cm 刺入置鍼するとペインスケールは 10→6 になった．腰部の督脈両傍（華佗夾脊穴）から直刺（厳密にはやや鍼尖を患部に向ける）による単刺を上から順に行ったところペインスケールは 6→3 になった．

臍下の反応点と右帯脈穴，左気衝穴に単刺して，その鍼孔を指でとじて脈拍を感じながら，数呼吸保持したところペインスケールは 3→1 になった．念のため，腰部の督脈両傍のとくに反応が残っている左右 3 穴を選んで皮内鍼を固定し，コルセット装着を指示して治療を終った．

翌日の予約を取ってもらったが，その来院時には腰痛のつらさは前日の 1 割になっていた．その日は脈が沈・遅になっていたので，前回と同様の治療と局所の深刺置鍼（10 分）を施すと愁訴はまったく消失した．さらに，その翌日の来院時には，腰痛は消失していた．

症例 10．背部痛　46 歳　女性

〔主訴〕2 週間前にエアロビクスの最中，背筋をひねった．そのさい，右肩甲骨の裏に痛みを感じた．その直後から痛みとこり感が出現した．以来，マッサージを受けたり，整形外科で処方された湿布薬を貼付したりしているが，痛みが軽減しない．

〔診断と治療〕

第 4～第 7 胸椎棘突起の高さの右肩甲間部

に自発痛と硬結がある．首を左前に倒すと，その痛みが増強する．

VAMFIT診断で風府穴，右風池穴に反応がある．十二経脈頸入穴の反応は明確でない．

風府穴の反応は督脈の変動である．

第3～第8胸椎棘突起の高さの督脈右傍（華佗夾脊穴）から直角よりもやや鍼尖を患部に向けて，単刺を上から順に6点に行ったところ，ペインスケールは10→3になった．

第6胸椎棘突起の高さの右肩甲間部にまだ，痛みが残っているというので，その高さの右華佗夾脊穴に屋漏術を施したところ，ペインスケールは3→0になった．

ただし，右肩井穴付近にこりが出現してきたので，肩井穴の高さにある第7頸椎の右華佗夾脊穴に単刺を行った．この時すべての痛みが消失していた．

2日後に来院してきた時には，「いやー，あれから無理をしてしまいまして…」とのことで，また症状が元の状態に戻っていた．このときは風府穴に切皮置鍼，長強穴に3cm刺入置鍼してペインスケールを10→2としてから，前日同様の施術を行った．それ以来痛みがまったく出なくなったとのことであった．

症例11．頸部痛　34歳　女性

〔主訴〕最近疲れ気味で2～3日前から頸に違和感を覚えていたが，今日は右頸部の奥が痛み，顔を左へ向けることができない．

〔診断と治療〕

1～2週間に1度は来院している患者で，もともと拳大の子宮筋腫をもっている．

六部定位脈診，腹診では脾虚証．VAMFIT診断により右風池穴に反応．左気衝穴，左天枢穴，臍の周囲に硬結あり．

本治法と背部の基本穴の刺鍼処置と，下腹部の反応のある点すべてにカマヤミニ灸を終えた後も，ペインスケールが10→8であった．臍の四方八方から，臍の内部に向かう単刺を施した後，左気衝穴（衝脈）に単刺，その鍼痕に脈動を感じながら圧迫していると，頸部がスムーズに動くようになり（8→2），

左大包穴に切皮置鍼するとペインスケールは2→0になり，運動痛はまったくなくなった．

症例12．腹痛　46歳　女性

〔主訴〕慢性の腰痛がある．前年，子宮検査の際，ポリープを取っている．今朝から腹痛がする．腰の痛みは気にならない．

〔診断と治療〕

六部定位脈診，腹診では脾虚証．腰のVAMFIT診断により両風池穴，右人迎穴に反応．中脘穴，左天枢穴に硬結あり．腰部は腰椎両側から仙骨両側に硬結と圧痛がある．

左天枢穴（衝脈）に単刺後，脈動を感じながら数呼吸，圧迫していると，ペインスケールが10→4になった．

左気衝穴（衝脈）に同様の処置を行うと，ペインスケールが4→0になった．

最後に背部に出現している圧痛穴の処置を加えて終った．苦痛はまったくなくなっていた．

症例13．いわゆる五十肩　56歳　男性

〔主訴〕約2か月前から，左肩関節部に運動時痛がある．

〔診断と治療〕

六部定位脈診では，肝虚熱証．募穴診断では帯脈穴と肓兪穴の深部に反応．

右三角筋の萎縮，腫脹，発赤，熱感はない．自発痛は軽度ながら肩関節深部にあり．夜間痛なし．ペインフルアークサイン（─），ヤーガソンテスト（─），プッシュボタン徴候（─），運動痛は屈曲90度で肩関節外側に，伸展35度で肩関節外後側に，外転90度で肩関節外側に出現する．

VAMFIT：左風池に反応．

背部の基本穴の刺鍼処置を終えた後，本治法として左曲泉穴に切皮置鍼したところ，運動制

限は変わらないが，痛みは減少したとのこと (10→7)．

右帯脈穴（帯脈）に単刺して後，切皮置鍼すると，屈曲130度，伸展45度，外転110度まで上がるようになり，置鍼5分間後ペインスケールは2になっていた．

症例14．上肢痛　32歳　女性

〔主訴〕3週間位前から右肩甲間部の奥に鈍い痛みがあったが，徐々に痛みが右上肢に移ってきた．今日は肩甲間部の痛みは，さほど気にならないが，右上腕から前腕にかけてしびれるように痛い．

〔診断と治療〕

顔を右に向けると，右上腕から前腕にかけてのしびれと痛みが増悪すると同時に肩中兪穴あたりがズキンと痛む．

上肢の痛みは前腕の三焦経の領域がもっとも強く，大腸経，肺経，小腸経の領域も痛む．

六部定位脈診では肝虚証．

VAMFIT診断により右風池穴に反応．左気衝穴，右帯脈穴が凹む．

本治法と背部の基本穴の刺鍼処置を終えた後も，ペインスケールが10→8であった．

右帯脈穴（帯脈）に単刺を施した後，その鍼痕を圧迫すると痛みがやや軽減して，8→6になった．三焦経上の痛みが消失した分,大腸経,肺経，小腸経の領域の痛みが気になりだしたとのこと．

次に左気衝穴（衝脈）に単刺後，その鍼痕に脈動を感じながら圧迫していると，痛みが明らかに軽減して，ペインスケール6→2になった．指を離すとまた痛みだしたので，再度左気衝穴，右帯脈穴に切皮置鍼した．小腸経の領域だけがすこし気になりだしたので，衝脈の治療穴としての^(注)右霊大杼穴，右上巨虚穴，右下巨虚穴へ切皮置針を施したところ，苦痛はまったくなくなった（2→0）．20分間の置鍼後治療を終了した．その後の痛みの出現はなかった．

（注）以前，これに似た衝脈の症例で，衝脈の治療穴を大杼穴にした時，愁訴は消失したにもかかわらず，天柱穴から大杼穴にかけて痛みが出現したことがあった．その場合にも，大杼穴の鍼を霊大杼穴に打ち変えた途端にすべてが解消している．その後も同様の現象が頻繁に起ったことから，衝脈の治療穴を霊大杼穴と定めている．霊大杼穴を使用するようになってからの治療効果は安定している．

第4章 「天・地・人−気街治療」

1. 「気街」とは「天・地・人」における袋状のブロック，およびその連結部をいう　92
2. 四関，八虚，八谿，大谷十二分は「気街」　94
3. 「天・地・人−八虚治療」　95
4. 四支八谿を包含した「天・地・人−八虚治療」　99
5. 「節」とは「気街」（天・地・人の連結部）のことである　102
6. 「節」において気血が滞る　104
7. 人体の「天・地・人」と「上部・中部・下部」　104
8. 「天・地・人」と三焦　107
9. ヨーガの身体区分と三焦と「天・地・人」　108
10. 「経絡系統」と「天・地・人」双方にかかわりをもつ五臓六腑　109
11. 頸部は重要な「気街」である（頭部には全経絡が流注している）　111
12. 気街としての「缺盆」は「上部（天）」と「中部（人）」の連絡路　112
13. 「天・地・人治療」としての『霊枢』衛気篇の「四街治療」　112
14. 「天・地・人−四海治療」　115
15. 四肢を含んだ「気街治療システム」　118
16. 体幹部（中部）の治療は三焦の治穴　120
17. 「天・地・人−気街治療」の基本原則　122
18. 「天・地・人−気街治療」のコツは動脈拍動を手で感じること　122
19. 「気街治療」としての「缺盆」（鎖骨上窩），「気街」（鼠径部）の施術方法　123
20. 「天・地・人−気街治療」における広義の「缺盆」，「気街」　126
21. 柳谷『（実験実証）秘方一本鍼伝書』の処方にみる「天・地・人 治療」　128
    (1) 上歯痛の鍼　129
    (2) 下歯痛の鍼　129
    (3) 鼻病一切の鍼　129
    (4) 耳鳴の鍼　129
    (5) 耳中疼痛の鍼　129
    (6) 眼疾一切の鍼　129
    (7) 喉の病の鍼　129
    (8) 上肢外側痛の鍼　129
    (9) 上肢内側痛の鍼　129
    (10) 下肢後側痛の鍼　131
    (11) 下肢外側の病の鍼　131
    (12) 下肢前側の病の鍼　131
    (13) 急性淋病の一本鍼　131
    (14) 実証便秘の鍼　131
    (15) 虚証便秘の鍼　133
    (16) 四十腕五十肩の鍼　133
    (17) 肩甲間部のコリの鍼　133
    (18) 肩甲上部のコリの鍼　133
    (19) 上実下虚症の鍼　134
    (20) 五臓六腑の鍼（華陀鍼法）　134
22. 天・地・人−標幽賦治療　134
23. 四総穴の天・地・人との対応　137
24. 症例　140
    症例1. 耳鳴り，めまい，倦怠感　28歳　女性　140
    症例2. 下腹部痛　29歳　女性　141
    症例3. 坐骨神経痛　67歳　男性　141
    症例4. 鼻炎　28歳　女性　142
    症例5. 腹痛　37歳　女性　142
    症例6. 下腹部のしこり（卵巣嚢腫）　26歳　女性　143
    症例7. 乳房の硬結と自発痛（乳腺症）　45歳　女性　143
    症例8. 腰痛　34歳　男性　144
25. 身体各部位における「天・地・人」の対応を利用する　144
26. 変動経絡と「天・地・人」の交点の古典文献における運用例　146
27. 刺鍼の深浅の天・地・人　149
28. 「気」の感得訓練法　151

1.「気街」とは「天・地・人」における袋状のブロック,およびその連結部をいう

　第3章では奇経が縦系の「経絡系統」と横系の「天・地・人」の双方の性質を有し,両システムのかけ橋としての役割をになっていることや衝脈が「気街」と深く関わっていることを明らかにしたが,「気街」が「天・地・人治療」の要になるものであることから,もう一度ここで,「気街」とは何かということを整理しておかなくてはならない.

　なお,この章で述べることは,第3章の衝脈の項で「気街システム」として前述した方法論と,多くの部分で関連しているので,その重複する箇所も含めてあわせて読んでほしい.

　『霊枢』動輸篇第六十二に「四街なる者は,気の径路なり」[2]とあることから,「気街」とは気の往来する通路である要所のことであることがわかる.では,気の通路である要所とは具体的にはどこをいうのであろうか.

　『霊枢』衛気篇第五十二では「気街を言わん.胸気に街あり,腹気に街あり,頭気に街あり,脛気に街あり」[2]と記されているように「気街」とは「頭」,「胸」,「腹」,「脛」というブロックを指している.このブロックの内部が気の通行する要所となっているということである.

　人体を家屋にたとえるなら,家を仕切っている各部屋がここでいうブロックに当たる.第2章で述べたように,人の身体全体は袋状の気の器である.そのため,それを構成する部屋である各ブロックも当然のことながら気によって構成される袋であると考えてよいだろう.だから第2章で記載した全身における"陰陽の気"の調整,つまり上下,左右,前後,表裏の陰陽の気のバランスを正すという治療方式が,そのまま各ブロックにおいても当てはまることになる.

　おのおののブロック内の変調を,その周囲からの施術によって正すこと,すなわち,各ブロックを1つの袋と考え,その上下,前後,左右から施術することで,袋の内部での気の乱れを調整することが「気街」の治療法であると考えられるのである(図4-1).

　「気街」には,この袋という性質の他にもうひとつの重要な意義がある.それはこれらの袋と袋をつなぐ結合部,あるいは袋とそこから出ている突起物をつなぐ連結部という役割である.

　一般には「気街」という場合,気衝穴と訳されている.あるいは,気衝穴を包含して鼠径部全体を指していうこともある.この場合の鼠径部という意味での「気街」は「腹」と「脛」の連結部を指している.

　「気街」(鼠径部)とよく似た部位に,「缺盆」(鎖骨上窩)がある.この「缺盆」もまた,「頭」と「胸」の連結部を指している.頭・上肢・下肢を体幹からの突起物として考えた場合,この体幹と突起物(頭と下肢)をつなぐ連結部もまた気が集まり巡る要所であり,「気街」であるといえる.

　ちなみに,この連結部は体幹の場合,「胸部」,「上腹部」,「下腹部」の境界部に当たる.体幹が「胸」と「腹」などの「気街」という袋が上

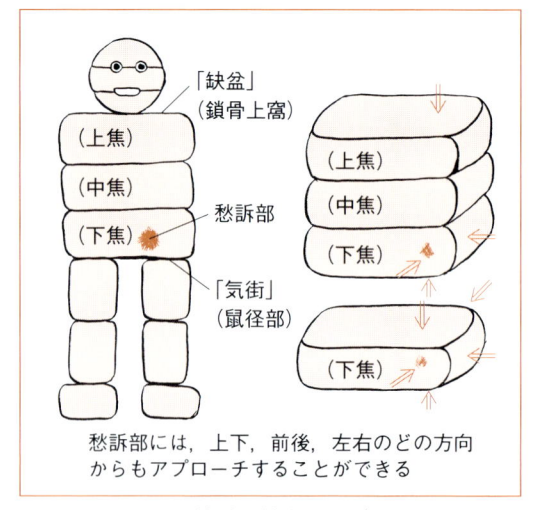

図4-1　愁訴に対するアプローチ

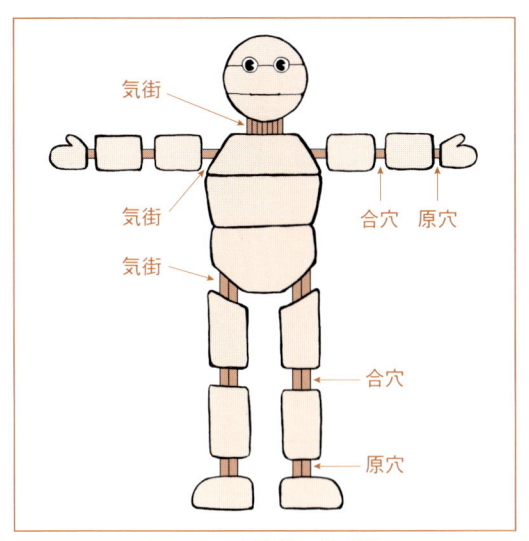

図 4-2　連結部の模式図

下に積み上げられたものである以上，その袋の上下，前後，左右から内部の変調を正す「気街」の治療法のうち，上下からの施術は当然，袋と袋の境界部から行うことになる．

人体を竹に見立てた場合，竹の「節」と「節」で区切られた各部屋も「気街」であれば，「節」そのものも「気街」なのである．

このように，「気街」のもう1つの意味が連結部であることに気がつくと，連結部はすべて治療における重要部位であることに思い至るだろう．

連結部はとくに気・血・津液の滞りやすい部位である．「気街」の治療システムは，この連結部における気の通り道の滞りを解消することであると考えられるのである．上肢，下肢はそのなかにそれぞれ連結部をもっている．上肢では肘関節と手関節，下肢では膝関節と足関節である．この連結部が中国医学の古典人にとって，大切な部位であったことは，それぞれの経絡を代表する穴である原穴と合穴の位置からも容易に想像できる．

合穴は肘関節と膝関節付近に，原穴は手関節と足関節付近に集中して存在している（図4-2）．肩関節や股関節付近にある経穴群には

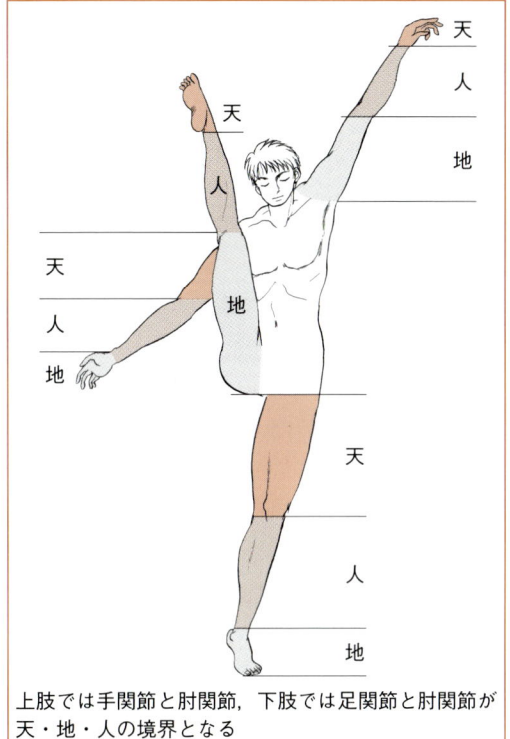

上肢では手関節と肘関節，下肢では足関節と膝関節が天・地・人の境界となる

図 4-3　上肢と下肢の天・地・人

要穴としての名はないが，上肢や下肢の付け根にあるこれらの穴への刺鍼による神効ともいえる治療効果はたびたび経験されるものである．

腋窩部，股関節は体幹と突起物の境界部である．とくに股関節は体幹と下肢を連結し，天・地・人区分でいうと「人」と「地」の境界部にあたる．また，上肢と下肢においては肘関節，膝窩部は「天」と「人」の境界部であり，手関節，足関節は「人」と「地」の境界部である．ただし，上下天地をひっくり返して考える場合もある（図4-3）．

このように，「気街」というものが，人体における袋状の「天」・「地」・「人」そのものと，それらの「境界部」であることが理解できると，「気街治療」の治療原則とは「天」・「地」・「人」おのおのの袋内の気の変調を，その周囲からの施術，「境界部」に行う施術によって正すことであることがわかる．

これから『黄帝内経』(『素問』・『霊枢』)の各篇に散在している「天・地・人−気街治療」のシステムについて，1つずつ検討していくことにするが，これらの篇の治療システムがすべて例外なく，この治療原則に立脚していることが明確になってくるだろう．

2. 四関，八虚，八谿，大谷十二分は「気街」

『素問』痿論篇第四十四に「衝脈なる者は，経脈の海なり．谿谷に滲灌するを主り，陽明と宗筋にて合す．陰陽は宗筋の会に摠し，気街に会す」[1]でいう谿谷は，四支八谿，大谷十二分という言葉と同様に，大きな意味で関門を指している．

『霊枢』九鍼十二原篇第一「十二原は四関に出づ．四関は、五藏を治するを主る」[2]の四関についても，従来の説である4つの関節という意味だけでなく，広義に「両肘，両腋，両髀，膕，皆機関の室，真気の過ぐる所，血絡の游行する所」[71]という関門として解釈したい．もちろん，これらの関門は真気の過ぐる所であるので，「気街」に他ならない．

また，『霊枢』邪客篇第七十一には「黄帝岐伯に聞いて曰く　人に八虚あり，おのおの何を以て候すのか．岐伯答えて曰く　以て五藏を候するなり．黄帝曰く　これを候するはいかん．岐伯曰く　肺心に邪あれば，其の気両肘に留まる．肝に邪あれば，其の気は両腋に留まる．脾に邪あれば，其の気両髀に留まる．腎に邪あれば，其の気両膕に留まる．凡そ此の八虚なる者は，皆機関の室にして，真気の過ぎる所，血絡の遊する所なれば，邪気悪血，固より住留することを得ず．住留すれば則ち筋絡骨節を傷り，機関屈伸することを得ず，故に病みて攣するなり」[2]と八虚が真気と血絡の通行会合するところで，八虚によって五臓の疾患の診断と治療ができることをその原理とともに述べている．

八虚とは筋と骨の間隙であり，肘（肘関節）・腋（腋窩部）・髀（股関節）・膕（膝窩部）の四肢の大関節部である．すなわち，これら八虚は四関のことであり，四肢の運動の要となる部位として，この異常により運動障害が起こると考えられている．このように八虚も，真気の過ぎる所，「気街」であることがわかる．この八虚に似た概念に四支八谿と大谷十二分がある．

『素問』五蔵生成篇　第十「諸脈なる者は皆目に属す．諸髄なる者は皆脳に属す．諸筋なる者は皆節に属す．諸血なる者は皆心に属す．諸気なる者は皆肺に属す．此れ四支八谿の朝夕なり．‥（中略）‥人に大谷十二分，小谿三百五十四名，十二俞少なし．此れ皆衛気の留止する所，邪気の客する所なり．鍼石縁りて之を去る」[1]とある．

「四支八谿とは肘と手関節，膝と足関節のことで，合計すると八ヵ所あるので八谿とよぶ」[6]「大谷は肉と肉との大きな接合部，小谿とは小さな接合部」[6]と石田秀実氏らは解説している．ここでいう大谷十二分すなわち，大きな接合部12か所とは四支八谿の肘，手関節，膝，足関節に腋窩（肩関節）と鼠径部（股関節）を加えた人体にある12の大関節を指しているものと考えられる．

いずれにしてもこれらは諸脈，諸髄，諸筋，諸血，諸気が出入りしているところであり，衛気が行って留まる場所であり，同時にまた外邪の侵犯を受けやすい門戸でもあるとされている．すなわち，人体の連結部であるこれらの四支八谿，大谷十二分が四関や八虚と同様，「気街」であることがわかる．この「気街」が，鍼石治療により邪気を取り除くことができる重要部位であるということになる．

これらの部位は解剖学的にも「頭からのリンパ管は頚部に，上肢と胸部からのものは腋窩に，腹部からのものは鼠径部に集まってくる．これらの部位にはそれぞれ浅・深頚リンパ節，腋窩リンパ節，浅鼠径リンパ節がある」[97]とされ（図

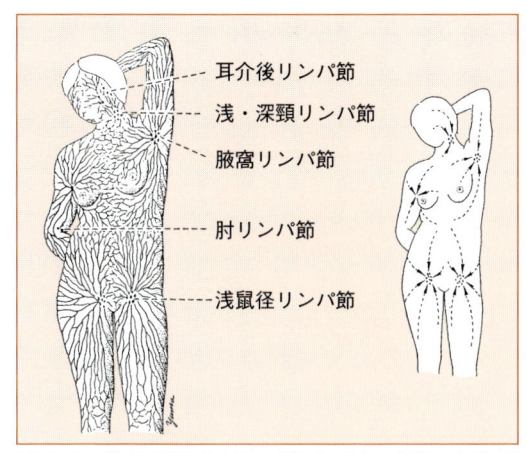

図4-4 体の表面のリンパ管とリンパ節. 右はリンパの流れ
(山田安正:現代の解剖学. 金原出版, 1992, 190-191 より)

4-4),上半身における腋窩リンパ節,下半身における鼠径リンパ節に代表されるように全身のリンパを集める部分でもある.

リンパ節は免疫抗体の産生など身体の防衛機能になっている.さらに,これらの部位は大きな動脈の表在部として,血流や体温および自律神経にまで影響を及ぼしやすいところとして認識されている.血管を刺激することで得られる治療効果は,今後さらに,その機序も含めて現代医学的にも解明されていくものと思われる.

熱中症の救急処置の基本ともなっている頸部,腋窩部,鼠径部などを氷などで冷やすこと[98]は急激に体温を下げる方法として有効である.

腋窩(肩関節)や鼠径部(股関節)だけでなく,他の四肢の関節部(肘関節,手関節,膝関節,足関節)にもすべて動脈拍動部位として知られる動脈表在部があることから,外からの刺激を受けやすい部位であると考えられる.なかでも,腋窩はとくに敏感な部位で,人にふれられてももっともくすぐったい部位であることからも,小さな刺激によって大きな反応を起こす部位として活用することができる.

3.「天・地・人-八虚治療」

ある日,馴染みの患者から急な予約の申し込み電話があった.お腹が痛くてたまらないからぜひにでも診てほしいという.あいにく10台のベッドはすべて満床で,その日の予約が取れない状態であった.電話でくわしく聞いてみると,食べ過ぎたという.お腹に手を当てて確かめさせたところ,臍の周囲が冷えているとのこと.また,中脘穴の右横あたりがきゅうっと痛く,指で押すと痛みが増強する.吐き気や下痢はないという.もともと体質的に胃腸の弱い方であることから,脾虚寒証からの胃の冷えであると考えた.そこで自宅の寝床の中で,鼠径部に熱めのお湯を入れたペットボトルを当てて温めるように指示した.30分後に,痛みが完全になくなりましたとお礼の電話が入った.まるで,魔法みたいですねと興奮気味に報告してくれた.「右の鼠径部にペットボトルを当てて1分もしないうちに,ポンと音が鳴ったように痛みが取れ,指で圧してもどこも痛くなくなり,そのまま10分ほど横になっていました.以前から自分でもお臍の周りを温めるなど,いろいろ試していたのですが,これほどの効果があったのははじめての経験です.不思議ですね.」とのことであった.

私がこの患者に指示したのは「天・地・人-八虚治療」という方法である.

四関が八虚のことを指すことは前述した.
『霊枢』九鍼十二原篇第一に「五藏に六府あり.六府に十二原あり.十二原は四関に出づ.四関は、五藏を治するを主る.」[2],

『霊枢』邪客篇第七十一に「肺心に邪あれば,其の気両肘に留まる.肝に邪あれば,其の気は両腋に留まる.脾に邪あれば,其の気両髀に留まる.腎に邪あれば,其の気両膕に留まる.」[2]とある.これらの記述により,私はこの八虚(四関)による五臓の疾患の診断と治療法を確立し,

「天・地・人−八虚治療」と名づけている．

便宜上，私は八虚を温める場合にはホットパックなどの温湿布，冷やす必要がある場合には冷湿布を使用している．

『史記』（司馬遷：紀元前135年頃）にすでに「八虚治療」とみられる治療法の記載がある．

治療の歴史上，もっとも古いツボ（三陽五会）が登場する扁鵲倉公列伝第四十五の一節である．

「扁鵲乃ち弟子子陽をして鍼を厲ぎ石を砥がしめ，以て外の三陽・五會を取る．間く有りて，太子蘇る．乃ち子豹をして五分の熨を為り，八減の齊を以て，和して之を煮しめ，以て更々兩の脇下を熨す（扁鵲はそこで弟子の子陽に鍼石を磨かせて，その針で体の外部にある三陽・五会の腧穴を刺した．しばらくすると，太子は蘇生した．そこで扁鵲は弟子の子豹に通常の半分の量の膏薬を作り，通常の八割の調合剤をまぜて煮つめさせ，それを太子の両方の脇の下に貼布して温めた）」[99]とある．

ここでは，八虚に温湿布を用いている．

ちなみに，『素問』五蔵生成篇 第十には，八虚などの大谷や小谿は衛気が滞り場所であると同時に，邪気に侵襲されやすい部位であるという記載に続いて，治療法として「鍼石縁りて之を去る」とある．この「縁」は「因」あるいは「循」の字として解釈[6]されている．

私は八虚の部位（肘窩部・腋窩部・鼠径部・膝窩部）が刺鍼はもとより温湿布にも適している部位であることから，『黄帝内経』（『素問』・『霊枢』）の時代の鍼石治療は，単に鍼を刺すということだけでなく，温湿布なども含んでいたのではないかと推測している．

あるいは，古代人達も真夏の河原などで，太陽に焼けた石を温めたい部位に当ててみると，思いのほか気持ちがよかったなどという経験から，石を焼く，炊くなどして温める方法を考えついたのかもしれない．

臨床上の現象や治療効果に照らし合わせて

表 4-1　『霊枢』邪客篇を利用した「天・地・人−八虚治療」

邪を受けた臓	八虚	おもな診断・治療穴
肺	肘窩部・肘関節	尺沢
心	肘窩部・肘関節	曲沢
肝	腋窩部・肩関節	極泉
脾	鼠径部・股関節	気街・衝門
腎	膝窩部・膝関節	陰谷・委中

も，『黄帝内経』（『素問』・『霊枢』）の鍼石治療は，単に刺絡により血を去る処置だけを指しているのではないと考えられるのである．

「天・地・人−八虚治療」はもっともシンプルな「天・地・人治療」における「気街システム」の1つであり，肘（肘関節：肘窩部）・腋（腋窩部）・髀（股関節：鼠径部）・膕（膝窩部）の四肢の大関節部のみで五臓の診断と治療を行うことができる便利な方法である（表4-1）．

診断・治療穴は，肝経を例外として，おもに対象とする臓が属している経脈上の経穴と八虚の交点にある経穴を使う．

これら八虚は四肢の運動の要となる部位であり，ここに異常が起きると運動障害が生じる．その障害された八虚の関節から，変動経絡（異常経絡）が検索できる．五臓と相関する八虚の部位は，その臓の三焦（上焦・中焦・下焦）での位置と対応する（図4-5）．

第1章で紹介した簡単体験は，感冒の初期などのさいによくみられる肺が邪を受けた場合を想定した肺の「天・地・人−八虚治療」例である．

1）「天・地・人−八虚治療」の運用例

いわゆる五十肩の患者を例にとると，肩関節の障害であることから，極泉穴を治療穴とすると同時に，変動経絡として肝経を選ぶことができる．五十肩の患者に対し，極泉穴が効果を発揮し，曲泉穴や急脈穴の処置で著効がみられるのはこのシステムが機能したときである．またこの場合，肝経の陰陽表裏の関係にある胆経に

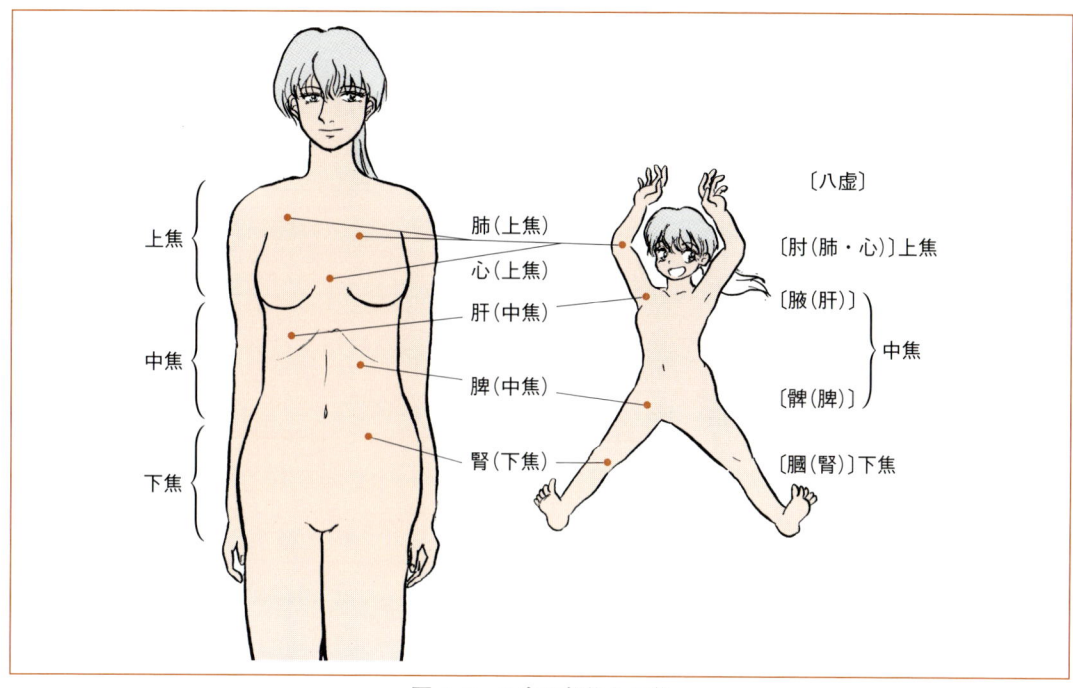

図4-5　八虚の部位と三焦

寒熱の波及が起こりやすいことから，肝経と胆経の一対治療を考慮する必要があることが多い．

また，「天・地・人-八虚治療」は「変動経絡検索法（VAMFIT）」と併用することにより，確かな効果が得られる．

膝の屈伸時に膝の内側に痛みを訴える膝関節痛を例にあげてみよう．膝における痛みの部位が何経の流注部位であるかを診断する．VAMFITでは患者の愁訴部位が明確な場合，その部位を通過する経絡を変動経絡とするからである．明確でない場合は頸入穴を診断すればよい[15]．ここでは脾経であったとしよう．最初に，膝関節という部位は腎の八虚であることから陰谷穴（腎経），委中穴（膀胱経）付近にある硬結や緊張を取ってしまう．

腹臥位の患者に対して，足首の下にタオルを丸めて置くなどして，膝関節をやや屈曲させた状態で，これらの穴に単刺法，雀啄法などの施術を，適宜行った後，鍼孔をしっかり閉じて後揉法を念入りに施す．なお，委中穴の硬結は膝

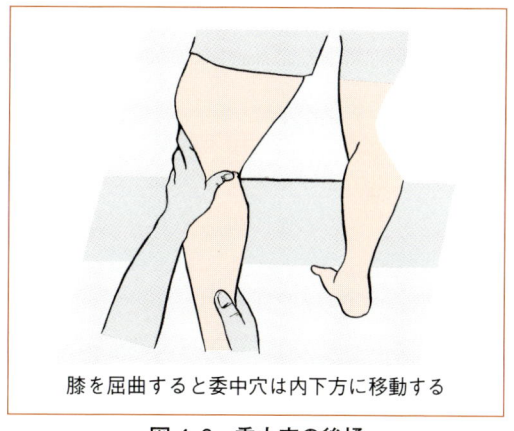

膝を屈曲すると委中穴は内下方に移動する

図4-6　委中穴の後揉

屈曲位では正規の部位からやや内下方に移動することに注意したい（図4-6）．

これだけでも，膝の屈伸時の痛みが軽減したり，可動域が増大したりする（図4-7）．次に考えることは変動を起こしている脾経が属する脾の八虚である．鼠径部，股関節部の反応穴を検索することになる．気街，衝門穴はかならず

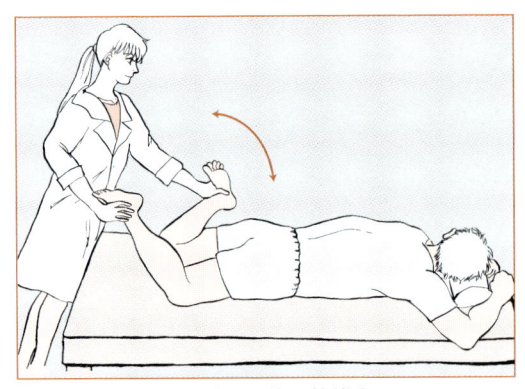

図4-7 膝の屈伸の状態をみる

施術する．効果の判定はしっかり行い，それでも満足な効果が得られないならば，脾経上での頸入穴を含むVAMFIT刺鍼を行っていく．脾経，胃経上の膝関節周囲部での反応穴の施術は最後に行う．これは局所治療になってしまうからである．この施術のどの過程においても，愁訴が消失，あるいは満足な軽減が認められた時点で，治療を終了しなければならないのは当然である．また，急性症状以外の場合は八虚の部位をホットパックなどで温めることで治療効果をあげることができる．

この八虚と五臓の運用関係は双方向性で，邪を受けている五臓が検索できれば，ただちに施術すべき八虚がわかる．病証によっては邪を受けている五臓が明らかなこともある．血流，体温，自律神経に大きく影響する部位として八虚が冷却により急激に体温を下げて熱中症の救急処置に有効部位であることは前述したが，逆に冷えた身体を効率よく温めたい場合にも有効であることは当然である．先に述べた腹痛患者の話は，特別な症例ではなく，日常の臨床のなかでよくみられる脾の八虚治療の例である．

他の臓の八虚治療についても同様であるが，念のため標準的な八虚の温補による治療例をあげておくことにする．このような「八虚」への温補処置のみでも，愁訴の劇的な緩解がみられることがよくある．また，全身を温める「気街」部位としては人迎穴を中心とした頸部がもっとも効率的であることを付け加えておきたい．

なお，患者には家庭でできる方法を指導しておくとよい．最近では家庭用のホットパック（密封包装のまま電子レンジで温めることができるもの）が市販されている．タオルを熱湯に浸し，火傷しないように注意しながら軽く絞り，ビニール袋に入れたものでもホットパックの代用になる（ビニール袋に密封することで，保温時間が延長する．タオルのままだと急速に冷めてしまう）．500ml〜2lのペットボトルに適温（少し熱いほうがよい）の温水を入れたものでもよい．それらをいずれもタオルで包み，温度調節をする．

2）「天・地・人−八虚"肺"治療」例

第1章での簡単体験はこの例を紹介したので，この効果を実感していただいた読者も多いと思う（図1-5）．

風邪のひき始めで咽喉が痛いときなどで，肺に邪が侵入している場合，肘窩部に少し熱めの温罨法を行うと思いのほか気持ちがよいものである．"快"という感覚とはその刺激が"今の自分の身体にとってよい刺激であること"を本能的に感じ取った感覚であると考えられる．気持ちがよいという刺激が身体を治癒に導くのである．

患者が唾液の嚥下時に訴える咽喉痛などの愁訴が，この施術直後には痛みがまったく消失している．

3）「天・地・人−八虚"腎"治療」例

夜間の多尿，性機能の低下などの自覚があるときや，腰から下が冷えて痛むときなど，腎に邪が侵入している場合は，膝窩部に少し熱めの温罨法（図4-8）を行うだけでも，症状の緩解が期待できる．鍼灸臨床に当たってはこの処置を施したまま，本治法や腹部や背部への施術を行うことができる（図4-9）．

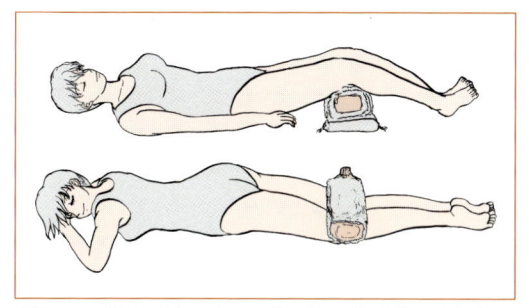

図 4-8 「天・地・人−八虚"腎"治療」の例（1）

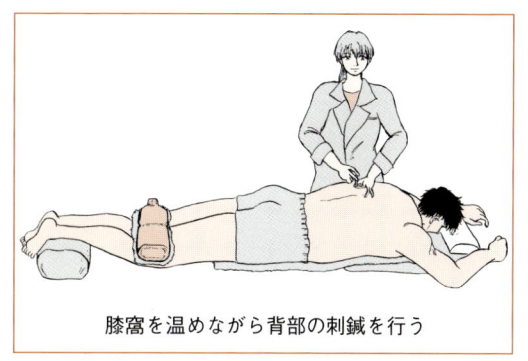

膝窩を温めながら背部の刺鍼を行う

図 4-9 「天・地・人−八虚"腎"治療」の例（2）

4）肝虚証の「天・地・人−八虚治療」例

『難経』六十九難のように母経と子経が同時に虚している場合にも，その対応部位を同時に温めることで本治法的な効果を望める．

たとえば肝虚証（肝と腎の両虚）で，腎と肝の調節が必要な場合は，膝窩部と腋窩部を同時に温罨法するとよい．肩こり，肩甲骨内縁のひきつれ，腰痛などという愁訴の緩解が実感できるはずである．

5）「刺熱穴」との併用

私は『素問』刺熱篇 第三十二「熱病気穴，三椎下間，主胸中熱，四椎下間，主鬲中熱，五椎下間，主肝熱，六椎下間，主脾熱，七椎下間，主腎熱．栄在骶也．項上三椎陥者中也」にもとづいて「刺熱穴」の診断と治療法を提唱している[15]．

従来の大椎穴は刺熱穴でいうと第 7 頸椎下の腎熱穴に当たるが，感冒などの発熱時には「刺熱穴」すなわち，第 2 頸椎から第 7 頸椎下までの間に出現する圧痛点への刺鍼と施灸が，発熱時の主訴緩解と解熱に著効をあげる．

感冒の初期時などは，後頸部から上背部に掌を当ててみると冷えていることがわかる．このような場合には，「八虚治療」の施術と併用して，「気街」としての後頸部に温罨法を施して，発汗を促すとよい．

4. 四支八谿を包含した「天・地・人−八虚治療」

前述した「四支八谿とは肘と手関節，膝と足関節のことで，合計すると 8 か所あるので八谿とよぶ」[6]という石田秀実氏達の解説では八谿は八虚とは異なる部位のように思えるかもしれない．しかし，『類経』（張介賓・1624 年）には「四支者．両手両足也．八谿者．手有肘與腋．足有胯與膕也」[92]とある．

四支とは両手両足（ここでは四肢，上肢・下肢の意）であり，八谿とは手（上肢）にある肘と腋，および足（下肢）にある胯と膕であると説いているのだ．

すなわち『類経』の説では，八谿とは肘関節，腋窩部，膝関節，股関節のことであり，八虚のことになる．八谿が八虚と同一部位であると考えると，「八虚治療」に四支八谿を包含することができる．また，そうすることで，「八虚治療」のシステムとしての完成度が高まる．

そのためには最初に，このシステムのなかで脈，髄，筋，血，気がおのおのいずれの臓に属するのかを決定することが課題となる．

『素問』五蔵生成篇 第十に「諸脈なる者は皆目に属す．諸髄なる者は皆脳に属す．諸筋なる者は皆節に属す．諸血なる者は皆心に属す．諸気なる者は皆肺に属す．此れ四支八谿の朝夕なり」[1]とあることから，諸脈→目，諸髄→脳，

表 4-2 『素問』五蔵生成篇と八虚

五決	治療部位	五臓	八虚
諸脈	目	脾	鼠径部・股関節
諸髄	脳	腎	膝窩部・膝関節
諸筋	節	肝	腋窩部・肩関節
諸血	心	心	肘窩部・肘関節
諸気	肺	肺	肘窩部・肘関節

諸筋→節，諸血→心，諸気→肺が関連することがわかる（表4-2）．

ここでは直接に関連する五臓として心と肺があげられていることから，残りの三臓も配当されるはずだと考えられる．"髄"は"腎"，"筋"は"肝"という関係はすんなりと理解できるだろう．残ったのは"脈"であるが，"脈"の配当については慎重を要する．"脈"は"心"，あるいは"目"は"肝"と考えるのは早計である．なぜなら，ここでは"血"は"心"，"筋"は"肝"という配当は崩せない．そうであれば，五臓のうち，残った"脾"が当てはまると考えるのが自然と思われる．そのためには，ここでいう"脈"は血脈という器官を指すものではなく，"諸脈"すなわち，"すべての十二経脈"という意であると考えなくてはならない．

『素問』五蔵生成篇 第十の「諸脈なる者は皆目に属す」[1)]とあるように，十二経脈すべてが目を循行しているのであるから，睛明穴や攢竹穴など目の周囲にある穴，あるいは目に関係する部位を治療することにより，経脈の歪をとることができることになる．

この"諸脈"には「十二経の海」，「経脈の海」，「五臓六腑の海」であるのは脾経の公孫穴を宗穴にもつ衝脈であることや，同じく「五臓六腑の海」である胃の表裏であることからも，"脾"を対応させることが自然であろう．このように五決の五臓配当が決まることで「八虚治療」の一部としての実践的な運用が可能となる．

また，目，脳，節などの治療部位は「気街システム」と共通したものであることから，後述する「気街システム」と組み合わせると実践的

目は「上部」における「天」と「人」の境界部にある重要部位である

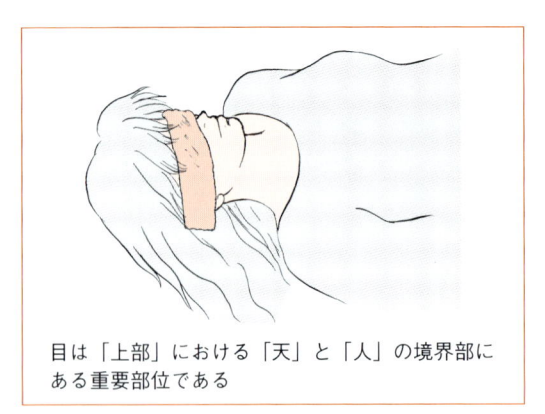

図 4-10 目の温罨法により諸脈を整える

な運用ができる．

ここでは，脾を調えるとともに"諸脈（すべての十二経脈）"の歪みをとるという"目"を治療部位にする方法を記しておくことにする．

この方法は，どんな疾患にも有効な万能健康法であり，ほかのあらゆる治療法とも併用できるので，至便このうえない．

目の周囲には血管が発達しているが，これを刺激することが全身にもよい影響を及ぼすのだ．目は「上部」における「天」と「人」の境界部にあたり，その調整も兼ねている．

熱い蒸しタオル（熱湯で絞ったものでも可）を折りたたんで，耳に届くくらいの長さにしたものを，目の上に乗せて温める（図4-10）．冷めてきたら，取り替える．これを5～6回繰り返すことで，目が明るくクリアになると同時に，全身が楽になることが実感できるだろう．目の充血が強く，目が熱っぽい人などで，目を冷やす方が気持ちがよいという場合はその要望に応じた方がよいだろうが，その場合も冷・温の交代罨法が効果的なことが多い．

このような目の周囲の異常と身体全体の不調との関係は，現代医学の研究者の間でも注目されてきている．近年，形成外科の権威，信州大学医学部の松尾清教授によって，さがりまぶたを治すと体の不調がよくなるという理論が唱え

られ，多くの研究者や臨床医によって追試されている．

松尾教授は，眼瞼下垂症が肩こりや頭痛のほか，原因不明の体調不良，便秘，不眠，うつ病，手足の冷えなどを引き起こすということを，神経生理学的な分析から説明している[100, 101]．挙筋腱膜の下にあって，眼瞼を挙げる筋肉（上眼瞼挙筋）と瞼板をつなぐミュラー筋は，交感神経の刺激で収縮するが，同時に交感神経のスイッチにもなっている．交感神経の緊張は肩や背中の筋肉の緊張を引き起こしていくという．

さて，ついでながら，もうひとつの「上部」における「節」の調整の紹介もしておく．

「上部」における「人」と「地」の境界部は口があるが，この部位での歪みが全身に影響を与えることが知られている．

最近の歯科領域では，咬合の異常が多種多様な全身症状として出現することが認識されている．この咬合の異常から起こる不定愁訴症状は大阪大学名誉教授の丸山剛郎歯学博士によって「咬合異常関連症候群」と名付けられ，歯科臨床のなかで経験的に実証されてきた．この新しい咬合の概念は丸山氏らによって，基礎的，臨床的考察がなされ，検査・診断・治療システムとして体系化されている[102, 103]．

ひどい咬合異常の場合や専門的処置が必要な場合は，歯科専門医に任さなければならないのは当然である．しかし，程度の軽いものであれば，咬合の異常によって起こってくる頭位の変位，頸椎～脊柱全体の歪み，頭頸部の筋や軟部組織の緊張や機能不全，血行障害，代謝障害などに対し，この顔面部の「人」と「地」の境界部の周囲からの鍼灸，あるいは手技による調整によって治療効果をあげることができる．鍼灸院を訪れる顎関節症の患者が増えているのも，鍼灸治療に対する期待が大きいからである．

具体的には，口の開閉に関係する顎関節部や咀嚼筋部への施術を中心に行う．とくに顎関節部には上から順に耳門穴（三焦経），聴宮穴（小腸経），聴会穴（胆経）が上（天）・中（人）・下（地）と並ぶが，この部位にはこれらの経穴所属の経絡だけでなく，大腸経の絡脈，胃経の経脈，膀胱経の経脈が流れている．

大腸経の絡脈は「曲頬に上りて歯に偏す．其の別れたる者は，耳に入り宗脈に合す」[2]，

胃経の経脈は「大迎に出で，頬車を循り，耳前に上り，客主人過ぎり，髪際を循り，額顱に至る」[2]，

膀胱経の経脈は「巓より耳の上角に至る」[2]の流注をもつ．

つまり，すべての陽経が耳前にある顎関節部を支配していることになる．さらに，多くの陽経筋の流注とも関連することから，私たちはこの顎関節部の調整が，目の周囲の施術と並ぶ，顔面部における「天・地・人 治療」の主要手技の1つとして位置付けている（図4-11）．いずれの場合も，反応や咀嚼筋の緊張の左右差（図4-12）を考慮しながら，施術していくことになる．耳門穴，聴宮穴，聴会穴の反応を確認して行うおのおのの穴への施術により，全身の多くの愁訴に対応することができる．また，後に述べる柳谷『（実験実証）秘方一本鍼伝書』における顔面部の「天・地・人 治療」を適用してもよい．

さて，軽いものであれば，この咬合の歪みを，患者が自分自身で簡単に調整できる方法がある．

仰臥位で箸などを歯に挟んで，咬筋の力をまったく抜いた状態で，20分程度安静にしているだけで，全身のあらゆる愁訴が軽減するのである．顎が閉じた状態ではどうしても咀嚼筋の緊張が起こるが，箸をくわえることにより軽く口を開けた状態にすることで，この緊張が抜ける（図4-13）．このとき，枕が患者のもっとも楽な高さになるように調整しておくことも大切である．額と顎の位置が水平になるようにしたときがよいことが多い．

この方法は目の蒸しタオル療法と同様に，全

102　第4章　「天・地・人-気街治療」

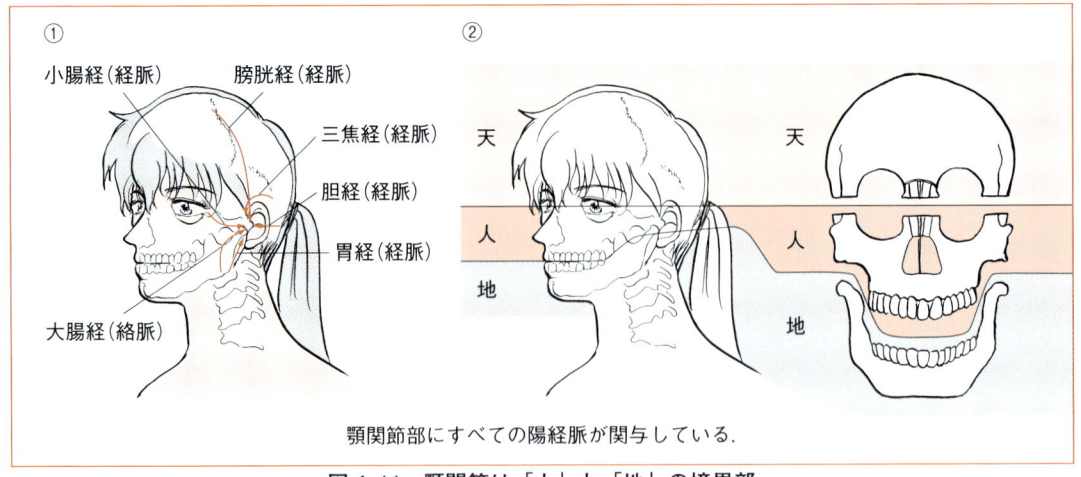

図4-11　顎関節は「人」と「地」の境界部

① 小腸経（経脈）, 膀胱経（経脈）, 三焦経（経脈）, 胆経（経脈）, 胃経（経脈）, 大腸経（絡脈）

顎関節部にすべての陽経脈が関与している．

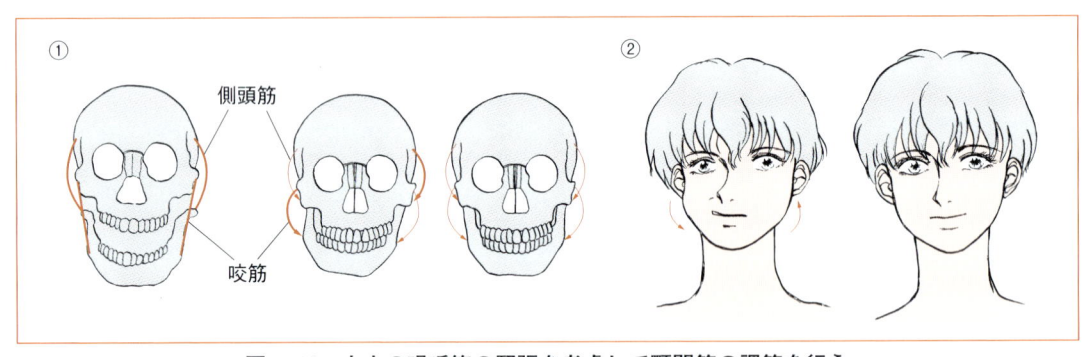

図4-12　左右の咀嚼筋の緊張を考慮して顎関節の調節を行う

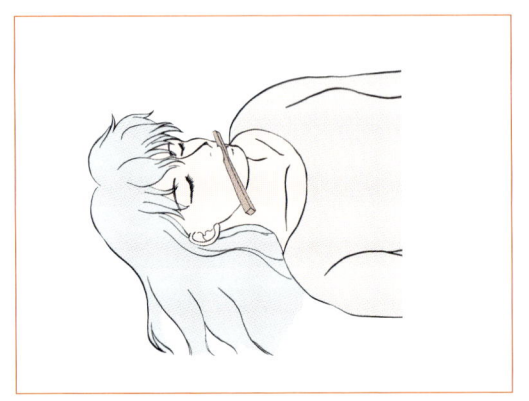

① 側頭筋, 咬筋

図4-13　口は「上部」における「人」と「地」の境界部

身調整として効果があり，この処理だけでも，頭痛，鼻炎，耳鳴り，肩こり，五十肩，手足のしびれや痛み，心悸亢進，便秘，下痢，腰痛，生理不順などさまざまな症状が緩和することがある．しかもほかの治療法と同時に併用することもでき，仰臥位での鍼灸施術の時間を利用して行うことが可能である．

なお，この抜箸後，顎関節部にあたる耳門穴，聴宮穴，聴会穴のなかから反応の左右差の大きい穴を選んで，力度を加減しながら，指頭で揉み込んでおくと，相乗的な効果が得られる．

5.「節」とは「気街」（天・地・人の連結部）のことである

『素問』調経論篇第六十二，『霊枢』九鍼十二原篇第一，『霊枢』邪客篇第七十一などでは全身にある経穴（ツボ）のことを表記する場合，「三百六十五節」という語句を使用している．

『素問』六節蔵象論篇第九にも「計るに人も

また三百六十五節ありて，以て天地となりて久し」と天地と人の相互関係に言及するさいに「三百六十五節」を使っている．ここでの「節」は「腧穴」を指している[6]と一般には考えられているが，『類経図翼』では「骨節」のことであるという説を唱えている[95]．しかし，「節」とは経穴を含めた称号であることは確かではあるが，「節」がそのままイコール「経穴（ツボ）」ということではない．ましてや「節」イコール「関節」ということでももちろんない．

『霊枢』九鍼十二原篇第一には「二十七気，行く所は，皆五臓に在るなり．節の交は，三百六十五会．其の要を知る者は，一言にして終る．其の要を知らざる者は，流れ散じて窮まりなし．節と言ふ所の者は，神気の遊行出入する所なり．皮肉筋骨にはあらざるなり」[2]と，"節"が脈気の流行出入する場所であり，その"節の交"について精通することが治療家にとっては大切なことであることが強調されている．

この"節の交"について石田氏らは，「人体の関節どうしが出会っている間隙のことである．これらの間隙は三百六十五あって，経脈中の気血がおのおの部分を潤している結節点である」[7]と注釈しているが，人体の関節部だけに経穴があるわけではないので，ここの"節"は神気の遊行出入する「気街」を指しているものと考えるべきであろう．

このことは「節」という字義に込められた意図からも汲み取ることができる．『字統』に，「節」は「〔説文解字〕に"竹の約（ふし）なり"とあり，屈曲し結節するところをいう．」[75]とある．

『広辞苑』[104]でも，「竹・葦などの茎の，間をおいて隔てをなしている所」，「樹幹の枝のつけ根の所」，「動物の骨のつがいめ．関節」，「物事のくぎれ目」，「（心がとまるような）点．箇所」とある．

人間の身体を竹にみたてた場合，竹の「節」に相当する所は，全体では頭と胸，胸と腹，腹と下肢の境界であり，下肢だけみると各関節である．いずれにしても，「くぎれ目」とは「天」「地」「人」の境界部のことである．この「節」は「気街」であり，この部が「関節」であったり，「経穴」であったりするというわけなのである．

ここでいう「気街」とは，気の往来する通路である要所，人体の「天」「地」「人」それぞれの節目，連結部，境界部のことにほかならない．この「気街」のうち，とくに重要なものに四関，八虚，谿谷，四支八谿，大谷十二分があり，人体中の大きな関節部でもあるこれらの部位は，すべて門を閉じて要所を守る関門として特別な機能を有しているのである．

大宇宙に対応する宇宙としての人間は多くのパーツから成り立っている．そのすべてのパーツが小宇宙であるので「節」，「気街」は大きなものから小さなものまで無限に存在することになる（たとえば人体を構成する袋，「天」「地」「人」は，三焦のような大きなものから，小指の基節部のような小さなものまである）が，この「節」と「経絡」との交点が"節の交"であり，治療点，診断点，いわゆる経穴（ツボ）なのだ．この経穴（ツボ）が天人相関説に則って，年日数三百六十五に数合わせがなされ，「三百六十五節」と名づけられたものである．すなわち，広義に解釈すると，東洋医学でいう経穴（ツボ）とは，縦割りの「経絡系統」と横切りの「天・地・人」の交点のことであると考えられるのである．

なお，『素問』鍼解篇第五十四，『霊枢』邪気蔵府病形篇第四などでは，「三百六十五節」ではなく，「三百六十五絡」という表記を用いている．ここで述べた「節」の横切りとしての性質は，「絡」という表記にも通じる．なぜなら，『霊枢』脈度篇第十七に「経脈を裏と為し，支れて横する者を絡と為し，絡の分るる者を孫と為す」[2]とあるように，「絡」には経脈と経脈を横につなぐ連絡路という性質があるからである．

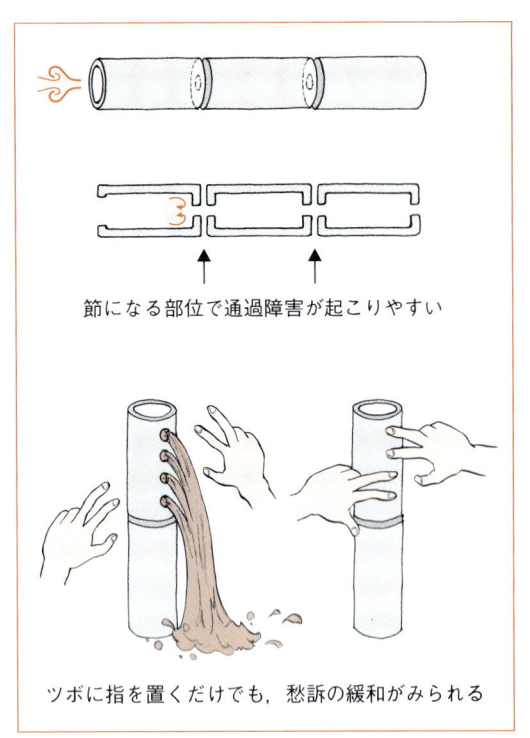

節になる部位で通過障害が起こりやすい

ツボに指を置くだけでも，愁訴の緩和がみられる

図4-14　「節」がある部位は気血の循りがわるくなっている

6.「節」において気血が滞る

人体を流れる気血の流れは一定ではない．身体の中で気血の流れが滞りやすい部位も当然のことながら存在する．その部位が「節」である．「節」は関所として要所を守る関門である．邪気の侵入から身体を守る門戸であるということは同時に，衛気の循行も留まりやすく，正気の通過障害をひき起こしやすいことになる．

たとえば，竹の筒の中を水が流れるためには，どうしても竹の「節」が邪魔になる．この「節」に穴を開けるなりして，「節」での通過障害を除かなければならない．竹の「節」と同様に，人体でも「節」がある部位は気血の循りがわるくなっていることは容易に想像できる（図4-14）．

古代中国人はこの人体における「節」の部位が気血の循行異常を起こすことに着目して，そこに施術を加えることによってその障害を除くことを発見したのであろう．その大きな「節」が四関や八虚という大関節であり，人体の上部，中部，下部の境界部である．小さいものは経穴と呼ばれるものである．これらの部位の発現様式も大きなポイントから小さなスポットまで，その面積や深度が多様である．

治療ではこれらの部位や経穴の発現様式に対応した刺鍼手技を運用しなければならないし，施術方式も患者の身体が必要としているものを選択しなければならない．

第3章で述べた蹻脈系・維脈系の治療で，肩の高さ（「上部」と「中部」の境界部）にあるおのおのの治療穴群を一度に施術することは，その「気街」での気の異常個所を同時に治療する必要があるからなのである（図1-3）．

7. 人体の「天・地・人」と「上部・中部・下部」

「気街」とは，人体の「天」・「地」・「人」おのおのの袋状のブロックと，その境界部にあたる「節」のことであることを述べてきた．では，人体における「天」・「地」・「人」の境界部をどこに定めればよいのであろうか．「天・地・人」を治療システムとして臨床で活用するためには，この部分を明確にする必要がある．

『素問』三部九候論篇第二十に「天地の至数は一に始まり，九に終わる．一なる者は天，二なる者は地，三なる者は人なり．因りてこれを三にす．三三なる者は九，以て九野に応ず．故に人に三部あり，部に三候あり．以て死生を決し，以て百病を処し，以て虚実を調え，邪疾を除く．帝曰く，何を三部と謂うか．岐伯曰く，下部あり，中部あり，上部あり，部に各々三候あり．三候なる者は天あり，地あり，人あるなり．必ず指して之を導けば，乃ち以て真と為す」[1]，また『素問』離合真邪論篇第二十七に

「審らに三部九候の盛虚を捫循(もんじゅん)して之を謂う．其の左右，上下の相い失し及び相い減する者を察し，其の病の臓を審らかにし，以て之を期す．三部を知らざる者は，陰陽を別かたず，天地分かたず．地を以て地を候い，天を以て天を候い，人を以て人を候う．之を中府に調え以て三部を定める．故に曰く，刺すに三部九候の病脈の処を知らざれば，大過あり，且つ至ると雖も，工禁ずること能わざるなり」[1]と記されている．

このように『素問』では人体を3分割した「天・地・人」のおのおのをさらに3分割して「天・地・人」としている．私たちは言葉の煩雑さを避けるために前者を「上・中・下」，後者を「天・地・人」と呼ぶことにしている．

『素問』では，頭部の動脈の拍動部（両額・両頬・耳前）を「上部」，手の経絡（肺経・心経・大腸経）を「中部」，足の経絡（肝経・脾胃経・腎経）を「下部」に配当しているが，「中部」にあるのは上肢だけではないことを理解しなければならない．「上部」が頭部，「下部」が下肢ということから，その間に位置する体幹が「中部」であることは当然である．

晋の太医令であった王叔和がまとめた『脈経』の巻之四弁三部九候脈証第一には「経に言う，所謂三部とは寸，関，尺なり，九候とは，毎部の中に天，地，人あるなり，上部は胸より以上，頭にいたるを主候す，中部は膈より以下，気街にいたるを主候す．下部は気街より以下，足にいたるを主候す」[105]とある．

また同じ篇に「臍以上は陽なり，天にのっとる，臍以下は陰なり，地にのっとる，臍を中関となす．頭を天となし，足を地となす」[105]とある．

さらに，『難経集注』（巻二）では「虞曰三部法三才．故有天地人三部之中亦各有天地人．因而成九上部天以候頭角．上部之人以候耳目．上部之地以候口歯．中部之天以候肺．中部之人以候心．中部之地以候胸中之気．下部之天以候肝．下部之人以候脾胃．下部之地以候腎．故曰三部九候也」[3]と，人体を上部（頭部）・中部（胸部）・下部（腹部）に大分割し，そのおのおのを「天・地・人」に3分割している．

これらの古書物の記述間で，「上部・中部・下部（天・地・人）」の境界線の一致はみられないが，この矛盾と境界線が曖昧であることに意味があるのかもしれない．すなわち，さまざまな境界線の引き方が提示されているが，そのどれもが正しいものと考えてはどうであろうか．

しかし，その曖昧さを受け入れるにしても，基本となる人体における「天・地・人」3分割の境界線が決定していなくては，「天・地・人」を治療システムとして臨床に運用することはできない．

私は，上記の古典の記述と，後述する『黄帝内経』（『素問』・『霊枢』），および『難経』の各篇に提示されている「気街治療システム」を整理すると同時に，日々の臨床のなかで追試を重ねることによって，以下のように「天・地・人」の境界を定めている．

古典の記述の共通性，整合性を重視すると，頭頸部を「上部（天）」，鼠径部から下，すなわち下肢部を「下部（地）」，その中間にある体幹を「中部（人）」ということになる．

人の身体を「上部（鎖骨より上）・中部（鎖骨から鼠径部）・下部（鼠径部から下）」に大きく3分割し，その「上部」をまた天（目より上）・地（口から下）・人（目から口）に，「中部」を天（鎖骨から横隔膜＝胸部）・地（臍の高さから下＝下腹部）・人（横隔膜から臍の高さ＝上腹部）に，「下部」を天（膝関節より上＝大腿部）・地（足関節から下＝足部）・人（膝関節から足関節＝下腿部）と3部おのおのをさらに3分割することができる．3部を3つに分けるので合計9分割になり，三部九候理論となっていく（図4-15）．

ちなみに，この上部である顔面での3分割は，発生学における顔面隆起の形成とも一致してい

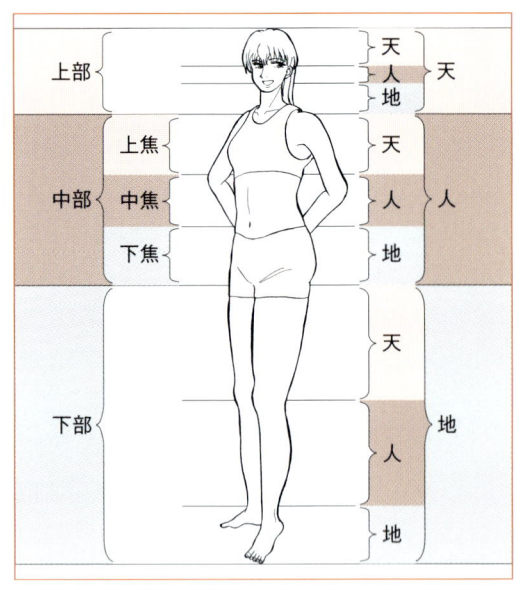

図 4-15　著者が運用する三部九候による分割

る（図 4-16）[106]．下部である下肢の 3 分割についても同様である（図 4-17）[107]．

　胚には外胚葉，内胚葉の 2 層が生じ，さらに中胚葉が生じる．この 3 つの胚葉から人間を構成する組織や器官の主要部分が分化していくわけだから，もともと人間は発生の初期から 3 分割で始まるのである．それだけでなく，成熟した人体のどの部分も 3 分割されていることがわかるだろう．

　このように，人体はすべて 3 分割（「天」・「地」・「人」）を基本に構成されているのだ．顔面を例にとってみても，三叉神経が眼神経（V_1：目より上の領域を支配），上顎神経（V_2：目から口唇までの領域を支配），下顎神経（V_3：口唇から下の領域を支配）の 3 枝に分岐して，顔面の知覚の支配を 3 領域に分割している．また，上肢を例にしてみれば，上腕・前腕・手に 3 分割，手は手根骨・中手骨・指骨に 3 分割，さらに，指骨は基節骨・中節骨・末節骨に 3 分割されていく．

　このような人体における 3 分割を天・地・人と考え，そのおのおのを対応させることが

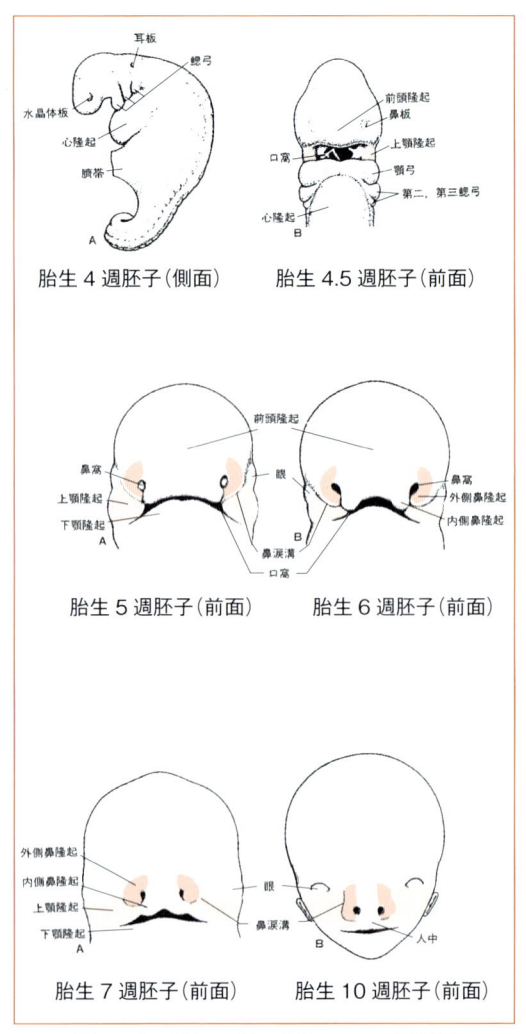

図 4-16　胎生 7 週，胎生 4 〜 10 週胚子
〔Moore.Persaud： The Developing Human –Clinically Oriented Embryology, Seventh Edition, Saunders, Philadelphia, Pennsylvania U.S.A, 2003（Moore.Persaud 著，瀬口春道 小林俊博 Eva Garcia del Saz 訳，ムーア人体発生学，第 7 版，医歯薬出版，2007, 243-244）〕

「天・地・人 治療」のシステムの原則の 1 つなのである．ここでは，身体のどの部位における「天」も他のすべての「天」と連関していることになる．この相関関係は「地」についても，「人」についても同様である．

　ただし，逆に「天」を「地」に，「地」を「天」に倒立にして対応させる場合もある．そのために，上肢や下肢については天・地が逆になって

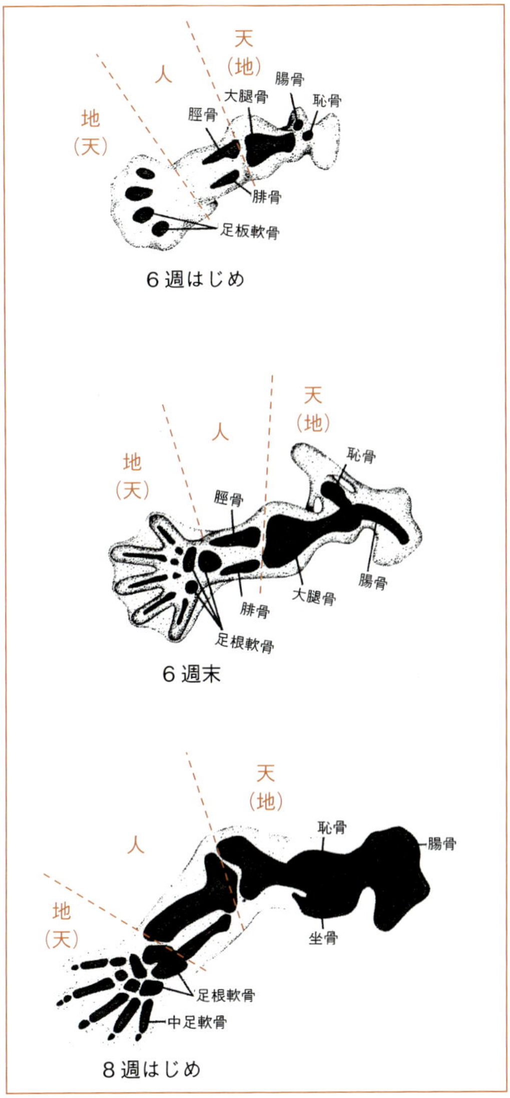

この「天・地・人 治療」システムの原則を発展させることで，耳鍼法などのシステムに代表されるような，部分は全体として治療し，全体は部分として治療することが可能となる．

人間は気の存在であることから，身体のあらゆる部位にある気は同一のものである．その気は人間のどんな小さな部位にも共通している．換言すれば，人体全体を天・地・人に分割すると，またおのおのの天・地・人のなかに天・地・人が，またそのおのおののなかに天・地・人が存在するというふうにこの3分割はかぎりなく続いていくので，人体の中に無限に天・地・人が存在することになる．そのすべてがおのおの感応し，身体全体の縮図になることから治療パターンは無限に広がっていく．古典の分割が矛盾だらけに思えたのはこの境界線の多様性のためである．

8.「天・地・人」と三焦

人の身体は「上部（鎖骨より上）・中部（鎖骨から鼠径部）・下部（鼠径部から下）」に大きく3分割されるが，「中部」=体幹は天（鎖骨から横隔膜=胸部）・地（臍の高さから下=下腹部）・人（横隔膜から臍の高さ=上腹部）に分割された．すでにお気付きの方もいるだろうが，この分割が三焦における上焦・中焦・下焦の3分割そのものである．すなわち，この「中部」=体幹が五臓六腑の入れ物であることをとくに意識したとき，三焦と呼ぶのである．『霊枢』衛気篇第五十二では体幹を上下の陰陽で2分割して胸と腹に区分しているが，体幹を三才観から天・地・人に3分割して胸・上腹・下腹に区分したものが三焦である．よって，三焦は従来いわれているような人の身体全体を3分割したものではなく，「上部・下部・中部（天・地・人）」のうちの「中部（人）」を3分割したものであると考えなければならない．

図4-17 胎生6〜8週はじめの胚子における軟骨原型を示す模式図
〔T.W.Sadler : Langman's Medical Embryology (Fifth Edition), Williams & Wilkins, Baltimore U.S.A, 1985 (T.W.Sadler著，沢野十蔵訳，ラングマン人体発生学―正常と異常，第5版，医歯薬出版，1987, 131-132)〕
※引用にあたって，色文字と色破線は著者（木戸）が加筆した

いる説が出現してくる．痔に対して百会の灸が奏功するのもこの原理による．これらのことは「上は下に取り，下は上に取る」や「左は右に，右は左に取る」などの原則にも通底しているのである．

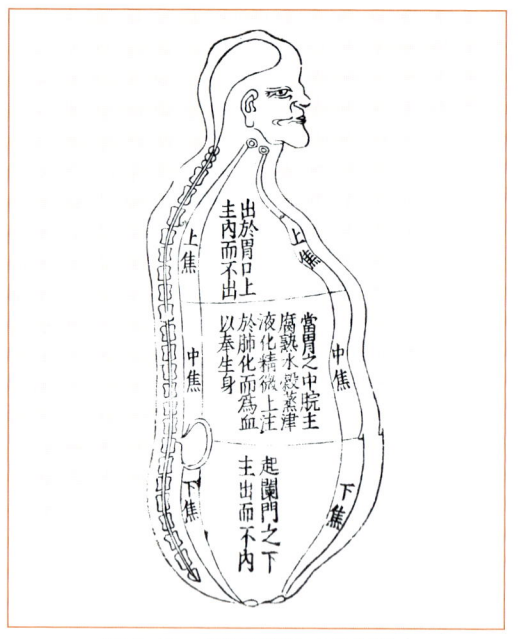

図 4-18 『類経図翼』の三焦腑図

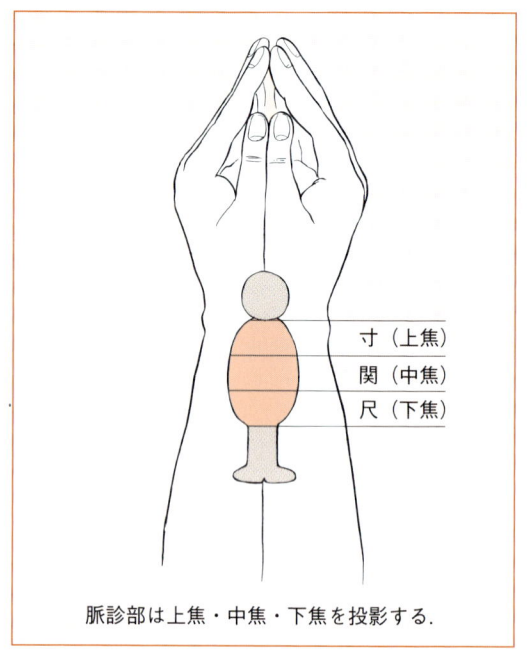

図 4-19 脈診部位は上焦，中焦，下焦を投影する
〔木戸正雄：変動経絡検索法（VAMFITT），医歯薬出版，2003 より〕

　このことは『類経図翼』[95]の三焦腑図（図4-18）をみても明らかである．三焦のなかに五臓六腑すべてが収納されていて，上焦に肺と心，中焦に脾胃と肝胆，下焦には腎と膀胱が納められている．すべての五臓六腑が三焦に包含されることから，「中部（人）」＝「三焦」は「天・地・人」のなかでも特別な存在でなければならなかったといえる．手首の橈骨動脈での脈診部位も，この上焦，中焦，下焦おのおのが収める臓腑経絡との対応で配当が行われているわけである．人を人体全体と解釈するのではなく，人体全体を3分割した「天・地・人」のうちの1つである「人」と考えれば，整合性をもって臓腑経絡の脈診と治療ができる（図4-19）．

　さらに，私はこの脈診部位における三焦の投影を利用すれば，この脈診部位は診断部位としてだけではなく，治療部位としても運用できることに気が付き，臨床に活用している．

9. ヨーガの身体区分と三焦と「天・地・人」

　インドのヨーガにおいても，「天・地・人」と同様に身体を輪切りにして各部をブロックとしてとらえられている．

　ヨーガでは身体の各部分，および全体は5種のプラーナによって支配されている．プラーナは，プラーナ（呼吸風），アパーナ（下風），ヴャーナ（媒風），サマーナ（等風），ウダーナ（上風）の五風に分類されている．

　本山はインド医学における五風（五プラーナ）が，東洋医学でいう三焦に対応するものであるという見解を示している．

　「元初には一つであるプラーナ（生命力）が身体では五つに分かれて，身体の各部分をコントロールし，名称も異なる．ウダーナ：頭部，手足を支配，プラーナ：胸部，サマーナ：上腹部，アパーナ：下腹部」[108]，「プラーナ（狭義のプラーナ．これに対し広義のプラーナは五風

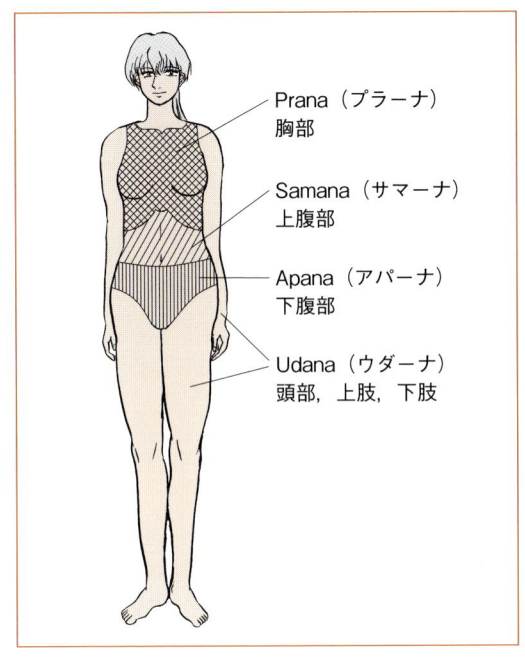

図4-20 各プラーナの分布図

の総称）は，おおよそ喉頭と横隔膜の間の領域（心臓の領域を含む）に存在し，呼吸作用，言語作用，心臓機能をコントロールする．アパーナは，臍より下の領域に存在し，大腸，腎，膀胱，生殖器，肛門等の働きをコントロールし，大小便の排泄等を行なわせる．ヴァーナは身体に遍満し，身体の運動をコントロールし，かつ生気を身体全体に拡散せしめ，身体各部分を調和の状態に保つ．サマーナは，臍の領域に存在し，消化，同化作用を司る．ウダーナは，喉より上の領域および手足に存在し，五つの感覚器官，脳の働きをコントロールする．エネルギーの上昇作用を司る．たとえばのぼせる，頭が熱くなる等は，このウダーナの上昇作用が強いためである」[108]ということから，上焦をプラーナ，中焦をサマーナ，下焦をアパーナに対応させている（図4-20）[108]．

また，本山はウダーナに相当するものが中国医学では見当たらないという．しかし，ウダーナは私たちが体幹からの突起部と考えている部位に相当していることは非常に興味深い．

なお，ヴァーナは全身を統合しているものである．

これらのことからヨーガの思想の根底に，東洋医学における「天・地・人」と共通する概念があることがわかる．

10.「経絡系統」と「天・地・人」双方にかかわりをもつ五臓六腑

五臓六腑が十二経絡に属絡関係をもっていることは周知のとおりである．「経絡系統」においては，元来，手足の三陰三陽の支配領域によって分類されていた経絡が，その属する臓腑の名を冠して呼称されるようになったのは，『銅人腧穴鍼灸図経』以降である．

「手の太陰経」が「肺経」，「手の陽明経」を「大腸経」と略号で呼べることは，便利になった反面，その特定の臓腑との関係だけがクローズアップされるあまり，すべての経絡が他の臓腑とも関連をもっていることを忘れがちにしてしまうという弊害もある．

たとえば，手の太陰肺経は「中焦に起こる．下りて大腸を絡い，還りて胃口を循り，膈に上り肺に属す」（『霊枢』経脈篇第十）[2]という流注をしている．

中焦に始まった肺経は下焦にある大腸の先端の肛門まで絡したのち（痔の特効穴として肺経の郄穴，孔最穴がある），中焦から上焦に上って肺に属しているのである．このことから，太陰肺経は肺のある上焦だけではなく，上焦，中焦，下焦の三焦すべてを循行していることがわかる．ここで具体的に記載されている太陰肺経の流注臓腑は，肺，大腸，胃のみであるが，『霊枢』経脈篇第十[2]には肺経の病証として「煩心し」（心），「肩背痛み」（どの五臓六腑の変調からでも起こる），「小便数して欠す」（腎，膀胱，三焦），「肩背痛み寒える」（どの五臓六腑の変調からでも起こる），「溺の色変ず」（腎，膀胱，三焦）など，肺，大腸，胃以外の臓腑の異常か

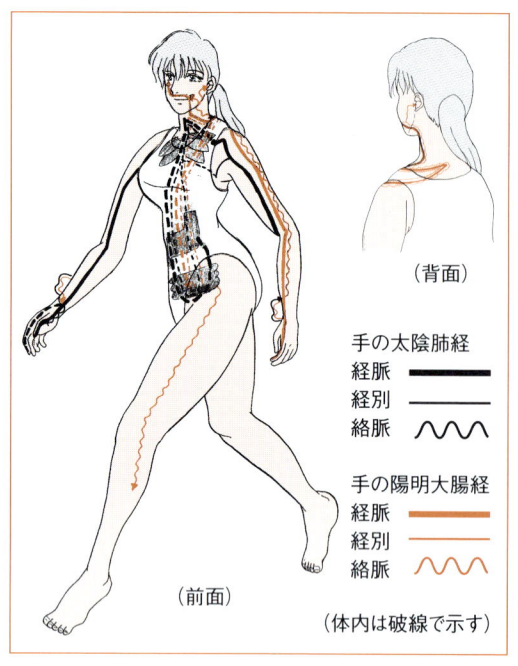

図 4-21　肺経−大腸経の流注図

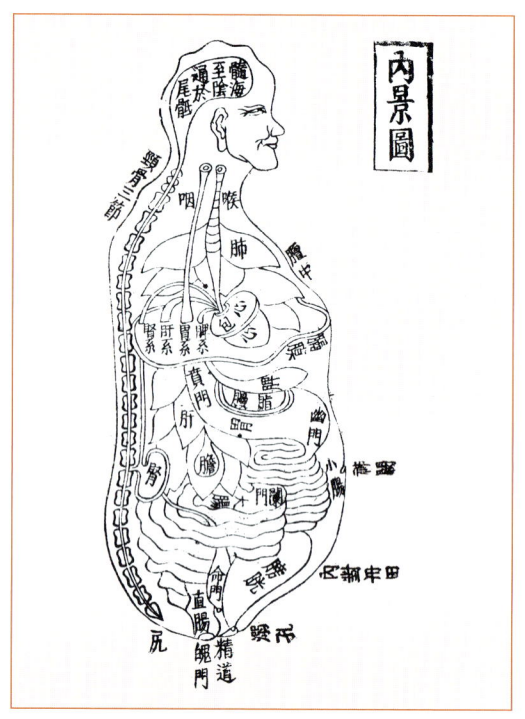

図 4-22　『類経図翼』の内景図

ら出現するものが記載されている．

　これらのことは，肺経が，とくに肺とその表裏の大腸と深く関連しているにしても，上焦，中焦，下焦のすべての臓腑とも関係をもっていることを示している．それは，手の太陰肺経の流注図（図4-21）からも明らかである．他の経脈についても同様で，どの経絡も上焦，中焦，下焦のすべての臓腑を循行している．

　五臓六腑が十二経絡と１対１の関係になったものではなく，１つの経脈が複数の臓腑を循行し，逆に１つの臓腑がいくつもの経脈と関連しているということは，経絡系統が上焦，中焦，下焦を含む身体を，三陰三陽に区分される縦の柱であることを考慮すれば当然のこととも いえる．

　『鍼灸聚英』や『類経図翼』にある内景側人蔵図（図4-22）[95]と三焦腑図（図4-18）[95]を対比してみれば，五臓六腑が三焦にすべて含まれていることがわかる．

　肺と心は上焦に，脾・胃と肝・胆は中焦に，腎・膀胱と小腸，大腸は下焦に包含されているのである．上焦は「天（上部）・地（下部）・人（中部）」における「人（中部）」の「天」，中焦は「人（中部）」の「人」，下焦は「人（中部）」の「地」である．

　すなわち，五臓六腑は「天・地・人」における中部（体幹）ブロックの中に，縦に積み上げられた３つの袋（三焦）に詰められた存在なのである．それゆえ，これらを縦に貫いている経絡系統はすべての臓腑と関わりをもたざるをえないのである（図4-23）．

　そして，「天（上部）・地（下部）・人（中部）」における中部（体幹）に五臓六腑がすべて存在するということは，中部（体幹）が人体の中で，もっとも重要な部位であるということである．手首の寸口部の脈診部位にこの体幹が投影されているのもこのためである（図4-19）．

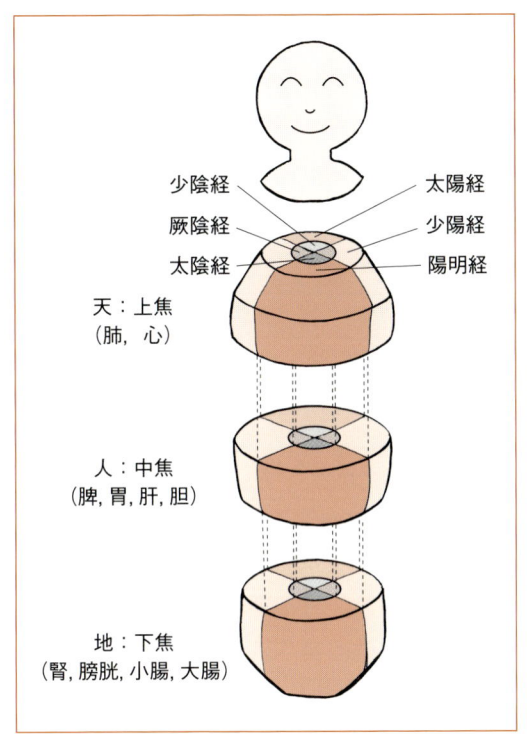

図4-23 経絡系統（三陰，三陽）は上焦，中焦，下焦を縦に貫く

11. 頸部は重要な「気街」である（頭部には全経絡が流注している）

内景側人蔵図と三焦腑図には体幹とともに頭部が描かれているのは，「上部」である頭と「中部」である体幹は切っても切れない関係にあるためである．これは突起物としての頭の重要度が，上肢，下肢とは比較にならない程高いことを示している．頸部の気街としての重要性の一端もここにみることができる．

経脈篇にある正経十二経の流注では頭部に進入するのは，陽経はすべてであるが，陰経では手の少陰心経と足の厥陰肝経だけとなっている．残りの4つの陰経は本当に頭とは関わりがないのだろうか．

『鍼灸大全』や『鍼灸聚英』に記されている有名な四総穴では「頭項尋列缺」と頭や項の部位にある疾患は肺経の列欠で治療することになっていることから，肺経の気が頸部や頭を循行していると考えなければならない．たとえば肺経が頭部まで影響するということは臨床上，患者の鼻みず・鼻づまりや後頭痛などの頭部における訴えを肺経への施術で取れることからも明白である．

『素問』五蔵生成篇 第十の「諸脈なる者は皆目に属す」[1]，『霊枢』邪気蔵府病形篇 第四の「首面と身形と，骨に属し筋に連なり，血の気に合するに同じきのみ……十二経脈，三百六十五絡，其の血気皆面に上りて空竅に走る（頭部と全身各所は，みな筋骨で支えあい関連しあっている．と同時に，血気の循行によって栄養を供給されている……人体の十二の経脈，三百六十五の絡脈の血気は，みな上って顔面に注ぎ，七竅に流れています）」[7]，『霊枢』脈度篇 第十七の「五蔵は常に内より上七竅を関するなり．故に肺気は鼻に通じ，肺和すれば則ち鼻能く臭香を知る．心気は舌に通じ，心和すれば則ち舌能く五味を知る．肝気は目に通じ，肝和すれば則ち目能く五色を弁ず．脾気は口に通じ，脾和すれば則ち口能く五穀を知る．腎気は耳に通じ，腎和すれば則ち耳能く五音を聞く（五臓の精気は，常に体内より上って顔面の七竅に通じています．肺気は鼻に通じているので，肺の機能が調和していれば，鼻は臭香を嗅ぎ分けることができます．心気は舌に通じているので，心の機能が調和していれば，舌は五味を弁別することができます．肝気は目に通じているので，肝の機能が調和していれば，目は五色を見わけることができます．脾気は口に通じているので，脾の機能が調和していれば，五穀の滋味を味わうことができます．腎気は耳に通じているので，腎の機能が調和していれば，耳は五音を聞きわけることができます）」[7]，とある．

これらの記載は，頭部は陽経だけでなく，陰経をも含めた十二経脈すべての気が通過する部位でもあることの裏付けでもある．『霊枢』経別篇第十一にある正経十二経から分岐する別行である十二経別の流注もすべて，頸部を循行し

て，正経十二経の陰陽表裏の連結を強めている．これらのことからも気街としての頸部がいかに重要なものであるかがわかる．

この頸部が全身を写す小宇宙で，この部位ですべての経絡の変動を検索ができ，全身の診断部位としても，また治療部位としても非常に有用なものであることは『変動経絡検索法(VAMFIT)』[15]のなかで詳説している．

12. 気街としての「缺盆」は「上部（天）」と「中部（人）」の連絡路

「上部（天）」である頭と「中部（人）」である体幹の境界になっている部位には，頸部だけではなく，鎖骨の上，肩甲骨の上を含めた広義の「缺盆」（鎖骨上窩）がある．「缺盆」が鼠径部と並ぶ重要な「気街」であることは述べてきた．

『類経図翼』には「缺盆一名天蓋．在肩上横骨陥者中．為五蔵六府之道」[95]，つまり"缺盆は一に天蓋と名づく．肩上，横骨陥かなる中にあり．五蔵六府の道となす"とあり，「缺盆」がすべての五臓六腑に属する経絡の通路になっていると述べている．

経脈が別行の正経（経別）や別絡（絡脈）を通じて陰陽一対として結びつき，臨床的に切っても切れない関係にあることは，『変動経絡検索法（VAMFIT）』で詳しく述べたが，『霊枢』経脈篇第十[2]において「缺盆に入り」の記載がない正経十二経の陰陽一対経は唯一，腎・膀胱経の組み合わせだけである．その他はすくなくとも陰陽のどちらかの経が「缺盆」に入っているのである．

では，腎・膀胱経は「缺盆」とはかかわりをもたないのかというと，そうではなく，『霊枢』経筋篇第十三には膀胱経筋が「其の支なる者は，腋下に入り，上りて缺盆に出で，上りて完骨に結ぶ．其の支なる者は，缺盆に出で，邪めに上り頄に出づる」[2]とはっきりと記載されている．

つまり，『類経図翼』の記述のとおり，すべての「経絡系統」が「缺盆」を気の通行する通路となっていることになる．「気街」とは気の往来する通路である要所のことであるとすれば，すべての五臓六腑に属する経絡の通路である「缺盆」はまぎれもなくもっとも重要な「気街」の1つなのである．

13.「天・地・人治療」としての『霊枢』衛気篇の「四街治療」

『霊枢』衛気篇第五十二の「気街治療」に関しては前著『変動経絡検索法（VAMFIT）』でも紹介したものであるが，「天・地・人 治療」としての「気街」の分割範囲を知るうえで，重要なものでもあるので，ここは重複をお許しいただきたい．

『霊枢』衛気篇第五十二「請う，気街を言わん．胸気に街あり，腹気に街あり，頭気に街あり，脛気に街あり．故に気の頭に在る者は，之を脳に止む．気の胸に在る者は，之を膺と背腧に止む．気の腹に在る者は，之を背腧と衝脈の臍の左右の動脈にある者に止む．気の脛に在る者は，之を気街と承山，踝の上以下とに止む．此れを取る者は毫鍼を用い，必ず先ず按ずること久しくありて手に応ずる．乃ち刺して之を予う」[2]（表4-3）とある．

ここで治療部位になっている「脳」は標本の陽経の標穴，「膺」および「背腧（背兪）」は陰経の標穴に当たり，「踝の上以下」は陰陽経の本穴に相当する（表4-4）．経絡系統の診断が確実であれば，経絡と気街とが交差する穴を治療穴とすればよい．しかし，異常経絡が多数あ

表 4-3 『霊枢』の衛気篇

患部	気　街
頭	脳
胸	膺・背腧（背兪）
腹	背腧（背兪）・衝脈，臍の左右の動脈
脛	気街，承山・踝の上下

表 4-4 『霊枢』の衛気篇

経脈	本穴	標穴	経脈	本穴	標穴
胃経	厲兌	人迎	脾経	三陰交	脾兪・舌本
大腸経	曲池・臂臑	扶突	肺経	太淵	天府
小腸経	養老	攢竹	心経	神門	心兪
胆経	足竅陰	聴宮	肝経	中封	肝兪
三焦経	液門	角孫・糸竹空	心包経	内関	天池
膀胱経	跗陽	睛明	腎経	復溜	腎兪・廉泉

る場合は，痛みや異常感が横に広がっているため，「気街」における調整が適応となる．

なお，この篇の「気街」は，「頭」・「胸」・「腹」・「脛」の4つのブロックに分けられているため，「四街」ともいわれる（表4-3）．

すでに述べてきたとおり，「気街」とは「天」，「地」，「人」のというブロックそのものと，このブロックの境界部である．変調を起こしているのが，いずれのブロックかがわかれば，そのブロックの境界線とブロックそのものを前後，左右，上下から局所に向けて施術することになる．

『霊枢』衛気篇第五十二と同様に「気街システム」の提示であると考えられる『霊枢』五邪篇第二十には「邪肺にあるときは，則ち病，皮膚痛み，寒熱し，上気して喘ぎ，汗出でて，欬し肩動かす．之を膺中の外腧と，背の三節五藏の傍に取る．手を以て疾く之を按ずれば，快然とす．乃ち之を刺す．缺盆の中を取り，以て之を越すなり」[2]とある．

これは，「胸」の変動に対する「気街」治療の方法を，肺が邪に侵された場合を例に示している．ここで，注目したいのは同時使用している「缺盆」である．「缺盆」は身体の三才でいう上部と中部の境界にある穴で「気街」の1つであることはすでに論じてきた．ここで述べられているのは「四街」でいう「胸」の変動の治療として，「膺」と「背腧（背兪）」の前後表裏の陰陽刺鍼に加えて，「中部」にある肺の異常を，「上部」の境界部からの刺激によって調整する方法である．『霊枢』衛気篇第五十二で組み立てられている「気街」治療においても，

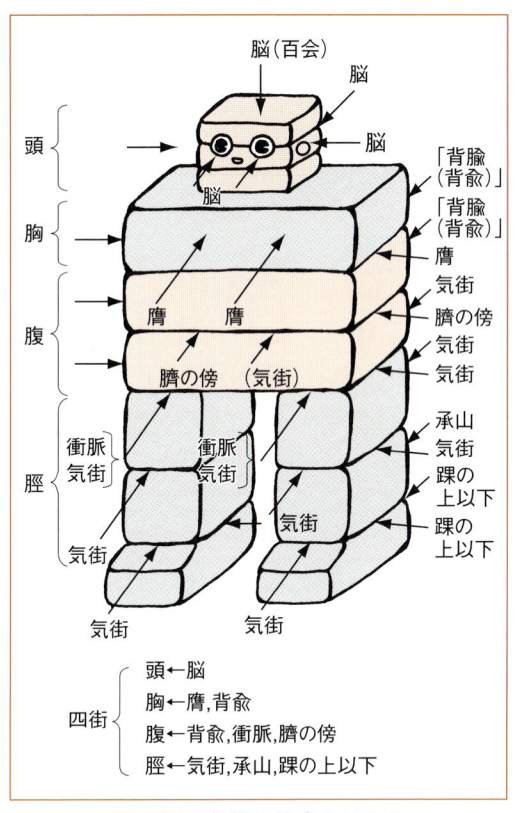

図 4-24 気街の治療システム

「腹」や「脛」の場合にはその境界部からの刺激によって調整を図ることが明記されている．このことは各部の境界部，連結部を治療部位とするというこの原則こそが，「気街治療システム」を完全なものにするために必要な治療原則であるということを示唆している．

私は『霊枢』衛気篇第五十二の記載と数多くの臨床症例からの考察の結果，図（図4-24）に示したような治療システムを構築し，運用してきた[15]．なお，後述する四海治療や三焦治療システムを組み込むことによりさらに完成度

表 4-5　四街の治療穴スタンダードパターン

患部	治療部位	治療部位
頭	百会（四神聡）	〔前方向〕攅竹，睛明などと「缺盆」を中心とした気街 〔横方向〕聴宮，糸竹空など 〔後方向〕風府，天柱
胸	百会（四神聡）	〔前方向〕天池，中府などと「缺盆」を中心とした気街 〔横方向〕側胸点（大包・淵腋） 〔後方向〕背兪穴
腹	百会（四神聡）	〔前方向〕肓兪，天枢などと気衝付近の鼠径部 〔横方向〕側腹点（帯脈） 〔後方向〕背兪穴
脛	百会（四神聡）	〔前方向〕気衝付近の鼠径部と膝関節，足関節の前面 〔横方向〕股関節と膝関節，足関節の側面 〔後方向〕承山穴と膝関節，足関節の後面

の高いものとなる．

この衛気篇第五十二による「天・地・人−四街治療」はこれから述べていく「天・地・人−気街治療」の原型ともいうべきもので，運用はきわめて簡単である．

1）「天・地・人−四街治療」の運用

(1) 人体全体を図示したごとく四街（「頭」・「胸」・「腹」・「脛」）の4区分に分け，その立体的な輪切りをイメージし，どの区分に異常があるかを診断する．たとえば，腰痛があれば，「腹」の領域の気街変動として，治療穴を決定する．

(2) 治療穴は診断された四街部位の前後と側面から1穴ずつ切皮置鍼を行う．ただしこの場合，それぞれの部位でとくに反応の強い穴を見つけなければならない．指がふれたときに吸い込むように感じる穴を探すのがコツである．

(3) 打った鍼を吸い込んでくるような穴に対しては切皮置鍼にこだわらないで，鍼の重みを利用して刺入していくと効果が倍増する．要はそのツボが求めている刺鍼を与えることである．

(4) 原則として主訴部位の施術は最後に行う．

(5) 図示した矢印の方向は水平になっているが，「百会」だけは垂直方向である．その垂直ラインは「頭」・「胸」・「腹」・「脛」すべてを貫通している．このことは「百会」だけは特別仕様になっていて「頭」だけでなく，「胸」・「腹」・「脛」のどの変調にも用いることを示唆している．さらに百会穴を中心として，前後左右1寸のところにおのおのある神聡四穴（四神聡）の運用をも考慮にいれる（第5章　百会の運用法の項参照のこと）．

(6) 四街おのおのの治療穴スタンダードパターンは表4-5のとおりである．

2）「天・地・人−四街治療」の運用例

〔頭痛の例〕[109]

頭痛は三才の分界では「天（上部）」の異常，四街では「脳」である．頭部を気の器（気街）としての袋であると考え，前後，左右，上下からの施術によって，この中の気を調えることができる．上からの施術は百会穴や四神聡穴，下からの施術は「缺盆」を中心とした「気街」や鎖骨周辺部から行う．

「天（上部）」は鎖骨から上をいうが，さらにこの部は「天・人・地」の3部に分界される．この分界線が重要な施術部位である．目から瞳子髎，太陽，上関（客主人），和髎，浮白，脳空，玉枕，脳戸の各穴を通るラインと口角から地倉，大迎，頬車，天容，天牖，完骨，風池，天柱，瘂門の各穴を通るラインが各分界線である．風府は中央に位置する（図4-25）[109]．治療点は

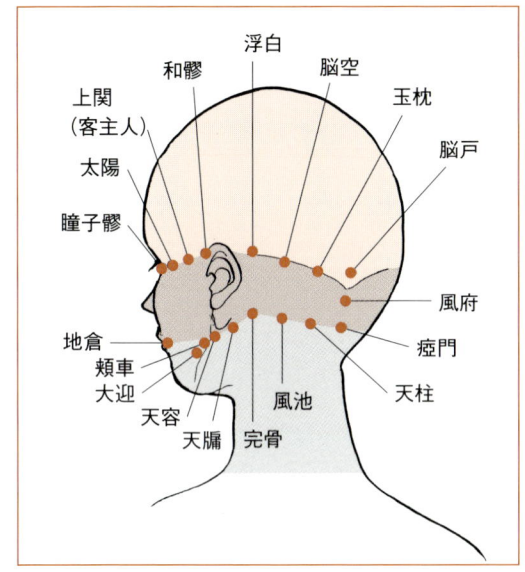

図 4-25 「上部」における「天・地・人」の分割線上の経穴

　この分界線上のある経穴から反応の強いものを選び，虚実補瀉を行う．
　虚痛の場合は痛む部位を圧すると気持ちがよいと訴える．たいていは頭皮が柔らかく浮いたようになっている．とくにブヨブヨになっているツボが多数出現している．このような部位には補法として，切皮置鍼を行う．
　実痛は髪にふれただけでも痛む，ふれることで痛みが増す．この場合は，浅刺での速刺速抜などの瀉法を用いる．

〔腰痛の例〕
　主訴が腰痛の場合，「腹」の気街変動であるので，刺鍼は百会穴と四神聡穴のなかからとくに反応（ブヨブヨになっている）の強い穴を選んで切皮置鍼する．なお，この四神聡穴の反応は主訴のある側に出現しやすい．次に臍の横ならびのライン上で反応の強い穴を検索していき，その穴に刺鍼する．肓兪，天枢，大横などの穴である．さらに側腹部の穴に刺鍼する．多くは帯脈付近に強い反応がある．そのうえで，衝脈の起こる鼠径部および殿溝部付近の穴に刺鍼する．これらの腹部や鼠径部の穴は打った鍼を吸い込んでくることが多いので，切皮置鍼にこだわらず，その穴の要求に合った深度，手技を選ぶことになる．
　最後に背兪穴であるが，腰痛部位のうち，もっとも強い圧痛や自発痛のある点を取穴する．
　以上の操作で著効が得られることが多いが，この時点で満足な愁訴の軽減がない場合は，縦ラインの調整，すなわち経絡系統の処置が必要か否かの診断をしなければならない．変調を起こしているブロックが1つとは限らないからである．変調は上下連続したブロックだけでなく，隔たったブロックを飛び越して波及していることもある．
　また，気街の調整によって横に広く出ていた異常エリアが縦にせばまり，経絡系統の変動がはっきりしてくることもあり，その場合は，その時点で「変動経絡検索法（VAMFIT）」による治療が適応となる．

14.「天・地・人−四海治療」

　『霊枢』海論篇第三十三には，人体を四海に対応させた治療システムが記載されている．
　「黄帝，岐伯に問うて曰く　夫れ十二経脈なる者は，内は府藏に属し，外は肢節を絡う．夫子乃ち之を四海に合するか．岐伯答えて曰く　人も亦た四海・十二経水あり．経水なる者は，皆海に注ぐ．海に東西南北あり，命じて四海と曰う．黄帝曰く　人を以て之に応ずることいかん．岐伯曰く　人に髄の海あり，血の海あり，気の海あり，水穀の海あり．凡そ此の四者は，以て四海に応ずるなり．黄帝曰く　遠なるかな．夫子の人を天地四海に合せんとするや，願わくは之に応ずることいかなるかを聞かん．岐伯答えて曰く　必ず先ず明らかに陰陽・表裏・榮輸の在る所を知りて，四海は定まるなり．黄帝曰く　之を定むることいかん．岐伯曰く　胃なる

者は，水穀の海なり．其の輸は上は気街に在り，下は三里に至る．衝脈なる者は，十二経の海たり．其の輸は上は大杼に在り，下は巨虚の上下の廉に出づる．膻中なる者は，気の海たり．其の輸は上は柱骨の上下に在り，前は人迎に在り．脳は髄の海たり．其の輸は上は其の蓋に在り，下は風府に在り」[2]

同じ『霊枢』海論篇第三十三には，四海の異常による病証の記載もある．

「気の海に余りある者は，気胸中に満ち，悗息して，面赤し．気の海足らざれば，則ち気少なくして以て言うに足らず．血の海に余りあれば，則ち常に其の身の大なることを想い，怫然として其の病む所を知らず．血の海足らざるも，亦た常に其の身の小なることを想い，狭然として其の病む所を知らず．水穀の海に余りあれば，則ち腹満ち，水穀の海足らざれば，則ち飢ゆれども穀食を受けず．髄の海に余りあれば，則ち軽勁多力にして，自ら其の度を過ごす．髄の海足らざれば，則ち脳転じ，耳鳴る．脛痠し，眩冒し，目見る所なく，懈怠して安臥す」[2]

「気の海」
　　実（有余）→気がつまって，胸がいっぱいになる．呼吸困難を起こし，顔面が赤くなる．
　　虚（不足）→呼吸が促迫し，弱々しくなる．元気がなくなり，話し方に力がなくなる．

「血の海」
　　実（有余）→体が大きくなったように感じるけれど，身体が重く，鬱々として気が滅入る．しかし，病勢が緩慢ではっきりとしないので，自分では病気であることに気がつかない．
　　虚（不足）→体が小さくなったように感じ，痩せてくる．意気消沈して，のびやかな気になれない．やはり病勢が緩慢で，自分では病気であることに気がつかない状態である．

「水穀の海」
　　実（有余）→お腹が張る．
　　虚（不足）→空腹感はあるのに，食物を受けつけず，食べることができない．

「髄の海」
　　実（有余）→体が軽く力がみなぎるため，つい過度にやり過ぎてしまう．
　　虚（不足）→頭がくらくらする．耳鳴りがする．足がだるく無力感がある．目がかすむ．倦怠感があり，いつも横になりたがる．

表4-6　『霊枢』の海論篇

四海	治療部位
髄の海（脳）	脳の蓋，風府
気の海（膻中）	柱骨の上下，人迎
水穀の海（胃）	気街，三里
血の海・十二経の海（衝脈）	大杼，下巨虚，下巨虚

この「四海」の治療はこれだけでも独立したシステム（表4-6）となっているが，先に示した四街の治療パターンとを組み合わせることで，治療システムとしての完成度が高まる．

四海の「髄の海」（脳）は，気街の「頭」に対応させることができる．同様に「気の海」（膻中）は「胸」，「水穀の海」（胃）は「腹」，「血の海・十二経の海」は「脛」におのおの対応している（表4-7）．このうち，「脛」は十二経の海として「頭」，「胸」，「腹」，を含む全身にかかわりをもっている．そしてこの「頭」，「胸」，「腹」は"結"部であり，"標"部である．

『霊枢』衛気篇第五十二には「能く陰陽十二経を別つ者は，病の生ずる所を知る．虚実の在る所を候する者は，能く病の高下を得る．六府の気街を知る者は，能く結を解き契紹するを

表 4-7　四海と気街の対応と治療部位

四　海	気　街	治療部位
髄の海（脳）	頭	〔上方〕百会（四神聡），顖会 〔前方〕攢竹，晴明，水溝（人中），地倉などと「缺盆」を中心とした気街 〔横方〕聴宮，糸竹空など 〔後方〕風府，天柱
気の海（膻中）	胸	〔上方〕百会（四神聡） 〔前方〕人迎，膻中，天池，中府などと「缺盆」を中心とした気街 〔横方〕側胸点（大包・淵腋） 〔後方〕天柱，瘂門，大椎，背兪穴
水穀の海（胃）	腹	〔上方〕百会（四神聡） 〔前方〕肓兪，天枢などと気衝付近の鼠径部，三里 〔横方〕側腹点（帯脈） 〔後方〕背兪穴
血の海（十二経の海）	脛（全身）	〔衝脈〕鼠径部（気街）と上巨虚・下巨虚，大杼，背兪穴などの「脾の大絡」，「胃の大絡」，「少陰の大絡」，「太陽の大絡」を含む全身の前面と後面の治療

表 4-8　『霊枢』の根結篇

経脈	根穴	結穴	経脈	根穴	結穴
胃経	厲兌	頭維	脾経	隠白	中脘
大腸経	商陽		肺経		
小腸経	少沢		心経		
胆経	足竅陰	聴宮	肝経	大敦	玉堂
三焦経	関衝		心包経		
膀胱経	至陰	晴明	腎経	湧泉	廉泉

門戸に知る．能く虚石の堅軟を知る者は，補写の在る所を知る．能く六経の標本を知る者は，以て天下に惑うことなかるべし」[2]とあり，六腑の気街や六経の標本の重要性を強調しているが，『霊枢』根結篇第五や『霊枢』衛気篇第五十二から"根"や"本"は「脛」にあり，"結"や"標"は「頭」，「胸」，「腹」にある穴であることがわかる（表 4-4，表 4-8）．

金元時代の歌賦「標幽賦」には「更窮四根三結　依標本而無不痊」[30]四根三結を窮めて，標本に依りて治療すれば癒えざることはないのだと記されているが，この四根は根穴が四肢末端にあることから，三結は結穴が「頭」，「胸」，「腹」の 3 部位にあることからの呼称であるが，標本も同様に考えることができる．すなわち，「脛」は"根"や"本"が，「頭」，「胸」，「腹」は"結"や"標"がある重要部位なのである．視点を変えれば，「脛」（四肢）は「経絡系統」

における，「頭」，「胸」，「腹」は「天・地・人」における重要部位であるといえる．これらは十二経脈各経の接続部位でもあることから，「経絡系統」と「天・地・人」双方にかかわっている．十二経脈の循行を次に示した．（　）内は各経の連結部である．

手の太陰肺経→（"根"四肢末端，商陽穴）→手の陽明大腸経→（"結"頭，迎香穴）→足の陽明胃経→（"根"四肢末端，隠白穴）→足の太陰脾経→（"結"腹・胸，大包穴・膻中穴・極泉穴）→手の少陰心経→（"根"四肢末端，少衝・少沢穴）→手の太陽小腸経→（"結"頭，晴明穴）→足の太陽膀胱経→（"根"四肢末端，至陰穴）→足の少陰腎経→（"結"腹・胸，兪府穴・膻中穴・天池穴）→手の厥陰心包経→（"根"四肢末端，関衝穴）→手の少陽三焦経→（"結"頭，瞳子髎穴）→足の少陽胆経→（"根"四肢末端，大敦穴）→足の厥陰肝経→（"結"腹・

胸，期門穴・中脘穴・中府穴）→手の太陰肺経

十二経脈の海としてこれらのすべての経脈とかかわっているのが衝脈である．「夫れ衝脈なる者は，五藏六府の海なり，五藏六府は皆焉れに稟く」（『霊枢』逆順肥痩篇第三十八[2]）と，衝脈は五臓六腑の海でもあるので，『素問』水熱穴論篇第六十一の五臓の熱とも対応する．また，「陽明なる者は，五藏六府の海なり．宗筋を閏すことを主る」（『素問』痿論篇第四十四）[1]，「胃は五藏六府の海と為す」（『霊枢』動輸篇第六十二）[2]と，足の陽明胃経や胃が五臓六腑の海とあることから，衝脈が「水穀の海」である胃と，「五臓六腑の海」という共通項をもっていることになる．ここでは衝脈はほかの海と同列のものではなく，「頭」「胸」「腹」の気街の範疇をこえたところで運用するものであるということを示している．

15. 四肢を含んだ「気街治療システム」

「四海」では衛気篇第五十二の「四街」にあった「脛」が抜けていた．「気街システム」を，人体の全身を網羅した治療システムとして完全なものにするためには，四街や四海などを包括的に考え，これらに足りない部分を他の篇から補足していくことが必要となる．

『素問』水熱穴論篇第六十一には，熱病に対する天・地・人における治法がパターン化されている．ここでも気街や四海治療システムと多くの共通点がみられる．

「熱病を治する五十九兪を言えり…（中略）…頭上五行，行に五なる者は，以て諸陽の熱逆を越ゆるなり．大杼・膺兪・缺盆・背兪穴，此の八者は，以て胸中の熱を寫するなり．気街・三里・巨虚上下廉，此の八者は，以て胃中の熱を寫するなり．雲門・髃骨・委中・髄空，此の八者は，以て四支の熱を寫するなり．五藏の兪の傍ら五，此の十者は，以て五藏の熱を寫するなり」[1]

「頭」諸陽経の上逆で起こる熱
- 頭上五行に5つずつ並んでいる25穴のうち頭を圧してブヨブヨしたところ．

「胸」 胸中の熱
- 大杼穴・膺兪（中府穴）・欠盆穴・背兪穴（風門・肺兪穴）

「腹」 胃中の熱
- 気街穴・足三里穴・上巨虚穴・下巨虚穴

「四肢」上肢の熱
- 雲門穴・髃骨[注1]（肩髃穴）

下肢の熱
- 委中穴・髄空[注2]（陽兪穴）

「臓」五臓の熱
- 刺熱穴の傍や背兪穴

（注1）髃骨：王冰注では肩髃穴．『鍼灸甲乙経』に「肩髃在肩端兩骨間」[14]とある．

（注2）髄空：王冰注では陽兪穴．『鍼灸甲乙経』に「陽兪一名背解一名髄空一名腰戸」[14]とある．

ここでは四街でいう「脛」（下肢）に代わり，「四肢」として下肢だけでなく上肢をも含んでいることは意義深い．上肢には体幹との付け根にあたる境界部の施術が定められている．下肢にも「天・地・人」の境界部の施術が指示されている．

なお，ここの「腹」胃中の治療は，四海治療システムの「水穀の海」（胃）「腹」，「十二経の海」（衝脈）「全身」をどちらも包含してしまっている．一方，ここの「臓」五臓の治療は，四海治療システムでは「五臓六腑の海」ともいわれる衝脈と胃が担当しているところであるので，これらの「臓」，「水穀の海」，「十二経の海」といった集合は，互いに重なり合った部分をもつ集合であること，また同時に，これらは横系

の性質だけでなく，縦への広がりをもつものだと考えなければならない．これは五臓六腑を包含する三焦や五臓六腑すべての背兪穴をもつ膀胱経の性質でもある．

『霊枢』の海論篇，衛気篇および，『素問』水熱穴論篇を総合すると，四肢への治療が含まれ，「気街治療システム」として完成度の高いものとなる（表4-9）．

これに前述した蹻脈系と維脈系の運用法と，後述する「三焦の治穴」を組み入れると，「気街治療システム」の全貌がみえてくる．

【四肢を含んだ「気街治療システム」の運用】

(1) 人体全体を図示（図4-24）したごとく体幹における「頭」・「胸」・「腹」と「上肢」・「下肢」の立体的な輪切りをイメージし，どの区分に異常があるかを診断する．
(2) 治療は診断された区分を分ける「天・地・人」各境界部からの施術を行う．そのツボが求めている施術を行うことが優先される．
(3) 効果が十分でない場合は，診断された区分の前後と側面から選穴した経穴に切皮置鍼を行う．ここでも，その穴の顕現状態によっては切皮置鍼にこだわらなくてよい．
(4) 原則として主訴部位の施術は最後に行う．

【気街】　　【治療部位】
「頭」──→〔上方〕百会（四神聡），顖会など頭
　　　　　　　　 上五行に並んでいる穴
　　　　　〔前方〕攢竹，睛明，水溝（人中），
　　　　　　　　 地倉，懸顱，大迎など，
　　　　　　　　 人迎，「缺盆」など気街
　　　　　〔横方〕聴宮，糸竹空など
　　　　　〔後方〕風府，天柱など
「胸」──→〔上方〕百会（四神聡）
　　　　　〔前方〕人迎，「缺盆」など気街，
　　　　　　　　 膺兪（中府），膻中，天池など
　　　　　　　　 章門，期門など
　　　　　〔横方〕側胸点（大包・淵腋），極泉，
　　　　　　　　 側腹点（帯脈）など
　　　　　〔後方〕天柱，瘂門，大椎，大杼，
　　　　　　　　 背兪穴など
「腹」──→〔上方〕百会（四神聡）
　　　　　〔前方〕章門，期門など，
　　　　　　　　 肓兪，天枢など臍ライン，
　　　　　　　　 気衝付近の鼠径部など気街，足三里，上巨虚，下巨虚など
　　　　　〔横方〕側腹点（帯脈）など
　　　　　〔後方〕大杼，背兪穴など
「下肢」→〔上方〕百会（四神聡）
　　　　　〔前方向〕気衝付近の鼠径部など気街，
　　　　　　　　　 膝関節，足関節の前面の穴
　　　　　〔横方向〕股関節と膝関節，足関節の
　　　　　　　　　 側面の穴
　　　　　〔後方向〕陽兪，委中・承山など，
　　　　　　　　　 股関節，膝関節，足関節の

表4-9　『霊枢』の海論篇，衛気篇と『素問』水熱穴論篇

四海		気街		熱病	
髄の海（脳）	脳の蓋，風府	頭	脳	頭	頭上五行
気の海（膻中）	柱骨の上下，人迎	胸	膺・背兪穴	胸中	大杼，膺兪，「缺盆」，背兪穴
水穀の海（胃）	気街，足三里	腹	背兪穴・衝脈，臍の左右の動脈	胃中	気街，足三里，上巨虚・下巨虚
		脛	気街，承山，踝の上下	下肢	委中，髄空
				上肢	雲門，髃骨
血の海（衝脈）十二経の海	大杼，上巨虚・下巨虚	全身	脳，膺・背兪穴・衝脈，臍の左右の動脈，気街	五臓	五臓背兪穴

　　　　　　　　　後面の穴
「上肢」→〔上方〕百会（四神聡）
　　　　　〔前方向〕人迎，「缺盆」など気街，
　　　　　　　　　　雲門，肩関節，肘関節，
　　　　　　　　　　手関節の前面の穴
　　　　　〔横方向〕極泉付近の腋窩部，
　　　　　　　　　　肩関節，肘関節，手関節
　　　　　　　　　　の側面の穴
　　　　　〔後方向〕肩関節，肘関節，手関節
　　　　　　　　　　の後面の穴

「全身」→〔衝脈〕百会（四神聡），膺兪，鼠径
　　　　　　　　　部（気街），上巨虚，下巨虚，
　　　　　　　　　大杼，背兪穴などの「脾の
　　　　　　　　　大絡」，「胃の大絡」，「少陰
　　　　　　　　　の大絡」，「太陽の大絡」を
　　　　　　　　　含む全身の前面と後面の治
　　　　　　　　　療．
　　　　　　　　　大迎，人迎，「缺盆」，気衝，
　　　　　　　　　委中，衝陽など衝脈上の動
　　　　　　　　　脈拍動（気街）を運用．

16. 体幹部（中部）の治療は三焦の治穴

　これまで述べてきたように，「気街」システムでは体幹は「胸」と「腹」の2分割とされていたが，前述したようにヨーガにおいても，三焦においても，「腹」をさらに臍の高さで，「上腹部」と「下腹部」の上下に分割している．すなわち，体幹は「胸」（上焦），「上腹部」（中焦），「下腹部」（下焦）に3分割される．

　第2章でふれたように高木が報告した"半側発汗（圧半側発汗反射）"も，身体の上下の境界が臍の高さであることを裏付けている．そして，臍は人体の中央であるので，臍を境に「気街」を設定することにより，精度の高い治療が可能となる．

　「三焦の治穴」は『難経』三十一難にある有名なシステムである．「上焦なる者は心下下鬲に在り，‥（中略）‥その治，膻中に在り，中焦なる者は胃の中脘に在り，‥（中略）‥その治，臍の傍ら（肓兪穴・天枢穴）に在り，下焦なる者は膀胱の上口に當たる，‥（中略）‥その治，臍下一寸（陰交穴）に在り．故に名づけて三焦と曰う．その府気街に在り」[10]

　ここの「その府気街に在り」の文を本間祥白の『難経の研究』では気街を気衝穴と訳したうえで，「此の文は解し難い故に後世において誤り加えられたものとみる説あり」[10]として解説がなされていない．

　しかし，三焦は天・地・人の人＝体幹（鎖骨から鼠径部）であり，天・地・人治療システムの原則の1つは気街の治療である．すなわち，境界部，連結部の調整をしなければならないことを考慮すると，この『難経』の「その府気街に在り」[3]はけっして誤って加えられたものではなく，むしろもっとも重要なキーワードであるといえる．

　『鍼灸甲乙経』でも，下焦の治穴である陰交穴について「任脈氣衝之會」[14]と，陰交穴の任脈としてだけではなく，気街としての性質を明らかにしている．

　「三焦の治穴」は有名なシステムであるにもかかわらず，なぜいままで，臨床上で注目もされずにきてしまったのだろうか．それは，これまでの「三焦の治穴」の運用から，この気街の概念が欠落していたからであろう．気街の調整を行うことで，はじめて「三焦の治穴」としての治療システムが完成し，治療効果がでるのである．

　ここで「三焦の治穴」を使用する「天・地・人－三焦の治穴治療」をまとめておく．

【「天・地・人－三焦の治穴治療」の運用】
(1)「三焦」のうち，「上焦」は四街における「胸」であり，「中焦」は「腹」の上半部，「下焦」は「腹」の下半部であるので，先にあげた「気街

の治療システム」と多くの部分で治療穴が一致してくる．

(2)『難経』三十一難が提示している治療穴（上焦→膻中穴，中焦→中脘穴，肓兪穴・天枢穴，下焦→陰交穴）を加える．

(3)『霊枢』五邪篇第二十の身体の三才でいう上部と中部の境界にある「缺盆」で気街の調整する方法を採用することで「天・地・人−三焦の治穴治療」として完全なものになる．これは病の部位が五臓であれ，局所であれ，三焦のうち上焦・中焦・下焦のいずれにあるかさえ診断がつけば，ただちに治療に移れる便利なシステムとなっている．

(4) この場合も必要最小条件の六部定位脈診ができると，さらに，効果をあげることができる．

〔前処理〕「天・地・人−三焦の治穴治療」の施術に先立って，経絡を使って「三焦」の調整を行っておくと，よりいっそうの効果が期待できる．

　六部定位脈診で，右腎（狭義の心包）が左腎（狭義の腎）より虚している時は，内関穴（三焦の裏経である心包経の絡穴）と委陽穴（三焦経の下合穴）に切皮置鍼をしておくとよい．刺鍼の左右はVAMFITで決定できる．左内関穴と右委陽穴になることがもっとも多い．

　左腎の方が虚している場合は外関穴（三焦の絡穴）と陰谷穴（腎経の合穴）に切皮置鍼をする．右外関穴と左陰谷穴になることが多い．

　この前処理により「三焦」全体の歪みが表裏から取れてくるので，本治法に匹敵する効果が得られ，頸部がフニャフニャに軟らかくなってくる．

　ただし，右腎と左腎の虚の処理を逆にしてしまったり，刺鍼の左右を誤ったりすると愁訴が悪化するので注意を要する．

【患部】　　【治療部位】
「上焦」─→〔上方〕百会（四神聡）
　　　　　〔前方〕人迎，「缺盆」鎖骨上窩など気街，
　　　　　　　　　膺兪（中府），膻中，天池など，
　　　　　　　　　章門，期門など
　　　　　〔横方〕側胸点（大包・淵腋），極泉
　　　　　〔後方〕天柱，瘂門，大椎，大杼，背兪穴（上焦のレベル）など

「中焦」─→〔上方〕百会（四神聡）
　　　　　〔前方〕章門，期門など，
　　　　　　　　　中脘，
　　　　　　　　　肓兪，天枢など臍ライン，
　　　　　　　　　気衝付近の鼠径部，足三里，上巨虚，下巨虚など
　　　　　〔横方〕側腹点少し上気味（帯脈）など
　　　　　〔後方〕大杼，背兪穴（中焦のレベル）など

「下焦」─→〔上方〕百会（四神聡）
　　　　　〔前方〕肓兪，天枢など臍ライン，
　　　　　　　　　陰交，
　　　　　　　　　気衝付近の鼠径部，足三里，上巨虚，下巨虚など
　　　　　〔横方〕側腹点少し下気味（帯脈，五枢，維道）など
　　　　　〔後方〕大杼，背兪穴（下焦のレベル）など

17. 「天・地・人−気街治療」の基本原則

これまで『黄帝内経』(『素問』・『霊枢』)、および『難経』の各篇に提示されていた「気街治療システム」を1つずつみてきたが、私たちが設定している「上部・中部・下部」と「天・地・人」の区分（図4-15）に矛盾するものは1つとしてないことを確認することができた。さらに、これらの篇の根底にある「気街治療」の基本原則とは、「天」・「地」・「人」おのおのを互いに関連をもった1つの袋として認識し、この袋内の変調を、その上下・前後・左右から、あるいは、「境界部」からの施術によって正していくことであるということが読み取れるのだ。そして、この方法が、『黄帝内経』(『素問』・『霊枢』)が"経絡の調整"とともに、一貫して主張している治療法則の1つである"陰陽の調整"にほかならない。

ゆえに、この「天・地・人−気街治療」の基本原則に準拠さえすれば、古典の各篇に示された治療システムの治療穴に金科玉条のごとくこだわる必要はなく、各自で工夫、応用していくことができることになる。

ここでは、とくに、もっとも大きく重要な気街である「上部（天）」と「中部（人）」の境界部にある「缺盆」（鎖骨上窩）と、「中部（人）」と「下部（地）」の境界部の「気街」（鼠径部）（図4-15）についてその運用の具体例を記しておく。

この「缺盆」（鎖骨上窩）と「気街」（鼠径部）への施術法は、衝脈治療の一部でもあるので、第3章で示した「天・地・人−気街治療」としての衝脈治療の項を参照してほしい。

18. 「天・地・人−気街治療」のコツは動脈拍動を手で感じること

「天・地・人」の要所の多くが動脈拍動部をもっているが、「缺盆」（鎖骨上窩）と「気街」（鼠径部）も、その最たるところである。現代医学でも、大きな動脈の表在部は、血流や体温はもちろん、自律神経にまで影響を及ぼす部位として認識されている。古代中国人は、この動脈拍動部の治療における重要性に早くから気付いていたに違いない。

『霊枢』刺節真邪篇第七十五の「大熱身に徧（あまね）く、狂いて妄見し、妄聞し、妄言するは、足の陽明及び大絡を視て之を取る。虚する者は之を補い、血ありて実する者は之を寫す。其の偃臥（えんが）するに因りて、其の頭の前に居して、両手の四指を以て頸動脈を挟み按じ、久しく之を持し、巻きて切し推し、下りて缺盆の中に至りて、復た止めて前の如くし、熱去れば乃ち止む。此れいわゆる推してこれを散らす者なり」[2]と、熱病の治療法として、頸動脈を両手の四指で按じて保持するという手技を下方へ移動させ、「缺盆」まで行うことで、熱を下げてしまう方法が紹介されている。

また、先にも述べたが、『霊枢』雑病篇第二十六の「気の逆上するは、膺中（ようちゅう）の陥なる者と下胸の動脈とを刺せ。腹痛は、臍の左右の動脈を刺せ。已に刺して之を按ずれば、立ちどころに已ゆ。已えざれば、気街を刺せ。已に刺して之を按ずれば、立ちどころに已ゆ」[2]という動脈を刺したあとを、手で按ずると、たちまち治癒するのだという確信をもった記載から、古代の人々がこの治療法に絶対の自信をもっていたことが伺い知ることができる。

『霊枢』衛気篇第五十二では「請う、気街を言わん。胸気に街あり、腹気に街あり、頭気に街あり、脛気に街あり。故に気の頭に在る者は、之を脳に止む。気の胸に在る者は、之を膺と背腧に止む。気の腹に在る者は、之を背腧と衝脈の臍の左右の動脈にある者に止む。気の脛に在る者は、之を気街と承山、踝の上以下とに止む。此れを取る者は毫鍼を用い、必ず先ず按ずること久しくありて手に応ずる。乃ち刺して之を予

う」[2])とこの「気街治療」の運用上のコツを述べている．すなわち，按じて動脈の拍動を手に感じながら，施術することが必要不可欠な要素となっている．

身体全体を「上部（鎖骨より上）・中部（鎖骨から鼠径部）・下部（鼠径部から下）」に大分割した場合の，「上部」と「中部」の境界部にあるのが「缺盆」（鎖骨上窩）であり，「中部」と「下部」の境界部にあるのが「気街」（鼠径部）であるため，その治療範囲は，「上部・中部・下部」身体全体に及ぶことになる．すなわち，「缺盆」（鎖骨上窩），「気街」（鼠径部）はいずれも全身のどこにある愁訴にも対応できることになる．しかもこれらの「気街」が，身体の前面から後面にわたってすべてを包む帯状に流注している衝脈の枢要部に存在していることからも，腰痛や，項背部など身体の後ろにある愁訴にも対応できることがわかる．

19.「気街治療」としての「缺盆」（鎖骨上窩），「気街」（鼠径部）の施術方法

これまで述べてきた「天・地・人−気街治療」の基本原則に則ると，「缺盆」（鎖骨上窩）は「頭部（上部）」と「体幹部（中部）」の境界部にある（図4-26）ため，「頭部（上部）」と「体幹部（中部）」のいずれの症状にも対応できることになる．すなわち，頭痛，めまい，三叉神経痛，顔面神経麻痺，難聴，耳鳴り，鼻炎，眼精疲労，咽喉痛，顎関節痛，口内炎，頸部痛などの「頭部（上部）」における異常と，肩周辺の疾患（頸肩腕痛，五十肩など），胸部の疾患（胸痛，動悸，気管支喘息），腹部の疾患（腹痛，胸やけ，排尿異常，排便異常，痔疾，月経異常など），腰背部痛などの「体幹部（中部）」の異常を調整できるのである．

一方，「体幹部（中部）」と「下肢部（下部）」の境界部にある「気街」（鼠径部）は，「体幹部（中部）」と坐骨神経痛や，股関節痛，膝関節痛，足関節捻挫などの「下肢部（下部）」における愁訴に対応できる．だから，「体幹部（中部）」の愁訴を対象に治療を行いたい場合は，「缺盆」（鎖骨上窩）からの施術でも，「気街」（鼠径部）からの施術でもよいわけである．当然，双方からの施術のいずれもが必要になることもある．さらに，『霊枢』終始篇第九に「病上に在る者は，之を下に取る．病下に在る者は，之を高く取る．」[2])とあるように，上を下で，上を下で治療するという治療原則にも通じるが，「上部（天）・中部（人）・下部（地）」の上下天地をひっくり返してもよいわけであるから，この「缺盆」（鎖骨上窩）と「気街」（鼠径部）への施術は，相互に互換性を有することになる．つまり，「缺盆」（鎖骨上窩）の施術の代わりに「気街」（鼠径部）を施術してもよいし，「気街」（鼠径部）の施術を「缺盆」（鎖骨上窩）の施術に切り替えてもよいのだ．ただし，いずれも場合も，治療者が目的とする患者の局所に意識を向けて施術を行うことが大切であることはいうまでもない．

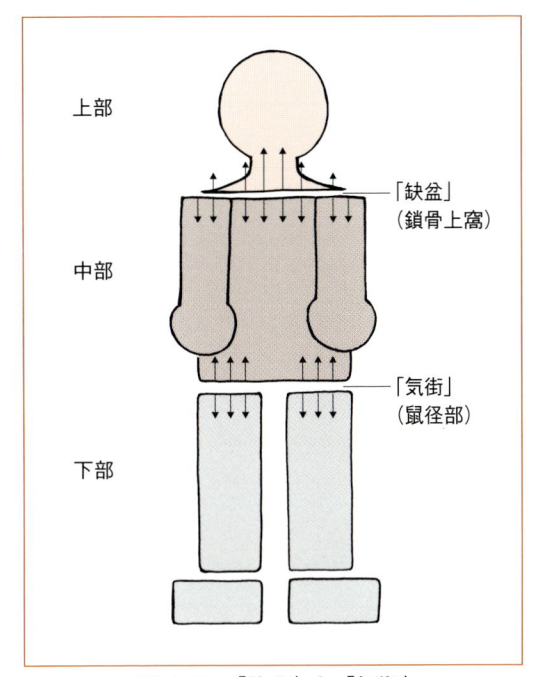

図4-26 「缺盆」と「気街」

『鍼灸甲乙経』に「缺盆，一名天蓋．在肩上横骨陥者中」[14]と，"鎖骨"を"横骨"と表現している．一般に，"横骨"とは"恥骨"のことである．缺盆（鎖骨上窩）と気街（鼠径部）への施術の互換性を考えれば，これらが同名であることも単なる偶然とは思えない．

ちなみに，『鍼灸甲乙経』では鎖骨下縁の穴の取穴の場合，単純に"鎖骨"は"巨骨"と呼ばれている．「輸府，在巨骨下．去璇璣傍各二寸陥者中」[14]，「気戸，在巨骨下．輸府兩傍各二寸陥者中」[14]，「雲門，在巨骨下．気戸兩傍各二寸陥者中．動脈應手」[14]とある．

1)「缺盆」（鎖骨上窩）の基本施術法
患者の右鎖骨上窩を施術する場合を述べる．
(1) 施術部位を探す
　術者は患者の右側に位置し，患者の右鎖骨上窩の欠盆穴付近を術者の左親指の指腹でしごきながら，動脈拍動の最大部位を探し出す．
(2) 施　術
　施術部位に左親指腹を置いて前揉を行い，その部位に鍼尖が当たるように押し手をつくり，管鍼法，または撚鍼法により切皮を行い，振動法や，旋撚法にて運鍼する．このとき，押し手に動脈の拍動を感じていることが大切である．また，ここは気胸の危険を伴う部位でもあるため，刺鍼は深くても5mmまでとする．
(3) 抜　鍼
　押し手に感じていた動脈の拍動のふれ方が変化したら，抜鍼する．動脈拍動のふれ方は寸口部における「脈診」の感じ方と同様に，弱かった脈に力が出てきたり，硬い脈が柔らかくなったりと，異常脈が正常脈に近づく変化で感知されることが多い．
(4) 鍼孔を閉じて圧迫する
　抜鍼と同時に，押し手の親指を返すようにして指腹で鍼孔を閉じる．親指指腹に動脈拍動を感じたまま，数呼吸，圧迫を保持する．さらに，この親指に向かい合うように，右鎖骨の下に右

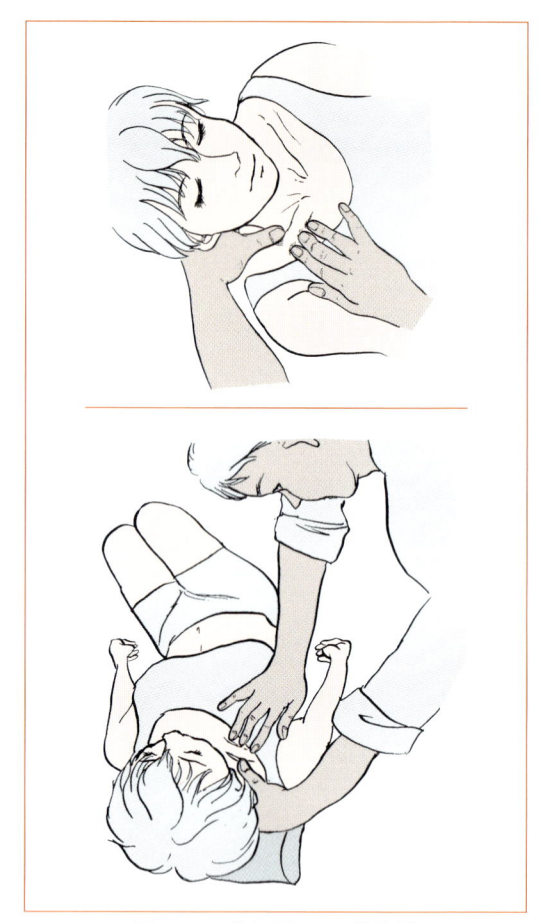

図4-27　「缺盆」への施術法

手2〜4指の指腹を置き，親指と同時に圧迫すると効果が安定する．

　このとき，治療効果をあげるためのコツが2つある．
　1つは，術者が置いた指がスッポリと嵌まり込む，あるいは吸い付くというような感覚をもてる部位を探し出すことである．その指をふれてほしいという要求がある穴が，患者の身体にとってよい反応を起こすツボであり，そのツボの形状が指の納まりがよいのである．
　2つ目のコツは，これらの施術は，常に局所に意識を向けて行うということである．
　施術は，愁訴の変化を指標にして行う．はっきりしない場合には，頸部や腰部の運動により，

鍼孔を閉じて圧迫する．この時，動脈の拍動を指で把えるようにすること．

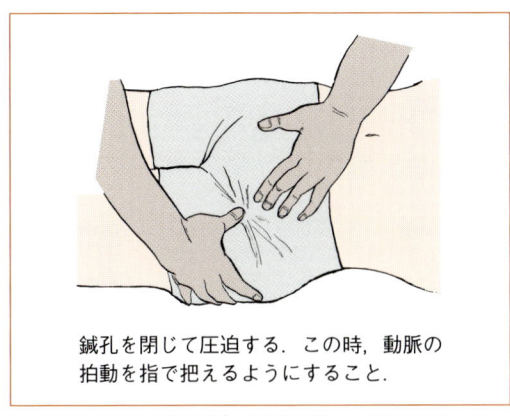

図4-28 「気街」（鼠径部）への施術法

押し手に感じていた動脈の拍動のふれ方が変化したら，抜鍼するのであるが，ここでは押し手を右手に代えてから抜鍼するようにする．

(4) 鍼孔を閉じて圧迫する

抜鍼と同時に，押し手の右親指を返すようにして指腹で鍼孔を閉じる．親指指腹に動脈拍動を感じたまま，数呼吸，圧迫を保持する．この場合も，左鼠径部の上から，この親指に向かい合うように，術者の左手2～4指の指腹で圧迫しながら，愁訴の変化を確認すると治療効果が明確になる．このときも左手2～4指に動脈拍動を感じるようにする（図4-28）．

誘発される愁訴を指標にする．腰部の例でいうと，仰臥位で，立てた膝をゆっくり左右に倒してもらったときに，腰部に出現してくる痛みや不快感，つっぱり感の消失や軽減を指標にするとよい（図4-27）．

2) 「気街」（鼠径部）の基本施術法

この方法は「缺盆」（鎖骨上窩）の基本施術の方法における鎖骨が鼠径靱帯に変わるだけで，おおむね同様のやり方である．そこで，ここでは右手と左手の使い方の違いをもあわせて示すために，仰臥位の患者の右側に位置した術者が，患者の左鼠径部を施術する場合を述べる．

(1) 施術部位を探す

術者は，患者の左鼠径部にある気衝穴の下方，鼠径靱帯の直下を術者の左親指の指腹でしごきながら，動脈拍動の最大部位を探し出す．

(2) 施 術

施術部位に左親指腹を置いて前揉を行った後，その部位に鍼尖が当たるように押し手をつくり，管鍼法，または撚鍼法により切皮を行う．そのまま刺入し，単刺法，振動法，旋撚法などにて運鍼する．なお，刺鍼の深さや手技については，患者のツボが求めている情報を把握し，それに従っていねいに行うこと．粗暴な施術は禁物である．

(3) 抜 鍼

これらの施術においても，つねに局所に意識を向けて行うことと，術者が，指の納まりのよい部位にピタリと指を固定させることが重要であるのは鎖骨上窩の施術と同じである．

施術テクニックのコツは，施術における各指の位置と角度を的確に設定することである．その指標となるのが，愁訴の消失や軽減である．その変化が明確でない場合には，仰臥位で，頸部を左右に回旋させたときに出現してくる痛みや不快感，つっぱり感を指標にしてもよい．

気街としての鎖骨上窩や，鼠径部は衝脈の枢要部に存在していることから，衝脈の身体の前面から後面を包む帯状の流注を考慮しながら，施術すれば，身体後側の愁訴にも対応できる．

ここでは，頸部の回旋時に痛み，つっぱり感が出現してくる場合の指の位置を，鼠径部の施術例として図示しておく（図4-29）．後頸部も同様に，前後の陰陽の関係により，前頸部に対応していることに留意したい．

このとき，痛み，つっぱり感の部位が，頸部のどこに出現するかで，指の位置が定まる．愁訴部が身体の中心側にあれば，鼠径部における指の位置も中心側に，愁訴部が身体の外側にあれば，鼠径部における指の位置も外側に位置することになる．この愁訴部と施術要求部位との対応は，鎖骨上窩における場合も同様である．

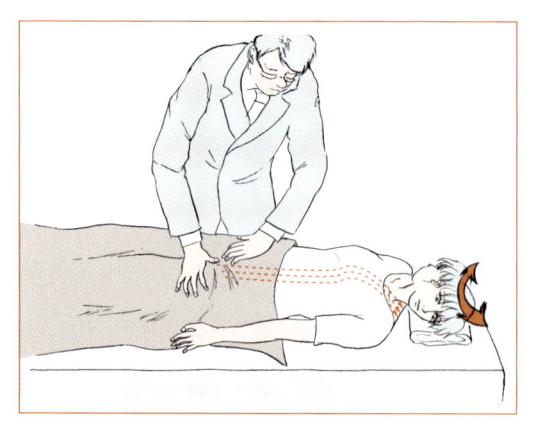

図 4-29　愁訴の部位によって指の位置を変える

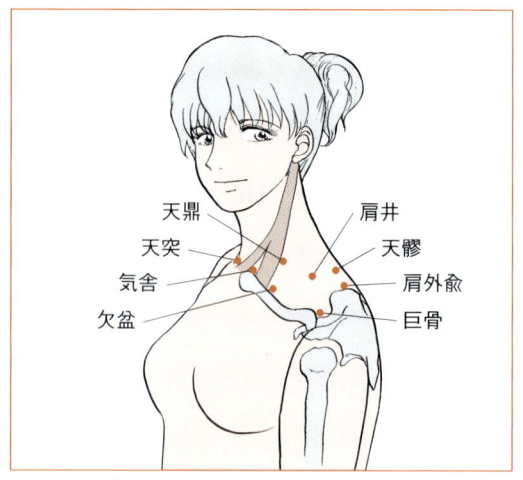

図 4-30　「缺盆」は鎖骨と肩甲骨上縁で囲まれた領域を指す

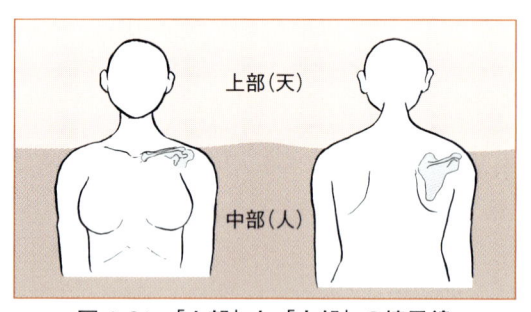

図 4-31　「上部」と「中部」の境界線

20. 「天・地・人-気街治療」における広義の「缺盆」,「気街」

「缺盆」（鎖骨上窩）と，「気街」（鼠径部）がもっとも重要な気街といえるのは，身体の大分割における「上部（天）」，「中部（人）」，「下部（地）」の境界部にあたるからである．これらは，身体の前面の動脈部である鎖骨上窩と，鼠径部を指す場合が多いが，広義には「缺盆」は「上部（天）」と「中部（人）」の境界部，「気街」は「中部（人）」と「下部（地）」の境界部を指すものと考えられるのだ．

天突穴について，『素問』骨空論篇第六十に「治其喉中央，在缺盆中者」[1]とあり，『霊枢』本輸篇第二には「缺盆之中,任脈也．名曰天突」[2]とある．

また，『鍼灸甲乙経』には「天鼎，在缺盆上．直扶突氣舎後一寸五分」[14]，「肩井，在肩上陥者中．缺盆上大骨前」[14]，「天髎，在缺盆中苬骨之間陥者中」[14]とある．

これらから，天鼎穴と肩井穴が缺盆の上，天突穴と天髎穴が缺盆の中に存在していることになる．すなわち，ここでいう「缺盆」とは鎖骨上窩だけでなく，鎖骨と肩甲骨上縁で囲まれた範囲をすべて含んだ領域という意味で使用されているのだ（図 4-30）．

だから，これらの領域への施術は前面からだけに限定しないで，広く，深い面としてとらえ，側面や後面からの運用についても知っていなくてはならない．

施術は，先に述べた前面からの「缺盆」（鎖骨上窩），「気街」（鼠径部）に行う方法と同様であるので，ここでは，「缺盆」の後面，「気街」の後面・側面の重要穴とラインを図示しておく．

「缺盆」の後面として,肩甲棘が「上部（天）」と「中部（人）」の境界部である（図 4-31）．

気街の後面は，殿部が「中部（人）」と「下部（地）」の境界部として幅をもった領域であるため，ラインをいくつか設定することができる．殿溝に一致するライン，尾骨と大転子を結ぶライン，仙骨側縁からと腸骨陵に沿うライン

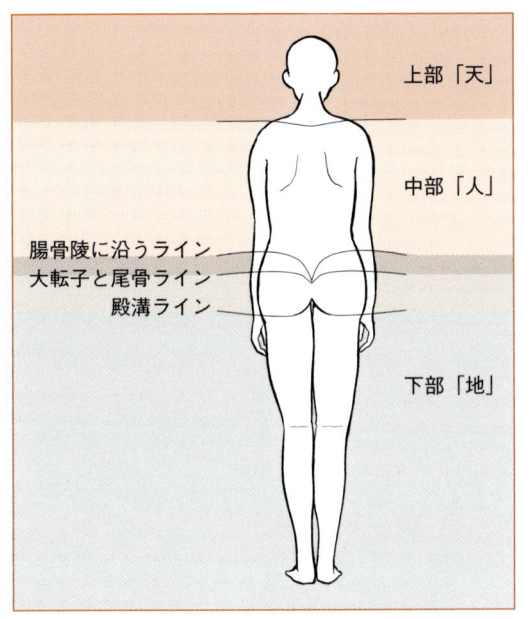

図 4-32　中部「人」と下部「地」の境界線として3本のラインが設定される

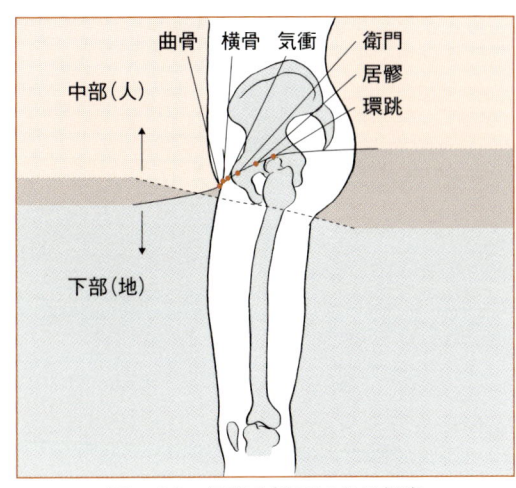

図 4-33　気街の側面にある経穴

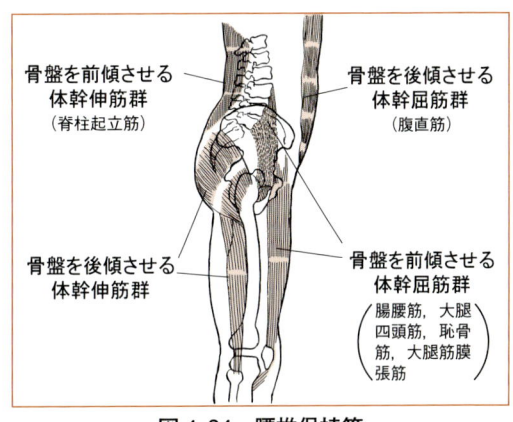

図 4-34　腰椎保持筋

(図 4-32).

気街の側面は大転子周辺部（図 4-33）である．

『霊枢』刺節真邪篇第七十五に「腰脊なる者は，身の大関節なり」[2)]とある．この古代中国人の認識が非常に臨床的なものであることは，ウィリアムズ（P. C. Williamus）が示した図（図 4-34）[110)] をみると納得できる．これにより，この大関節を調整したい場合は，腰背部や殿部だけでなく，鼠径部（気街），腹部，ハムストリング筋などへの施術や，背部からの刺鍼の深さを考慮する必要があることが理解できる．また，腰が身体の大関節，すなわち，幅のある大きな「節」であることが，この腰部での「中部（人）」と「下部（地）」の境界線が 1 つではない理由でもある．

なお，この殿部における境界線の曖昧さにより，「中部（人）」における「人」と「地」の境界部の線引きも 2 本になることになり，気街とも重なることになる．

『素問』刺腰痛篇第四十一には，腰痛の患部を「中部（人）」における「人」と「地」とみなして，「中部（人）」と「下部（地）」の境界線を刺して治療を行う方法が記載されている．「腰痛，少腹に引きて胠に控し，以て仰ぐべからざるは，腰と尻の交わる者，両髁の胂上を刺せ．月の生死を以て痏数となせ．鍼を発すれば立ちどころに已ゆ．左は右を取り，右は左を取れ」[1)]

この部分は『素問』繆刺論第六十三の足の太陰の絡病として，ほぼ同文がある．

「邪　足の太陰の絡に客し，人をして腰痛，

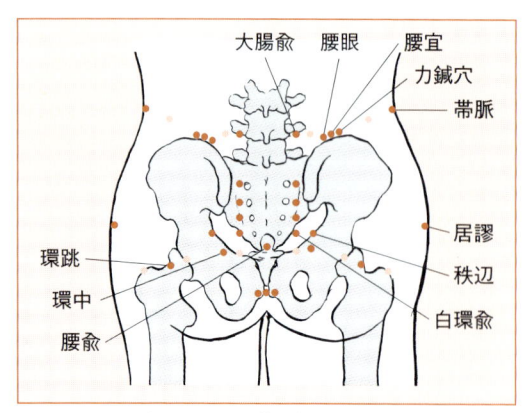

図4-35 腰痛で用いる「人」と「地」の境界にある経穴

少腹に引きて眇に控し，以て仰息すべからざるは，腰尻の解，両胛の上を刺せ．是れ腰兪なり．月の死生を以て痏数となせ．鍼を発すれば立ちどころに已ゆ．左は右に刺し，右は左に刺せ」[1]

ここでは，月の満ち欠けによって鍼の痏数を決定するという方法がとられているところに妙味がある（近年，満月に凶悪犯罪や，スピード違反による事故の件数が多く，新月にうっかり事故が多いことや，新月に伐採した材木がそうでないものに比べて圧倒的に長持ちすることなどが報告されている）．しかし，注目すべきは，腰痛を腰部の下縁に刺鍼することで，たちどころに治すという点である．ここでは腰痛と腹痛を含めて「腹」の気街と考えて，「腹」と「脛」の気街の後側の境界線で治療していると考えられるのである．"腰の痛みが下腹部までひびき，さらに季肋下に引きつる"という病証から，古代におけるこの治療法考案者が，この部での横の輪切りを意識しているのは明らかだからである．

治療部位は"腰と尻の交わる者，両髁の胛上"，"腰と尻の解，両胛の上"である．ここでいう"腰と尻の交わる者"は仙骨側縁，"髁"は大腿骨，"胛"は脊柱を挟む筋肉である．『鍼灸大成』[56]にある解説では"下髎穴"とされ

ているが，私は，「気街治療システム」での腰部の下縁，つまり「天・地・人 治療」における「中部（人）」と「下部（地）」の境界部への刺鍼を指示したものと考えている．すなわち，腸骨稜に沿ってのライン，仙骨の外縁部，および左右の大転子を結ぶライン上にある経穴と，脊際穴である．

ここには，会陽，白環兪，中膂兪，膀胱兪，小腸兪，関元兪，大腸兪，力鍼穴，腰宜，腰眼，維道，胞肓などと，居髎，環跳，秩辺，腰兪，下髎，中髎，次髎，上髎，腰部の華佗夾脊穴，裏腎経の穴など，腰痛によく効く経穴が集中している（図4-35）[111]．

21. 柳谷『（実験実証）秘方一本鍼伝書』の処方にみる「天・地・人 治療」

柳谷素霊の著した『（実験実証）秘方一本鍼伝書』のなかに記されている"五臓六腑の鍼（華佗鍼法）"が督脈の治療として，人体を左右に分ける線上，すなわち人体の左右の陰陽の境界部からの施術であることは第3章で述べたとおりである．

『（実験実証）秘方一本鍼伝書』は「わたしの従来の臨床実験に懲らしていささか，標治的効果あるものを集め世に問うた」[87]とあるように，柳谷が長年にわたる臨床経験から獲得した治療法である．全20症候に対応した1本鍼の用法が記載されているこの書物は，少数取穴で最大の効果をあげる鍼治療を提示したものとして高く評価されている．

その内容は，単に特効穴治療法を書かれたものではない．柳谷の治療法も初期の頃は，古来の流儀，家伝の名灸，秘鍼，特効穴治療法に自身の経験と工夫を加えたものだったようである．しかし，その後，古典的な東洋医学理論を臨床への応用を模索し，経絡的治療を運用する時期を経て，晩年，『（実験実証）秘方一本鍼伝書』による治療法に到達したのだ．

詳細に検討してみると，この書物に記されているほとんどすべての処方に，「天・地・人－気街治療」の法則が当てはまることがわかる．

臨床家としても非凡な才能を発揮した柳谷が，日々の臨床を通じて効果を確信した方法のなかから厳選したうえで，自信をもって鍼灸界に問うた方法が，結果として「天・地・人」の境界部から行う施術になっていたのだ．1本鍼で最大の効果をあげるためには，それは必然であったのかもしれない．

ここに示された処方は，臨床的に非常に実践的な方法であり，しかも，「天・地・人－気街治療」の基本的な運用の具体例としてみることができるため，初心者が「天・地・人－気街治療」の運用を学ぶうえで，参考になることが多い．これから，記載されているすべての処方について「天・地・人」の法則に照らしながらみていこう．

(1) 上歯痛の鍼[87]（図4-36-①）

頬骨弓の上際にある穴（上関）から，頬骨弓をくぐらせるように，下向きに刺入していく方法である．

上歯の位置は人体の「上部（頭部）」の「天・地・人」における「人」である．この施術は「天」と「人」の境界部から「人」を目標に施術を行う方法であると考えられる．

(2) 下歯痛の鍼[87]（図4-36-②）

下顎角の後の少し上にある穴から，下顎骨の裏を口唇に向けて刺入していく方法である．

下歯の位置は人体の「上部（頭部）」の「天・地・人」における「地」である．この施術は「人」と「地」の境界部から「地」を目標に施術を行う方法である．

(3) 鼻病一切の鍼[87]（図4-36-③）

印堂穴から，下向きに鼻骨に沿って刺入していく方法である．

鼻の位置は人体の「上部（頭部）」の「天・地・人」における「人」である．この施術は「天」と「人」の境界部から「人」を目標に施術を行う方法である．

(4) 耳鳴の鍼[87]（図4-36-④）

下顎角の後の少し上にある穴から，下歯痛の刺鍼と同様に行うが，鍼の向きをやや上向きにして刺入する方法である．

耳の位置は人体の「上部（頭部）」の「天・地・人」における「人」である．この施術は「人」と「地」の境界部から「人」を目標に施術を行う方法である．

(5) 耳中疼痛の鍼[87]（図4-36-⑤）

完骨穴から，耳孔に向けて刺入する方法である．

この施術は耳鳴の鍼と同様，「人」と「地」の境界部から「人」を目標に施術を行う方法である．

(6) 眼疾一切の鍼[87]（図4-36-⑥）

完骨穴の上後方の穴（いわゆる柳谷風池穴）から，耳孔に向けて刺入する方法である．

眼の位置は人体の「上部（頭部）」の「天・地・人」における「天」と「人」の境界部にあたる．この施術は「人」と「地」の境界部から「天」と「人」の境界部を目標に施術を行う方法である．

(7) 喉の病の鍼[87]（図4-37）

合谷穴から，やや上方に向けて刺入する方法である．

喉の位置は人体の「天・地・人」における「天」と「人」の境界部にあたる．この方法は人体の「天・地・人」における「天」と「人」の境界部に，手の「天・地・人」における「天」と「人」の境界部を対応させて施術を行う方法である．

(8) 上肢外側痛の鍼[87]（図4-38-①）

肩髃穴から，上腕に向けて刺入する方法である．

上肢の位置は人体の「天・地・人」における「人」である．この施術は「天」と「人」の境界部から「人」を目標に施術を行う方法である．

(9) 上肢内側痛の鍼[87]（図4-38-②）

肩貞穴から，内上方に向けて刺入する方法で

① 上歯痛の鍼
　上歯痛は「人」の領域．「天」と「人」の境界から「人」を治療する．

② 下歯痛の鍼
　下歯痛は「地」の領域．「人」と「地」の境界から「地」を治療する．

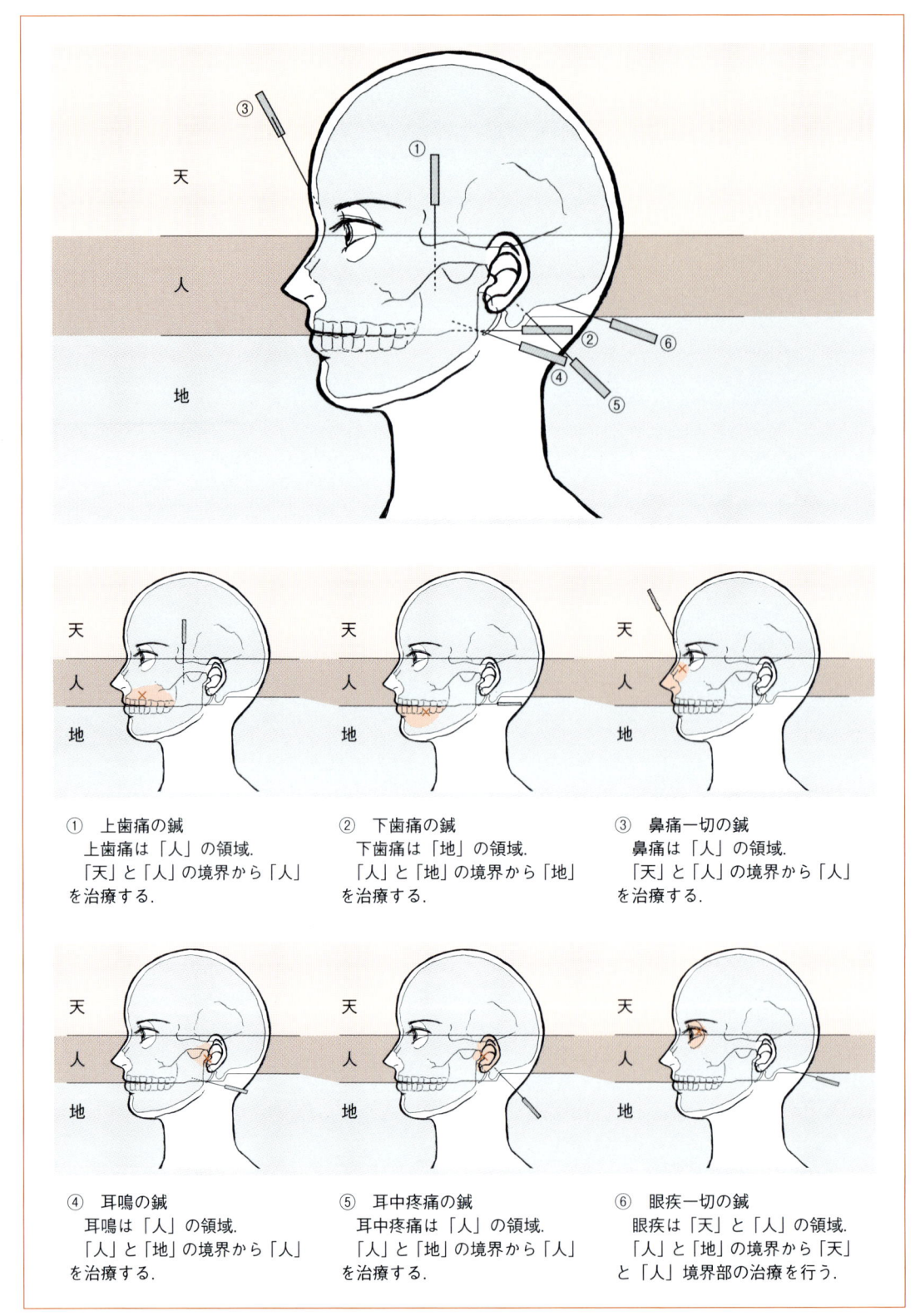

③ 鼻痛一切の鍼
　鼻痛は「人」の領域．「天」と「人」の境界から「人」を治療する．

④ 耳鳴の鍼
　耳鳴は「人」の領域．「人」と「地」の境界から「人」を治療する．

⑤ 耳中疼痛の鍼
　耳中疼痛は「人」の領域．「人」と「地」の境界から「人」を治療する．

⑥ 眼疾一切の鍼
　眼疾は「天」と「人」の領域．「人」と「地」の境界から「天」と「人」境界部の治療を行う．

図 4-36　柳谷『(実験実証) 秘方一本鍼伝書』の処方にみる「天・地・人 治療」(1)
(柳谷素霊：(実験実証) 秘方一本鍼伝書．医道の日本社，1955．p.2 ～ p.12 の図を参考に作図)

21. 柳谷『(実験実証) 秘方一本鍼伝書』の処方にみる「天・地・人 治療」　131

喉の病の鍼：喉の病は「天」と「人」の境界にある．「天」と「人」の境界が治療点

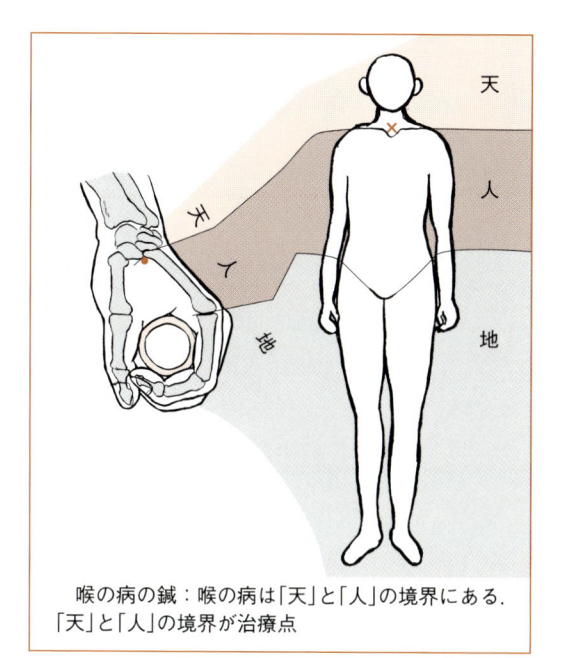

図 4-37　柳谷『(実験実証) 秘方一本鍼伝書』の処方にみる「天・地・人 治療」(2)
(柳谷素霊：(実験実証) 秘方一本鍼伝書．医道の日本社，1955．p.14 の図を参考に作図)

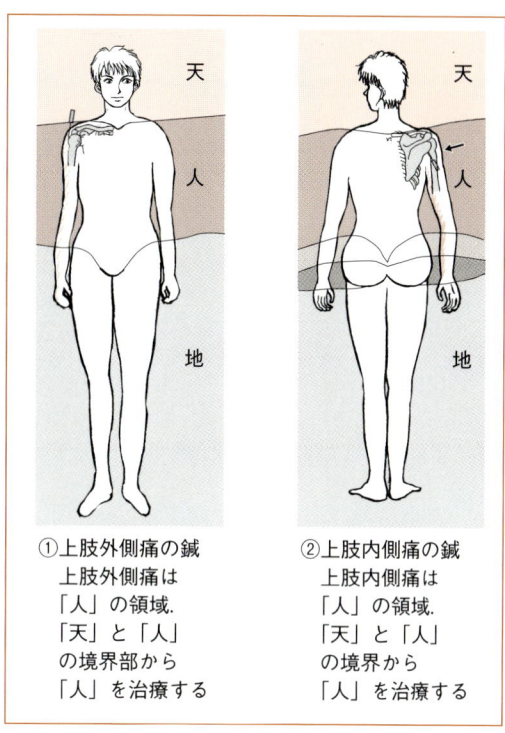

①上肢外側痛の鍼
上肢外側痛は「人」の領域．「天」と「人」の境界部から「人」を治療する

②上肢内側痛の鍼
上肢内側痛は「人」の領域．「天」と「人」の境界から「人」を治療する

図 4-38　柳谷『(実験実証) 秘方一本鍼伝書』の処方にみる「天・地・人 治療」(3)
(柳谷素霊：(実験実証) 秘方一本鍼伝書．医道の日本社，1955．p.16 ～ p.18 の図を参考に作図)

ある[87]．

　この施術は上肢外側痛の鍼と同様に，「天」と「人」の境界部から「人」を目標に施術を行う方法である．

(10)　下肢後側痛の鍼[87]（図 4-39-①）

　A．腸骨稜上縁で正中線の外方 4 寸にある穴（力鍼穴）から，45 度，内下方に向けて（皮膚との角度は 30 ～ 40 度）刺入する．

　B．殿部，正中線の外方 8 寸にある小野寺氏の十二指腸胃潰瘍の殿部圧診点（裏環跳穴）から，内上方に向けて刺入する．

　下肢の位置は人体の「天・地・人」における「地」である．この施術は「人」と「地」の境界部から「地」を目標に施術を行う方法である．

(11)　下肢外側の病の鍼[87]（図 4-39-②）

　上前腸骨棘の外下方の環跳穴に皮膚と垂直に刺入する．

　下肢の位置は人体の「天・地・人」における「地」である．この施術は「人」と「地」の境

界部から「地」を目標に施術を行う方法である．

(12)　下肢前側の病の鍼[87]（図 4-39-③）

　上前腸骨棘の前下方の柳谷居髎穴（実際には髀関穴）から鍼を下方に向けて刺入する．

　下肢の位置は人体の「天・地・人」における「地」である．この施術は「人」と「地」の境界部から「地」を目標に施術を行う方法である．

(13)　急性淋病の一本鍼[87]（図 4-40-①）

　下腹部正中線上の中極穴や関元穴付近にある反応穴から鍼を下方に向けて刺入する．

　淋病の局所（性器）は人体の「天・地・人」における「人」と「地」の境界部にある．

　この施術は，「人（体幹部）」の「地」をさらに「天・地・人」に分割した場合の「人」と「地」の境界部に刺鍼を行う方法である．

(14)　実証便秘の鍼[87]（図 4-40-②）

　臍下 2 寸の点から 1 寸左側方にある穴に，

A. 力鍼穴
B. 裏環跳穴

①下肢後側痛の鍼
　下肢後側痛は「地」の領域.「人」と「地」の境界から「地」を治療する

②下肢外側の病の鍼
　下肢外側の病は「地」の領域.「人」と「地」の境界から「地」を治療する

③下肢前側の病の鍼
　下肢前側の病は「地」の領域.「人」と「地」の境界から「地」を治療する

図 4-39　柳谷『(実験実証) 秘方一本鍼伝書』の処方にみる「天・地・人 治療」(4)
(柳谷素霊：(実験実証) 秘方一本鍼伝書. 医道の日本社, 1955. p.20 〜 p.24 の図を参考に作図)

①急性淋病の一本鍼：淋病の局所(性器)は「人」と「地」の境界部. 体幹部をさらに分割した「人」と「地」の境界部を治療する
②実証便秘の鍼・虚証便秘の鍼：便秘の鍼は臍を中心に全身を投影 (図1-9) する「天・地・人－小宇宙治療」である

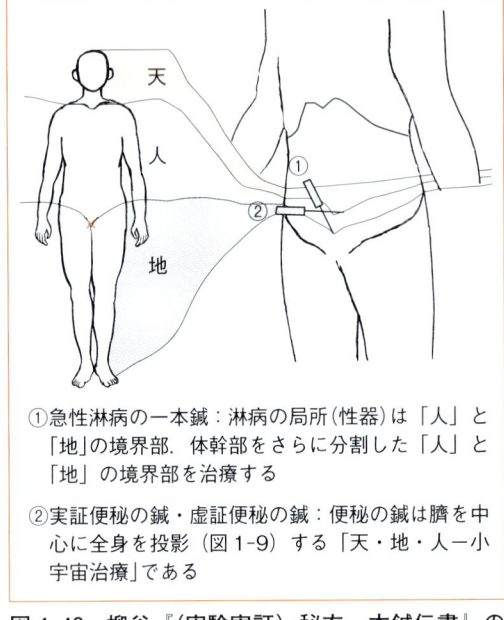

図 4-40　柳谷『(実験実証) 秘方一本鍼伝書』の処方にみる「天・地・人 治療」(5)
(柳谷素霊：(実験実証) 秘方一本鍼伝書. 医道の日本社, 1955. p.26 〜 p.30 の図を参考に作図)

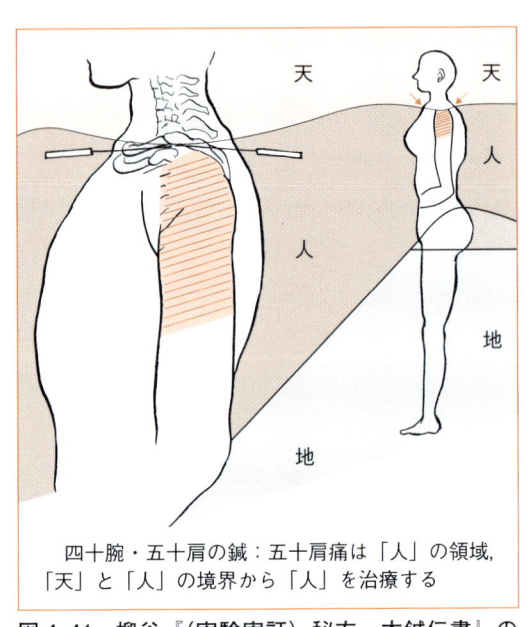

四十腕・五十肩の鍼：五十肩痛は「人」の領域,「天」と「人」の境界から「人」を治療する

図 4-41　柳谷『(実験実証) 秘方一本鍼伝書』の処方にみる「天・地・人 治療」(6)
(柳谷素霊：(実験実証) 秘方一本鍼伝書. 医道の日本社, 1955. p.32 の図を参考に作図)

① 肩甲間部は「人」の領域．「天」と「人」の境界部から「人」を治療する
② 肩甲上部は「天」の領域．「天」と「人」の境界部から「天」を治療する

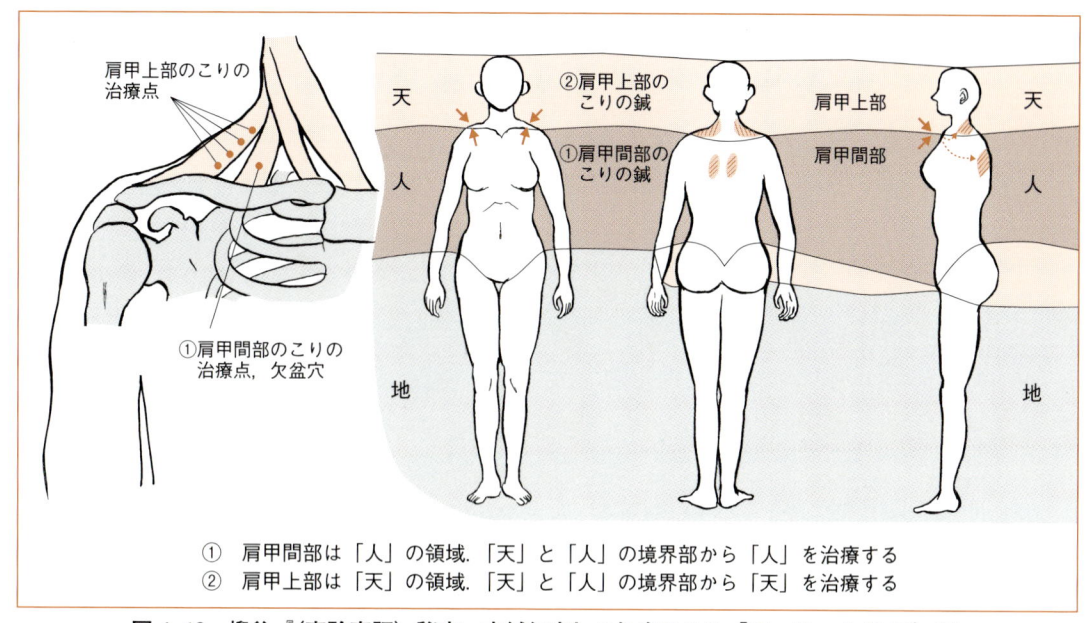

図 4-42　柳谷『(実験実証) 秘方一本鍼伝書』の処方にみる「天・地・人 治療」(7)
(柳谷素霊：(実験実証) 秘方一本鍼伝書．医道の日本社，1955．p.34～p.36 の図を参考に作図)

吸気時に直刺する．

　この方法は，古くから便秘の特効穴として知られる左大巨穴付近からの施術である．「天・地・人治療」では，第6章で述べるように，臍の周囲にも，人体全身を投影させて，診断や治療に利用している（図1-9）．

　大巨穴は「在泉の穴」として，「天・地・人」の「地」すなわち，下腹部の疾患を主治するツボである．便秘や下痢にも用いられる．この手技は「天・地・人–気街治療」というより「天・地・人–小宇宙治療」に分類されるものである．

(15)　**虚証便秘の鍼**[87]（図 4-40-②）

　臍下2寸の点から1寸左側方にある穴に，呼気時に直刺する．

　実証便秘の鍼と同様，「天・地・人–小宇宙治療」というべきものである．ただし，呼吸の補瀉による虚実への対応がみられる．

(16)　**四十腕五十肩の鍼**[87]（図 4-41）

　肩関節の屈曲により肩の後側が痛む場合は，肩髃穴から後ろへ肩甲骨肩峰をくぐらせるように刺入する．

　肩関節の伸展により肩の前側が痛む場合は，肩髎穴から前へ肩甲骨肩峰をくぐらせるように刺入する．

　四十腕五十肩で痛む部位は肩から上肢にかけてである．その位置は人体の「天・地・人」における「人」にあたる．この施術は「天」と「人」の境界部から「人」を目標に施術を行う方法になる．なお，肩の局所に関しては，後ろを前から，前を後ろから治療する"前後の陰陽"の運用（第2章参照）がなされている．

(17)　**肩甲間部のこりの鍼**[87]（図 4-42-①）

　欠盆穴から，後方に向けてやや上外方に倒すように刺入する．

　肩甲間部は人体の「天・地・人」における「人」にあたる．この施術は「天」と「人」の境界部から「人」を目標に施術を行う方法である．"前後の陰陽"の運用（第2章参照）と組み合せられた手技である．

(18)　**肩甲上部のこりの鍼**[87]（図 4-42-②）

　欠盆穴の上，僧帽筋の前縁の下際から，後下方に向けて刺入する．

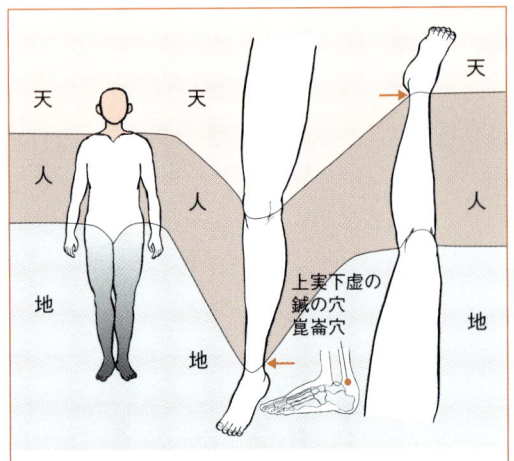

図4-43 柳谷『（実験実証）秘方一本鍼伝書』の処方にみる「天・地・人 治療」(8)
（柳谷素霊：秘方一本鍼伝書．医道の日本社，1955．p.38の図を参考に作図）

上実下虚症の鍼：上実下虚の愁訴部位は「天・地・人」の「地」と「天」の領域．「人」と「地」の境界部から「地」を調整すると同時に，「天」と「人」の境界部から「天」を調整する

肩甲上部は人体の「天・地・人」における「天」にあたる．この施術は「天」と「人」の境界部から「天」を目標に施術を行う方法である．ここでも"前後の陰陽"の運用（第2章参照）がみられる．

(19) 上実下虚症の鍼[87]（図4-43）

崑崙穴から，内方に向けて刺入する．

上実下虚症は人体の「天・地・人」における「天」が実し，「地」が虚した状態である．この施術は下肢（地）の「天・地・人」における「人」と「地」の境界部から「地」を調整すると同時に，「天」と「人」の境界部から「天」を調整を行う方法である．

(20) 五臓六腑の鍼（華佗鍼法）

人体の左右の陰陽の境界部からの施術であることは第3章で述べた．

以上みてきたように，『実験実証 秘方一本鍼伝書』に記載されている全20症候のうち，"実証便秘"と"虚証便秘"については，「天・地・人–小宇宙治療」に分類される施術であるが，それを除く18症候については，すべて「天・地・人」の境界部からの施術であるということは偶然とは思えない．柳谷がそのことに言及していないため，その認識のもとに書かれたのかどうかは不明であるが，この天才鍼灸師が日々の臨床を積み重ねるなかで効果を確信し，提示した方法で，結果的には「天・地・人–気街治療」になっていたのだ．

しかも，当然のことではあるが，ここでは基本的に経絡系統（三陰三陽）との交点に治療点を求めている．このことは，10〜12の下肢に対する処方(図4-39)をみると明らかである．下肢の位置は人体の「天・地・人」における「地」であるため「人」と「地」の境界部から「地」を目標に治療するが，愁訴が後側（太陽）にある場合は後側（太陽）部から，外側（少陽）にある場合は外側（少陽）部から，前側（陽明）にある場合は前側（陽明）部から施術を行うことになるのである．このことも「天・地・人治療」の基本的な法則に則っているものである．

だから，本書で「天・地・人治療」の法則を知った読者なら，ここに記載がないものに関しても応用がきくようになるだろう．

このように，ひとたび「天・地・人」の眼をもつと，すべての特効穴や治療法をみる眼が変わってしまうのである．

22. 天・地・人–標幽賦治療

私はこれらの『黄帝内経』（『素問』・『霊枢』）の各篇に散在していた人体の「天」・「地」・「人」おのおののブロックに対応する「気街治療」のシステムが，金元時代以降，パターン化され，少数の刺鍼数で簡便に運用されるようになってきたのではないかと考えている．

『鍼経指南』を著した金元時代の竇漢卿の作とされる歌賦「標幽賦」は『鍼灸大全』，『鍼灸聚英』，『鍼灸大成』など，その後の多くの書物

に引用されている．これらの鍼灸臨床の実践書がこぞって引用していることが，この歌賦の臨床的価値の高さを示しているといえよう．この「標幽賦」に，「天,地,人三才也．湧泉同璇璣,百會．上,中,下三部也,大包與天樞,地機」[30]の条文がみられる．

この条文が現在，注目を浴びていないのは，これが全身治療のシステムとして解釈されてこなかったからである．ちなみに中国で刊行されている『鍼灸大成』の解説本『鍼灸大成校釋』にある解説は次のとおりである．

「百会，璇璣，湧泉の3つの穴は，天・地・人3部の病を主どる，上を取穴して下を治療し，下を取穴して上を治療する（たとえば湧泉穴が頭痛を治し，百会穴が脱肛を治すごとくである）．また，上を取穴して上を治療し，下を取穴して下を治療する（百会穴が頭の症状を治し，湧泉穴が足や腹の諸疾患を治すごとくである）．大包，天枢，地機の3つの穴は，人の体内の上・中・下の3部を主どる．また，取穴部を按じてもよい，もって上焦・中焦・下焦の三焦の病を治療する（筆者による書き下し）」[112].
ここでは単純に，上の症状を下で，下の症状を上で治療するという上下の陰陽の治療法則を述べているにすぎない．しかも，上・中・下を三焦の上焦・中焦・下焦のこととして解釈されているが，天・地・人についてはどこを指しているのかも明確にされていない．

私はこの条文は全身治療システムの提示であると直感し，日々の臨床のなかで，長年にわたり試行錯誤を繰り返した．その結果，「天・地・人−標幽賦治療」として組み立て，臨床に活用している[15].

わかってしまえば，当然のことのように思えるが，ここでいう上・中・下と天・地・人の区分が，これまでにも述べてきたような三部九候の9分割であるということに気が付くまでは，幾多の試行錯誤が必要だったのだ．

いうまでもないが，その9分割とは「上部（鎖骨より上）・中部（鎖骨から鼠径部）・下部（鼠径部から下）」の大分割と，そのおのおのの3分割である．すなわち，「上部」は天（目より上）・地（口から下）・人（目から口）に，「中部」は天（鎖骨から横隔膜＝胸部）・地（臍の高さから下＝下腹部）・人（横隔膜から臍の高さ＝上腹部）に，「下部」は天（膝関節より上＝大腿部）・地（足関節から下＝足部）・人（膝関節から足関節＝下腿部）に分割される．

「天・地・人−標幽賦治療」は，「気街」を袋状のブロックと考え，その上下，前後，左右から施術したり，袋と袋をつなぐ結合部を施術したりして，袋の内部での気の乱れを調整するという「気街」の治療原則をシンプルな形にシステム化したものであるといっていいだろう．使用穴は地機穴を除いてすべて，いわゆる，「天」・「地」・「人」の境界部に存在するからである（図4-44〜46）．

この方法では患部の部位により治療穴が決定される．上・中・下から1穴，天・地・人から1穴ずつ選穴するが，左右にある穴は虚の反応の強い1側に刺鍼，十分な置鍼の後，他側に施鍼する．

なお，この方法の運用法や治療穴の取穴部位などについては第1章で簡単体験として紹介したので，参照してほしい．

愁訴部位に対応する刺鍼穴は次のとおりである．

【患部が上部（頭部）にある場合】
　　天部―――「大包」，「百会」（図4-44-a）
　　人部―――「大包」，「璇璣」（図4-44-b）
　　地部―――「大包」，「湧泉」（図4-44-c）

【患部が中部（体幹部）にある場合】
　　天部―――「天枢」，「百会」（図4-45-a）
　　人部―――「天枢」，「璇璣」（図4-45-b）
　　地部―――「天枢」，「湧泉」（図4-45-c）

136　第4章 「天・地・人-気街治療」

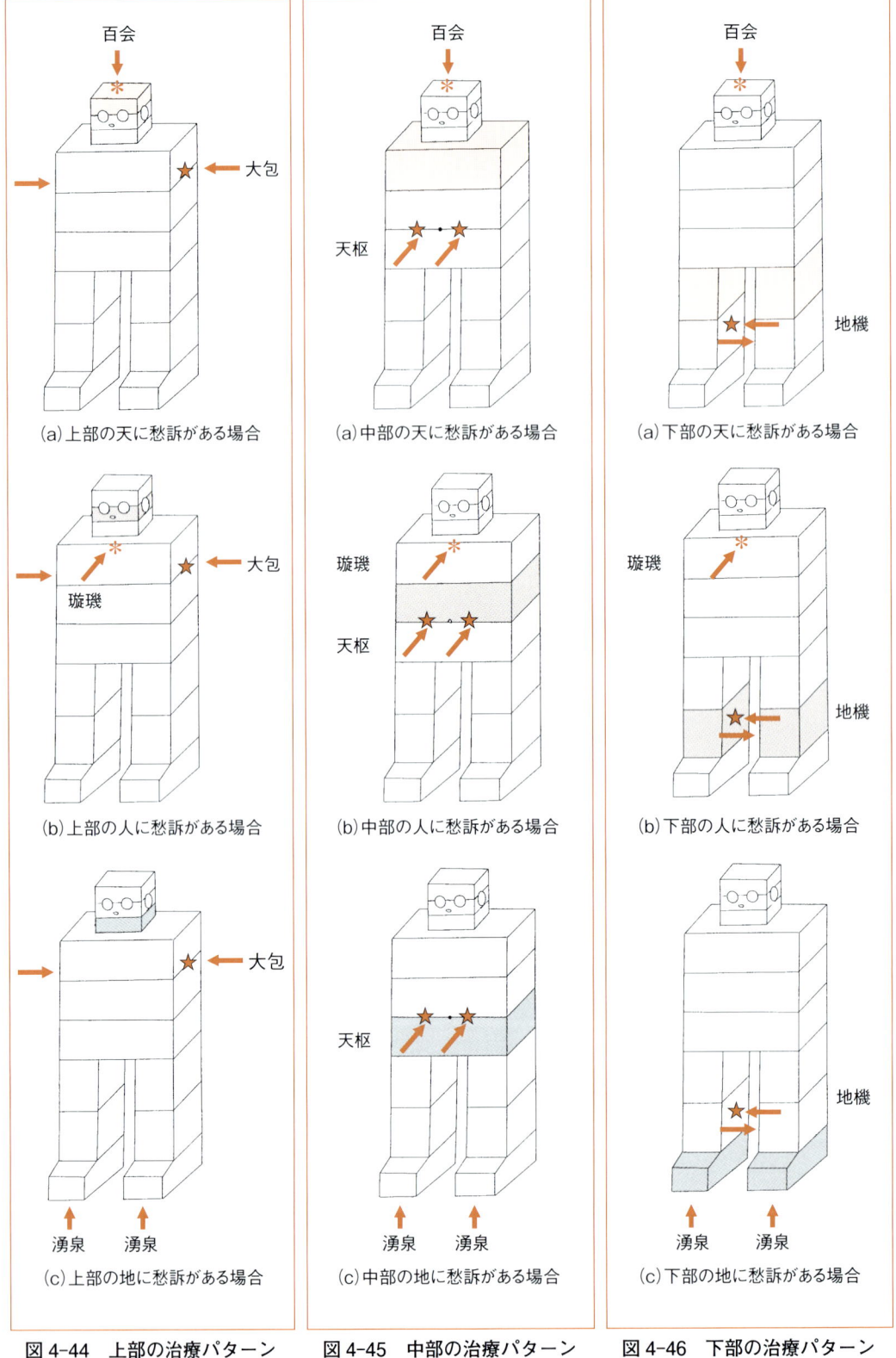

(a) 上部の天に愁訴がある場合
(b) 上部の人に愁訴がある場合
(c) 上部の地に愁訴がある場合

図 4-44　上部の治療パターン

(a) 中部の天に愁訴がある場合
(b) 中部の人に愁訴がある場合
(c) 中部の地に愁訴がある場合

図 4-45　中部の治療パターン

(a) 下部の天に愁訴がある場合
(b) 下部の人に愁訴がある場合
(c) 下部の地に愁訴がある場合

図 4-46　下部の治療パターン

【患部が下部（下肢部）にある場合】
　　天部―――「地機」,「百会」（図 4-46-a）
　　人部―――「地機」,「璇璣」（図 4-46-b）
　　地部―――「地機」,「湧泉」（図 4-46-c）

　私たちは，この治療システムによる治療効果を，次のような実験を行うことで確認している[15].

【運用手順】治療穴は患部の部位に対応した上・中・下から1穴，天・地・人から1穴ずつとした．左右にある穴は虚の反応の強い方に刺鍼した．

【実験方法】インフォームド・コンセントを得た腰部に違和感（以下「反応」）のある被験者，男性18名，女性7名（平均年齢32.2歳）に対し，「反応」の出た部位を，天・地・人に対応した経穴に切皮置鍼を行い，その効果をペインスケールで表示し，無処置のものと比較した．危険率5％を有意水準とし，統計的処理を行った．

【結　果】刺鍼群(10→2.7)は無処置群(10→9)に対し有意に改善した（$p < 0.01$）．内訳は10→7以下への改善が17/18例（94.4％），著効（10→2以下）が8/18例（44.4％）となり，無処置群での改善（10→7以下）は1/10（10％）であった[29]（図 4-47）．

【症例報告】慢性副鼻腔炎　男性　54歳
職業　グラフィックデザイナー
治療日：2003年11月26日
主訴：左上歯痛のため7月に歯科を受診．歯肉炎，歯周病と診断されたが，痛みが治まらないため耳鼻科を紹介され，慢性化膿性副鼻腔炎と診断された．現在，抗菌薬（ルリッド錠）と去痰薬（ムコダイン）を服用中も，つねに鼻から喉へ膿が流れていき，痰がからまり，喉に不快感およびつまり感がある．左上歯の歯茎〜頬・目にかけてピリッとした痛みが走ることがある．週末になると，とくに痛みや症状がつらく

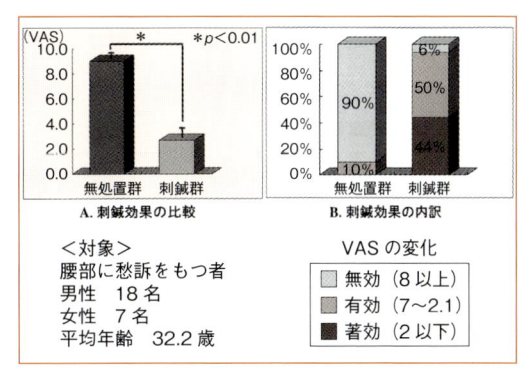

図 4-47 「天・地・人 標幽賦治療」の効果

なる．痛みが強いときは鎮痛薬（ロキソニン）を服用（日に1〜2錠）．
診断：六部定位脈診，腹診で肝虚証．
主訴部位から「天・地・人」診断では「上部」の「人部」と「地部」．
治療：本治法として左曲泉穴，左陰谷穴へ切皮置鍼して，気を至らせると，喉のつまり感が楽になり，はじめのつらさを10とするペインスケールが5になった．
「天・地・人-標幽賦治療」として，左大包穴，璇璣穴，左右の湧泉穴へ切皮置鍼を行うと，不快感・痛みはほとんど取れたとのこと(5→2)．
　次回来院時，その治療後は，歯の痛みが和らぎ，週末は痛み止めを飲まずにすんだ，と報告を受けた[29]．
　以降も同様の施術を週1回のペースで行った結果，約2か月で愁訴はすべて消失した．

23. 四総穴の天・地・人との対応

「四総穴」は，人体の「天」・「地」・「人」おのおののブロックに対応する「気街治療」として，もっとも簡略された治療システムである．これは，四肢にある4穴のみで，人体の「天」・「地」・「人」すべての陰陽に対応できるものである．
「四総穴歌」の歌原は明代の朱権の著作『乾坤生意』が最初のものといわれている[113]が，

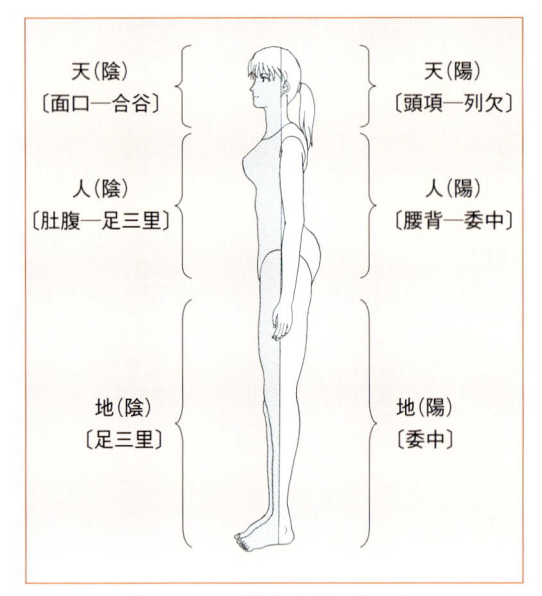

図4-48 四総穴と天・地・人

天(陰)〔面口―合谷〕
天(陽)〔頭項―列欠〕
人(陰)〔肚腹―足三里〕
人(陽)〔腰背―委中〕
地(陰)〔足三里〕
地(陽)〔委中〕

現代でも古典における臨床書として非常に評価の高い『鍼灸大全』や『鍼灸聚英』などにも「四総穴歌　肚腹三里留，腰背委中求．頭項尋列缺，面口合谷収」[57]の記載がある．

WHO公認の361穴が現行経穴とされているが，中国では古代から数多くの経穴のなかから，臨床においてとくに頻用する重要穴を選定する試みがなされてきた．そのなかでも完成度の高いものは『鍼灸大全』などに記載されている「馬丹陽天星十二穴」，「千金十一穴」，そして「四総穴」である．

宋代の僧侶，馬丹陽の作とされる「馬丹陽天星十二穴并治雑病歌」は『鍼灸大全』に収録されている．これは，三里・内庭，曲池・合谷，委中・承山，太衝・崑崙，環跳・陽陵泉，通里・列欠の12穴をあげて，「三百六十穴，不出十二訣．治病如神靈，渾如湯澆雪」[57]とその治療効果は三百六十穴のなかでも，突出していることを述べ，この12穴で全身のすべての病症に対応させている．この天星十二穴を身体の各部位と対応させることで臨床に活用しやすく整理したものが千金十一穴である．

「千金十一穴歌」では，三里・内庭（肚腹），曲池・合谷（顔面），委中・崑崙（腰背），後渓・列欠（胸項），環跳・陽陵泉（膝前，腋脅）の10穴をあげて，「可補即留久，當瀉即疏泄．三百六十名，十一千金穴」[57]と三百六十の経穴のなかから，とくに有用な10穴を選んだことと，その補瀉法を記している．

この「馬丹陽天星十二穴并治雑病歌」や「千金十一穴歌」を，さらに必要最小限に絞り込んだものが「四総穴歌」であり，三里（肚腹），委中（腰背），列欠（頭項），合谷（顔面）の4穴を総穴としている．これらのことから全身にある361穴の代表する穴がこの4つの経穴であるといえる（ここでいう三里とは足三里のことである）．

「四総穴歌」を文章どおり解釈すると，天（上部）・地（下部）・人（中部）の天（上部）の陽（後面）を列欠が，天（上部）の陰（前面）を合谷が，人（中部）の陽（後面）を委中が，人（中部）の陰（前面）を足三里が担当することになる．しかし，千金十一穴の環跳・陽陵泉が腋脅だけでなく膝前をも担当することや，361穴の代表するこの四総穴で全身すべての愁訴に対応ができるはずであることから，足三里は人（中部）の陰（前面）だけでなく，地（下部）の陰（前面）とも対応し，委中は人（中部）の陽（後面）とともに地（下部）の陽（後面）と対応していることになる（図4-48）．

臨床上は，「天・地・人－気街治療」のなかで補足的に運用すると便利である．

四総穴を単独のシステムとして使用することも可能であるが，この場合は，生体が要求している刺激の質や量を，的確な手技によって，患者に与える必要がある．たとえば，麦粒腫（ものもらい）に，合谷穴への多壮灸が奏効することはよく知られている．

しかし，四総穴をシステムとして運用する場合は，主穴単穴で使用するよりも，むしろ，馬丹陽天星十二穴や千金十一穴を加味したものを考えるか，手足の穴を同時に刺鍼する上下一対

23. 四総穴の天・地・人との対応　139

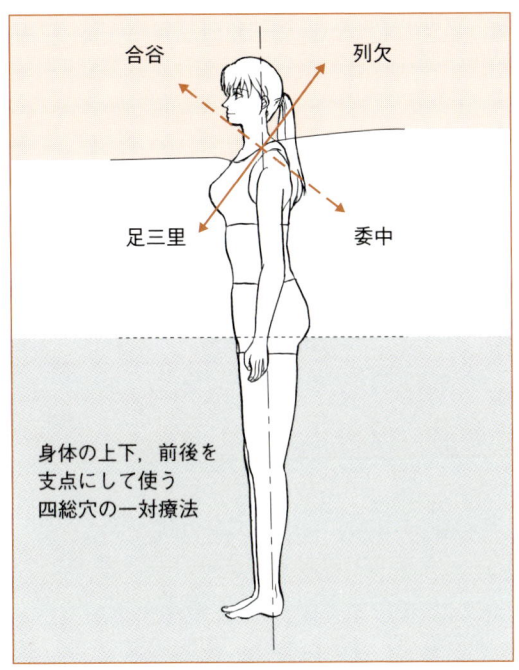

図 4-49　身体の上下・前後を交差して使う四総穴の一対療法

療法などにすると大きな効果を期待することができる．

　　　上下一対療法としての運用として橋本正博が，
　　　列欠―足三里，
　　　合谷―委中

の組み合わせ法[114]を提唱している．これは，四総穴の4穴が上下と前後の陰陽を交差性に組み合わされているところに妙味がある（図 4-49）．治療効果も安定している．

　もちろん，以下の配合も効果的なことがあるので，臨機応変に対応したい．

　列欠―委中（肺―膀胱は子午の対極に当たり，納子法ではもっともポピュラーな組み合わせである），

　合谷―足三里（大腸―胃はともに陽明という同類経であり，流注上でも隣接経である）

　たとえば，腰痛を訴えている患者の場合，「腰背委中求」から委中穴を選択することになるが，委中穴の運鍼のみでは効果がはっきりしない場合に，千金十一穴の委中・崑崙の同時取穴を行うという指示に従って，委中穴のほかに崑崙穴の施術を加えていくか，馬丹陽天星十二穴の委中穴，承山穴，太衝穴・崑崙穴の施術を行う．

　あるいは，穴の要求に応じて，委中―合谷（橋本取穴），委中―列欠（子午取穴）のいずれかの上下一対療法を行う．この場合，たとえば委中―合谷を採用したなら，委中穴の他に，馬丹陽天星十二穴の承山穴，太衝穴・崑崙穴の刺鍼を加えていくかどうか，合谷穴のほかに，曲池穴の刺鍼を足していくかどうかを，そのおのおのの経穴の反応（刺鍼を要求しているか否か）を診て決定する．

　同様に，三叉神経痛，顔面神経麻痺，眼疾患，鼻疾患，歯疾患などの顔面の愁訴であれば，「面口合谷収」により，合谷穴を使用することになる．千金十一穴の曲池・合谷（顔面）の同時取穴の原則に則り，曲池穴の施術を加える．上下一対療法としては合谷―委中，合谷―足三里のいずれかを選択することになる．

　これらにより，切皮置鍼による運用においてさえ，明らかに治療効果が高まることを実感することができる．

〔四総穴と取穴部位〕（図 4-50）

足三里（足の陽明胃経の合土穴）：
下腿の前外側．膝蓋骨下縁と脛骨上端の間にある犢鼻穴の下3寸．
　「下膝三寸也」（素問・鍼解篇第五十四）[1]
　「土也．在膝下三寸．跗外廉．足陽明脈氣所入也．為合．刺入一寸五分．留七呼．灸三壮」（鍼灸甲乙経）[14]
　「取之三里者，低跗」（霊枢・邪気蔵府病形篇第四）[2]

委中（足の太陽膀胱経の合土穴）：
膕窩横紋の中央．
　「膕中央．為合．委而取之」（霊枢・本輸篇第

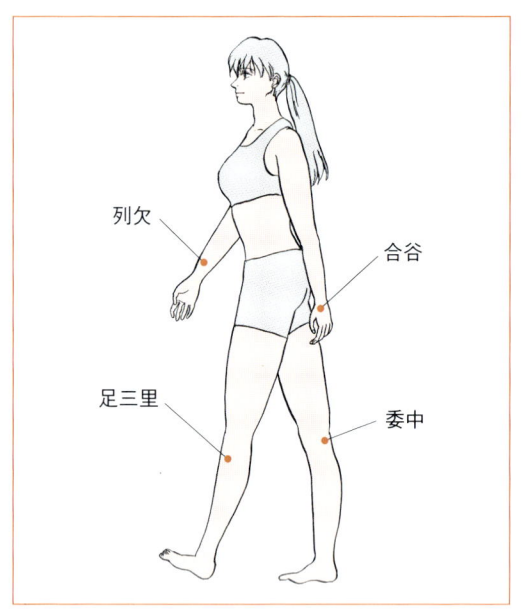

図4-50 四総穴（足三里穴・委中穴・列欠穴・合谷穴）の部位

二）」[2)]
「委中者，屈而取之」（霊枢・邪気蔵府病形篇第四）[2)]
「土也．在膕中央．約文中動脈．足太陽脈之所入也．為合．刺入五分．留七呼．灸三壮」（鍼灸甲乙経）[14)]

列欠（手の太陰肺経の絡穴・任脈の宗穴）：
前腕の前橈側．手関節横紋から上1寸5分．（太淵穴から尺沢穴に向かい1寸5分）
「取之去腕一寸半（霊枢・経脈篇第十）」[2)]
「手太陰之絡．去腕上一寸五分．別走陽明者．刺入三分．留三呼．灸五壮（鍼灸甲乙経）」[14)]

（注）2008年刊の『WHO／WPRO標準経穴部位（公式版）』では，列欠を長母指外転筋腱と短母指伸筋腱の間，つまり手の陽明大腸経の陽渓の直上に取穴するが，私たちは従来どおり，手の三陰三陽における太陰の領域に取穴している．

合谷（手の陽明大腸経の原穴）：
手背の第1，第2中手骨底の間の陥凹部．
「在大指岐骨之間（霊枢・本輸篇第二）」[2)]
「両骨之間（霊枢・経脈篇第十）」[2)]
「一名虎口．在手大指次指間．手陽明脈之所過也．為原．刺入三分．留六呼．灸三壮（鍼灸甲乙経）」[14)]

24. 症 例

症例1．耳鳴り，めまい，倦怠感　28歳女性
〔主訴〕半年前から，耳鳴り，目のかすみ，フラフラと感じるめまい，倦怠感のため，仕事ができなくなり，総合病院に通っている．CTスキャンやMRIの検査では脳の異常は認められなかったとのこと．抗うつ薬を処方されているが，症状の改善がない．
〔診断と治療〕
　　六部定位脈診では脾虚証．VAMFITの診断では，頸の広い範囲でつらいため，はっきりしない．背部兪穴施術と本治法を終えた時点で，本人は楽だとはいってはいるが，頸部のつらさのペインスケールは変わらない．
　愁訴から「髄海」の異常として考え，「四海システム」を運用することにした．
　百会，四神聡，顖会，攅竹，睛明，水溝，地倉，聴宮，糸竹空，風府，天柱の各穴に切皮置鍼し，右「缺盆」（鎖骨上窩）の基本施術法を行ったところ，目のかすみがとれ，頸部のつらさのペインスケールが0になった．
　なお，聴宮穴，風府穴，天柱穴から抜鍼するときに鍼孔を閉じて後揉法を十分に施した．風府穴，天柱穴から目にかけてのライン上（「上部」の「天」と「人」の境界線）で反応の強い穴を探ると，天

柱穴の内方と外方に出現していたのでその穴にも単刺と後揉法を行った．この間，患者は頭の奥への響きと気持ちのよさを訴えた．

この日はすっきりしましたといって帰っていった．それから3日間毎日，同様の治療を行うことで，仕事に復帰できた．それ以降の週に2回の計14回の治療で，愁訴はすべてなくなった．治療のたびによくなっていくことが実感できたとのこと．以来，身体のメンテナンスのため，週に1回のペースで来院している．

症例2．下腹部痛　29歳　女性

〔主訴〕　数年前から時々，腰痛と下腹部痛に悩まされるため，半年前，総合病院で診察を受けた．そのとき，子宮筋腫がみつかった．

今日も，腰から下腹部にかけて痛む．

〔診断と治療〕

六部定位脈診では脾虚証，腹診では瘀血証．VAMFIT の診断ははっきりしない．

背部の基本穴と左大都と左内関の処置を終えた時点で，まだ痛みが治まっていなかったのと，下腹部の痛みが全体にあったことから，三焦（下焦）の治穴と脾の絡脈の施術に切り替えた．百会穴，左天枢穴，陰交穴，左帯脈穴に切皮置鍼をし，気衝穴に単刺して後，抜鍼すると，はじめの苦痛を10とするペインスケールは4になった．

仰臥位にして，脾の絡脈の処置として，仙骨外縁から腸骨稜のライン上の反応穴を1つずつ単刺によって取っていくと，苦痛はまったくなくなった．

症例3．坐骨神経痛　67歳　男性

〔主訴〕　1年前から坐骨神経痛で整形外科に通院している．X線撮影とMRIによる検査で椎間板ヘルニアとの診断を受けている．明日は仕事の関係で山登りをしなくてはならないため，右下肢の痛みとしびれを楽にしてほしいとのこと．腰も前後に上体を曲げるとつらいとのこと．

〔診断と治療〕

六部定位脈診，腹診では腎虚証．腰部，殿部に圧痛がある．VAMFIT の診断ははっきりしない．

痛みが右大腿部後側と，下腿部の後側，外側，前側の痛みがあるので，変動経絡は膀胱経，胃経，胆経とした．「天・地・人−気街治療」では「腹」と「脛」の反応と考え，伏臥位で，右側仙骨外縁から腸骨稜のライン上と大転子の周囲，および脊際の反応穴に対し，1つずつ単刺を行った後も，反応が強く残ったのは大腸兪穴，腰眼穴，腰宜穴であった．これらの穴に3寸−3番（10cm，20号）のステンレス鍼を約7cm刺入して，15分の置鍼を行った．坐骨神経痛は東洋医学的には骨痺にあたることが多いので，骨に当たるような深い刺鍼が必要になる場合もある．

次に百会穴，右側の大杼穴，腎兪穴，膀胱兪穴，腰兪穴，委中穴，陽陵泉穴，犢鼻穴，足三里穴と"承山・踝の上下"の原則から，右側の承山穴と跗陽穴，崑崙穴，申脈穴，復溜穴，懸鐘穴，丘墟穴，太渓穴，照海穴に切皮置鍼した．このうち，承山穴，跗陽穴，懸鐘穴，復溜穴は体幹に向けて水平刺とした．

置鍼の間，右側の尾骨と大転子を結んだ線上に出現している反応穴と，大腿部後側（坐骨神経痛の患者は大腿部後側中

央の膀胱経より1横指ほど外側のライン上に圧痛があることが多い）と，下腿部の後側（膀胱経の上とその外側）に出現している反応穴に対し，単刺をしていった．

水平刺（テープで固定）だけ残して，仰臥位になってもらったところ，痛みのペインスケールは10→3になっていた．

右天枢穴，右帯脈穴に単刺を行い，鼠径部の気衝穴付近で動脈の拍動の強い部位を探り単刺術を施して，その鍼孔を指で閉じて脈動を感じながら数呼吸圧迫したところ，まったく痛みがなくなった．

次回の来院時に，その翌日は楽に山登りができたとの報告を受けた．

症例4．鼻炎　28歳　女性

〔主訴〕今朝，会社に出勤して急に鼻がつまり，くしゃみ，鼻水が出だし，目がかゆく，涙が止まらなくなった．鼻炎症状以外の愁訴はない．体温は平熱であるが，自分では熱っぽく感じる．花粉症と診断されていて，例年は耳鼻科で目薬，吸鼻薬，抗アレルギー薬を処方されている．今年はまだ花粉は飛んでいないとタカをくくっていたとのこと．

上司の紹介による会社の昼休みを利用しての来院なので，短時間（10分間程度）の治療を希望．

〔診断と治療〕

時間的な制約から，本治法を断念．証を立てずに，「天・地・人−気街治療」のみの施術をすることにした．

「上部（頭部）」の「天」と「人」の愁訴であるので，左大包穴，璇璣穴に円皮鍼を固定，百会穴には切皮置鍼をした．次いで，「天」と「人」の境界部（印堂穴，太陽穴，角孫穴，頭竅陰穴，風池穴の上方，天柱穴の上方）に切皮置鍼をした．

このうち，印堂穴だけは鼻骨に沿って下方に向かう約2cmの斜刺，顖会穴付近で圧すると鼻の奥に響く穴を探り出し，同様に下方に向かう約2cmの斜刺による置鍼を行った．5分間後に抜鍼したが，置鍼時間が少し短くなってしまったので，鍼孔を強めに圧迫したのち，印堂穴に下方に向かう皮内鍼を固定して治療を終わった．目の愁訴は完全になくなったが，鼻症状ははじめのつらさの3割程度残っていた．

自宅での肺の八虚（肘窩の温罨法）を指示して治療を終えた．

翌日の来院時には，まったく愁訴が消失していた．

この患者は，これをきっかけに通院するようになり，本治法（右太淵穴）と背部の基本穴を含めた同様の治療を1週間～2週間に1回の割で行った結果，鼻炎症状がまったく消失した．治療開始日以来，耳鼻科への通院，および薬の服用を一度もしていない．

症例5．腹痛　37歳　女性

〔主訴〕昼食にトンカツを食べた後，すこし胃もたれを感じた．夕方になってから，お腹全体が張って，腹痛は奥から感じる．吐き気が少しする．夕食は食べられそうにない．

〔診断と治療〕

六部定位脈診，腹診では脾虚証．腹全体に強い圧痛が多数あり，どこを圧しても痛い．VAMFITの診断は左人迎穴の変動を認める．霊厥陰兪穴，霊脾兪穴，霊胃兪穴に圧痛がある．

本治法として脾経の左太白穴と，変動経絡の胃経の豊隆穴に刺鍼すると，左人迎穴のひきつりがとれ，胃痛もペインスケール10→3になった．腹全体にあっ

た圧痛点も中脘穴，不容穴，水分穴，肓兪穴，天枢穴，大横穴に限局してきた．そこで「水穀の海」として治療することにし，伏臥位で背部の霊脾兪穴，霊胃兪穴，霊三焦兪穴にゆっくりとした雀啄術を行うと，腹部の自発痛がなくなった．圧痛もほとんど減弱し，中脘穴に少し感じるだけとなった．

仰臥位にして，息を大きく吸い込みながら，お腹を膨らましてもらったが，腹痛が誘発されなかった．しかし，息を吐き切るようにお腹を凹ましてもらうと胃が痛むという．百会穴，足三里穴に切皮置鍼して，鼠径部の気衝穴付近で痛みが消失する穴を探り出し，単刺術を施して，その鍼孔を指で閉じて脈動を感じながら数呼吸圧迫した．痛みは0になった．

再度，お腹を凹ましてもらい，痛みの誘発を試みたが，まったく出現しなかった．中脘穴などのお腹にあった圧痛点もすっかりなくなっていたため，その日の食事は腹7分目に控え，よく嚙んで食べるように指示して，治療を終えた．

症例6. 下腹部のしこり（卵巣嚢腫） 26歳　女性

〔主訴〕下腹部に張りとしこりがある．半年前に拳大の卵巣嚢腫がみつかり，病院でホルモン治療を受けている．男性ホルモン投与のため，髭が濃くなるなどで悩んでいるが，卵巣嚢腫が小さくなる兆候はみられない．医師には手術を勧められている．叔母の卵巣嚢腫が私の鍼灸治療を受けて治癒したということで紹介されてきた．

〔診断と治療〕
六部定位脈診では肝虚証，腹診では左下腹部に硬いしこりがふれる．VAMFITの診断は来院のつど変わり，一定でない．体質が患者の叔母とよく似ていたので，同様の治療（三焦システム「下焦」）を行うことにした．

本治法として，左曲泉穴と左陰谷穴の処置を行い，伏臥位で，大杼穴，背兪穴（下焦のレベル）と仙骨周辺の反応穴（八髎穴・会陽穴）に切皮置鍼とカマヤミニ灸．

仰臥位で，百会穴と四神聡穴，肓兪穴，天枢穴，大横穴，陰交穴，足三里穴，上巨虚穴，下巨虚穴，帯脈穴，五枢穴，維道穴に切皮置鍼．「天・地・人−気街治療」としての「気街（鼠径部）」の施術法を行ったところ，下腹部の違和感が薄らいだという．次に下腹部のなかで，経穴にとらわれないで，反応を検索していくと，下腹部一面に反応穴が多数出現していたので，そのすべてに切皮置鍼とカマヤミニ灸（火傷をしないように点火は間隔をおいて）を行った．治療終了後に下腹部一面にある反応点に灸点をおろし，自宅で1日に2回のカマヤミニ灸による施灸を指示した．週に1回の鍼灸治療と自宅灸により，日に日に下腹部のしこりが小さくなっていった．5か月後の検診では卵巣嚢腫が消失していた．念のため，それから2か月治療を続け，なんの愁訴もなくなったので，治療を打ち切った．その後の再発はない．

症例7. 乳房の硬結と自発痛（乳腺症） 45歳　女性

〔主訴〕右乳房の外上4分円に硬結と自発痛と圧痛がある．数年前から指で乳腺をつまみあげると数個の硬結がふれるので気にはなっていたが，徐々に大きくなってきたので，3か月前に産婦人科を訪れたところ，乳腺症だといわれた．ホルモン

療法に反応しないので，手術の適応として，来月手術することが決まっている．

乳腺症をこの治療院で治したという友人の紹介で来院してきた．

〔診断と治療〕

硬結が他の乳腺症の例よりも硬かったのと40歳以上は乳癌を疑う必要から，乳癌の専門医の診断をすすめたが，そこでも乳腺症の診断が出たので，鍼灸治療を行うことにした．

六部定位脈診では心包が虚，腹診では膻中穴に強い圧痛．VAMFITの診断は左天髎穴の変動．

上焦の病であり，心包が虚しているので，三焦治療システムの適応と考え，左内関穴，右委陽穴に切皮置鍼をしたところ，左天髎穴のひきつりがなくなった．左内関穴，右委陽穴の置鍼をテープで固定し，伏臥位で，大杼穴，背兪穴の反応穴（厥陰兪穴・膈兪穴・肝兪穴・脾兪穴・腎兪穴）に切皮置鍼とカマヤミニ灸をした後，仰臥位になってもらった．百会穴，右神聡穴，側胸点（大包穴・淵腋穴），膻中穴，天池穴に切皮置鍼した後，ベッドから離れ，女性スタッフに乳房の処置（硬結1つずつに切皮置鍼とカマヤミニ灸をした後，乳房全体を腋窩に向かう指頭軽擦を行う）を指示した．これはベッドのカーテンをしめて行なわせた．女性の微妙な部分の施術はこのように神経を使う．

最後に「天・地・人−気街治療」としての「右缺盆」（鎖骨上窩）と「左気街」（鼠径部）の基本施術法を行ったところ，硬結が柔らかくなった．本人もそのように感じるとのこと．

治療終了後に灸点をおろし，自宅で1日に2回のカマヤミニ灸による施灸を指示した．週に1回の鍼灸治療と自宅灸により，次第に乳房の硬結が柔らかくかつ，小さくなっていったので，本人が手術をキャンセルした．6か月後の検診では硬結が完全に消失していた．

症例8．腰痛　34歳　男性

〔主訴〕 学生時代に柔道の選手であったが，当時，腰を痛めて以来，時々腰が重くなる．身体がかたくなって，立位体前屈は膝の少し下までが精一杯という．昨日から腰が痛み出し，とくに前後屈時，回旋時に痛みの増強がある．治療時間は多くはとれない．

〔診断と治療〕

六部定位脈診，腹診では腎虚証．VAMFITの診断は右天柱穴，右人迎穴の変動を認める．腎兪穴，志室穴あたりがつらいとのこと．

変動経絡の膀胱経と大腸経の関係を重視して，四総穴の右委中穴，右合谷穴に刺鍼すると，右天柱穴，右人迎穴のひきつりがとれ，腰痛もはじめの痛みを10とすると2になった．腰愁訴部位（腎兪穴，志室穴）のちょうど裏に相当する腹部の圧痛点2か所に屋漏術を施すと，苦痛はまったくなくなった．

25．身体各部位における「天・地・人」の対応を利用する

「変動経絡検索法（VAMFIT）」で診る経絡系統はおもに身体を縦方向に区分したシステムであるのに対し，「天・地・人」は身体を横方向で区分したシステムである．「VAMFIT」で縦割りでの異常を検索できると，主訴のある部位が「天・地・人」のいずれに相当するかによって使用する穴を決定することができる．すなわち，各部位に身体全体を投影し，そのおのおの

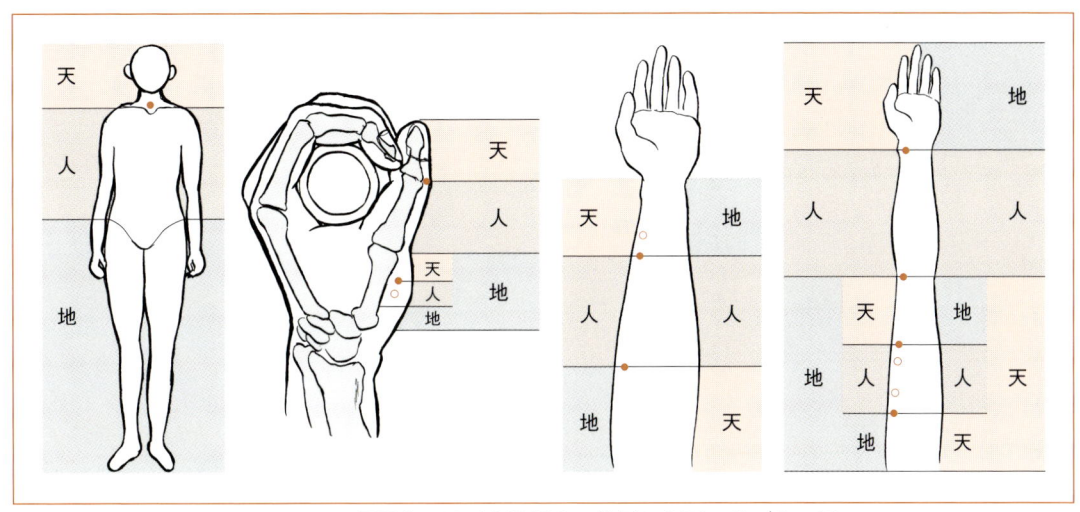

図4-51　咽頭痛の局所を肺経上に投影した天・地・人の例

の「天・地・人」に対応した穴を選択すればよいのである．経絡という縦線と「天・地・人」という横線の交点に当たる所に治療穴を求めるのである．この治療方法はとくに主訴を標的にしたい場合に効果を発揮する．咽頭痛を例にあげると，その患部は前頸部にある．この部位はすべての経絡系統が存在するところであるので，縦方向の検索は「VAMFIT」や脈診によって行う必要がある．横割りでの位置は，鎖骨より上を「上」部，鎖骨から鼠径部までを「中」部とするのであるから，「上・中・下」の3区分では「上」と「中」の境（少し上寄り）にある．

たとえば，縦方向の使用する経脈が肺経に決定したとすると，肺経上で「天・地・人」の「上（天）」と「中（人）」の境に相当する穴を，各部で選択すればよいわけである．人間の身体全体に母指を投影した場合は指節間関節部橈側を，第1中手骨を投影した場合は第1中手指節関節の上（魚際穴の下）を，前腕全体を投影した場合は列欠穴を，前腕全体を逆にした場合は孔最穴を，上肢全体を投影した場合は手関節（太淵穴）を，上肢全体を逆にした場合は肘関節（尺沢穴）を，上腕全体を投影した場合は侠白穴を，上腕全体を逆にした場合は天府穴を選択することになる（図4-51）．

このようにどの経絡の変動であるかが検索できた時点で，いくつかの治療穴が選択肢のなかに入ってくる．理論的にはそのうちのどの穴でも効果があるが，より大きな治療効果を期待する時はそのなかでとくに反応の強いものを選べばよい．

いずれにしても，先にあげた柳谷素霊の『(実験実証) 秘方一本鍼伝書』の例を持ち出すまでもなく，一般に特効穴と呼ばれる多くの経穴が，各経絡における「天・地・人」の原則に一致した部位にあることは注目に値する．腰痛の例をあげると，崑崙穴と委中穴がその特効穴としてよく知られている．たしかに腰部の支配経絡のなかでも最大のものが膀胱経であることからも，腰痛の場合膀胱経が変動を起こしている確率は高い．しかも崑崙穴は直立時の，委中穴は倒立時の下肢における「人」と「地」の境に位置し，体幹（上焦・中焦・下焦）のなかでの「人」と「地」の境界にある腰部に対応している．この対応を考慮すると，たとえば痛みが臍の高さよりも上部にある場合と下部にある場合では取穴に差異が生じることになる．すなわち，臍の

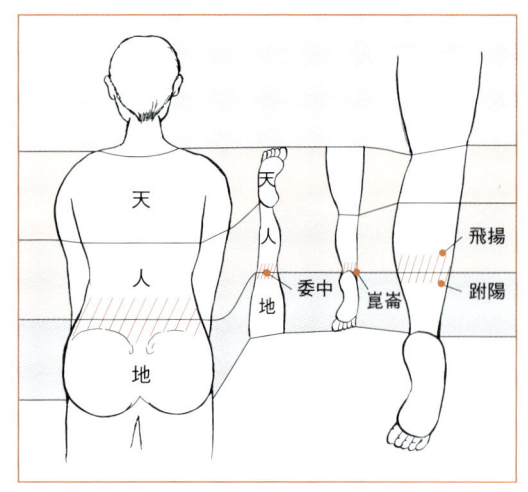

図4-52 腰痛時膀胱経への天・地・人投影

高さよりも下部の腰痛では痛みの部位が「地」の領域側となるので、崑崙穴は下よりに、委中穴は上よりに取穴しなければならないことになる。腰の痛みが臍より上部にある場合はその逆となる（図4-52）[111]。また、このいずれの特効穴もVAMFITによって「天柱」（膀胱経の頸入穴）が検索された場合にとくに有効である。さらにその場合は天柱穴への刺鍼により効果が倍増する。そのうえで、下腿における「人」と「地」の境に飛揚穴や跗陽穴を設定する必要と意義を理解していなければならない。なお、原穴の京骨穴の使用に際しては、指骨、足根骨、中足骨に足の「天・地・人」を配当して「人」と「地」の境界である足根骨（立方骨）と第5中足骨の連結部を考慮することになる（図4-53）。

他の経絡が検索されれば、その経における「天・地・人」を用いなければならないことは当然のことである。

不思議ではあるが、施術者がこれらの「天・地・人」対応の投影の認識と意識をもって施術に当たれば、そうでなかった時に比べて明らかな治療効果の向上がみられるのだ。施術者のこれらの知識を背景とした自信と強い信念が治療効果の重要な要素となるということである。

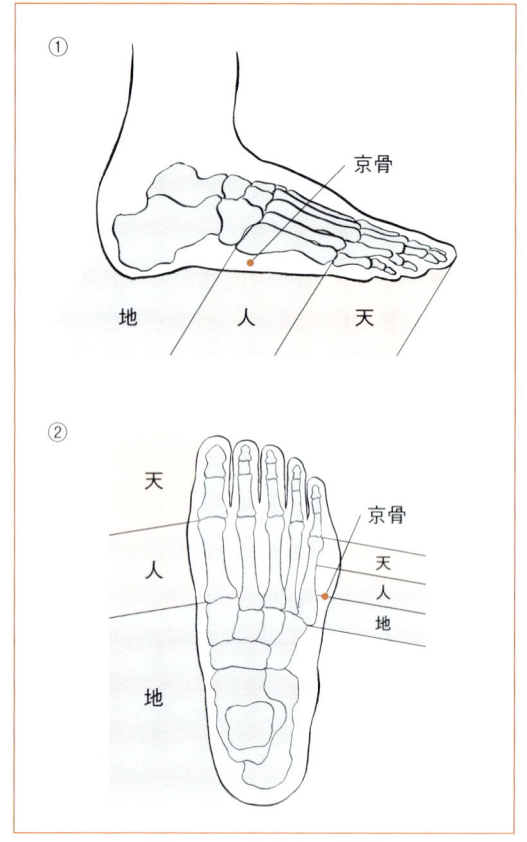

図4-53 京骨穴の位置

26. 変動経絡と「天・地・人」の交点の古典文献における運用例

『鍼灸大成』に「挫閃腰疼脇筋痛　尺澤　委中　人中」[56]と「ギックリ腰」の治療配穴が指示されている。この配穴意義は大きい。腰痛の部位は膀胱経が多いことは述べたが、委中穴は膀胱経の下合穴であるばかりではなく、腰背を主どる「四総穴」とされている。肺経の尺沢穴は委中穴と、上肢、下肢での位相的な相関関係にある。しかも、肺経と膀胱経は、子午流注の法則でも対極[41]にあるため、納子法においても1対で使用され、治療効果を高めている。人中穴は人体の後面（腰部を含む）を統轄する「陽脈の海」[31]である督脈の所属穴である。さ

らに，その名のとおり「天・地・人」の「人」にあたる経穴でもある．これらの経穴の位置は，「天・地・人」の原則からも，腰部と相関する（図4-54）[111]．

次に「経絡系統」（縦ライン）と「天・地・人」（横ライン）の交点の基本的な運用法を，鍼灸古典文献におけるED（勃起不全）[115]の治療穴を例にみてみよう．

ここで，留意しなければならないのは，ED（勃起不全）に限らず，どのような疾病であっても，古典であげられている治療穴や特効穴は，その穴が変動を起こしている「経絡系統」に関係しない場合には効果が期待できないということである．ゆえに，脈診や「変動経絡検索法（VAM-FIT）」などにより，おのおのの患者についてどの「経絡系統」が異常を起こしているのかを把握することが，大切である．

さて，鍼灸古典文献にみられるEDの治療穴は多くの場合，陰器にかかわりをもつ「経絡系統」に所属している．さらに，この古典文献の治療穴を検討してみると，多くの治療穴が，陰器の部位に相当する人体における「天・地・人」に位置していることがわかる．そこで，変動を起こしている「経絡系統」と「天・地・人」を考え合わせ，その交点に治療点を求めることで，効率のよい治療を行うことができる．

具体例を，主要な古典文献におけるEDに関する記載にみていく．

『鍼灸甲乙経』[14]：「男子陰端寒上衝心中佷佷會陰主之」，「脊内廉痛溺難陰痿不用小腹急引陰及脚内廉陰谷主之」，「丈夫失精中極主之」，「男子精溢陰上縮大赫主之」，「男子精不足太衝主之」

『備急千金要方』[116]：「大赫　然谷主精溢陰上縮」，「會陰主陰頭寒」，「曲泉主陰痿」，「陰谷，主陰痿不用．小腹急引陰内廉痛」

「天・地・人治療」でみる腰痛の位置
（「人」と「地」の境界）

「天・地・人治療」でみる腰痛の治療穴
（「人」と「地」の境界）

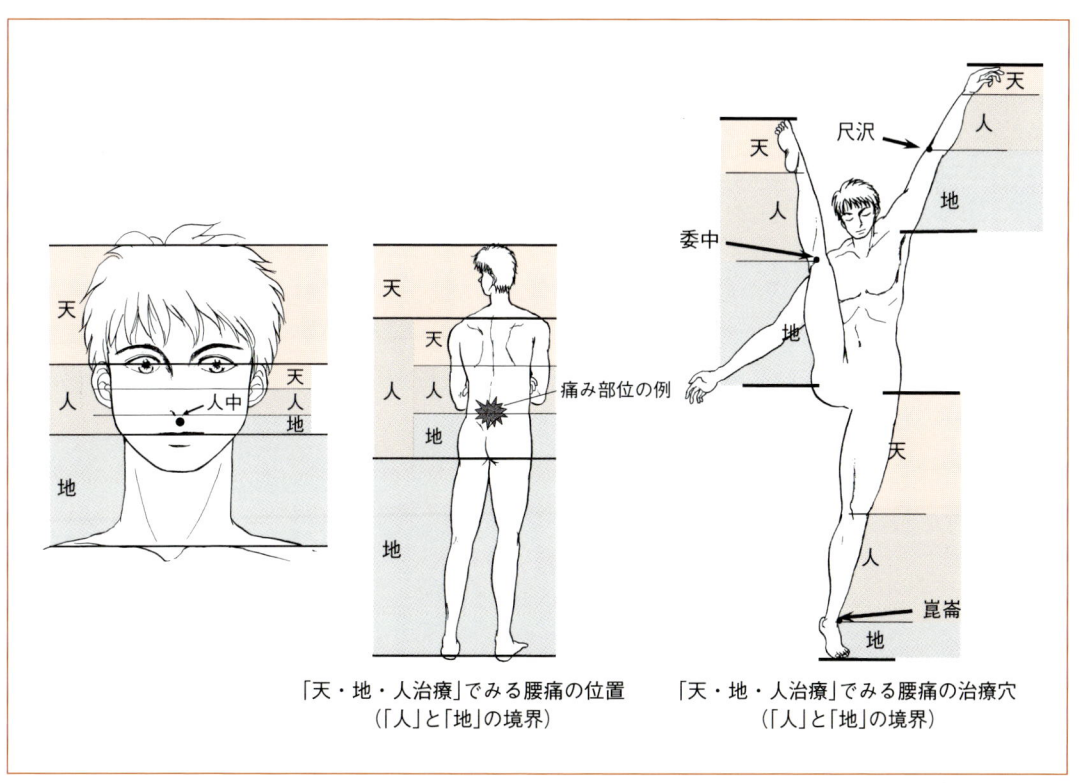

図4-54　「天・地・人治療」における尺沢穴・委中穴・人中穴

148 第4章 「天・地・人−気街治療」

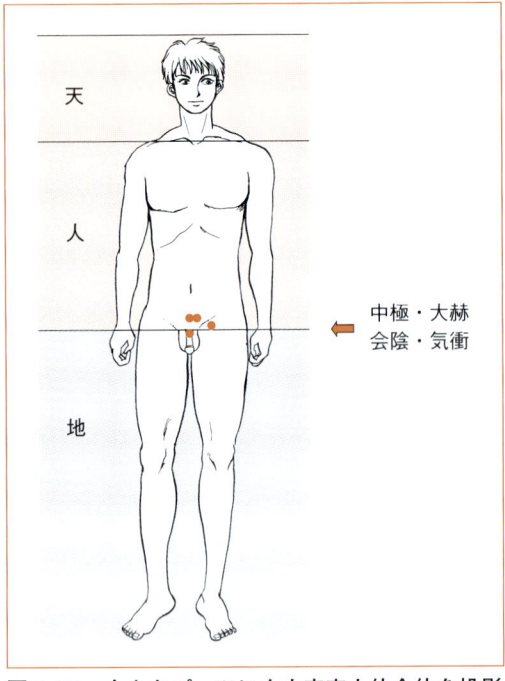

図 4-55 小さなパーツにも小宇宙人体全体を投影させている

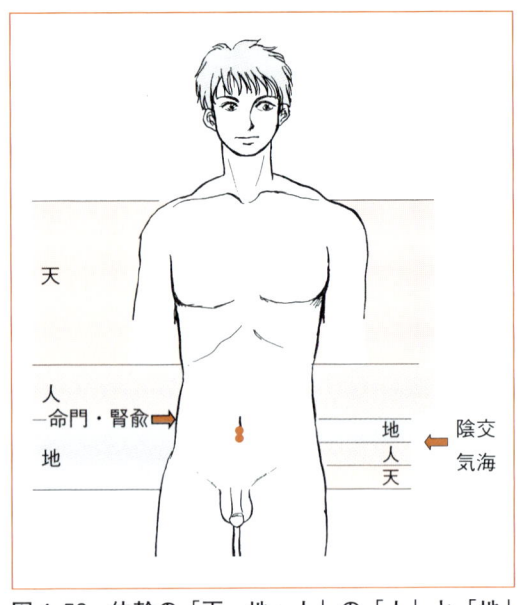

← 中極・大赫
　会陰・気衝

図 4-56 体幹の「天・地・人」の「人」と「地」の境界部

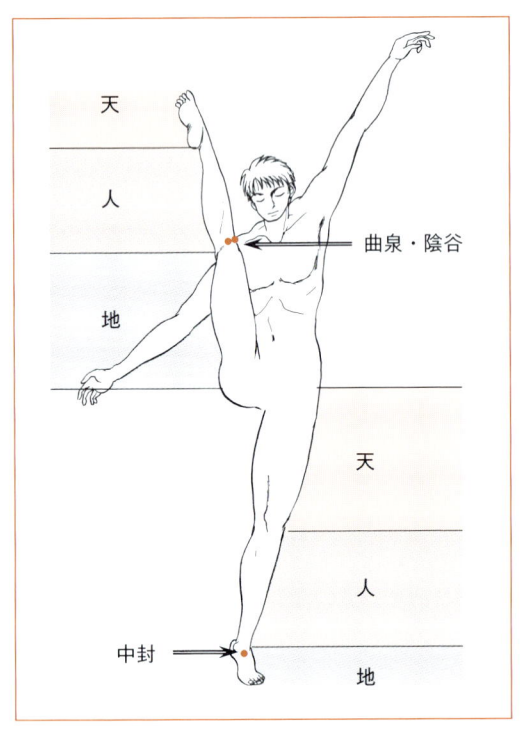

命門・腎兪 →
← 陰交
　気海

図 4-57 下肢の「天・地・人」の「人」と「地」の境界部

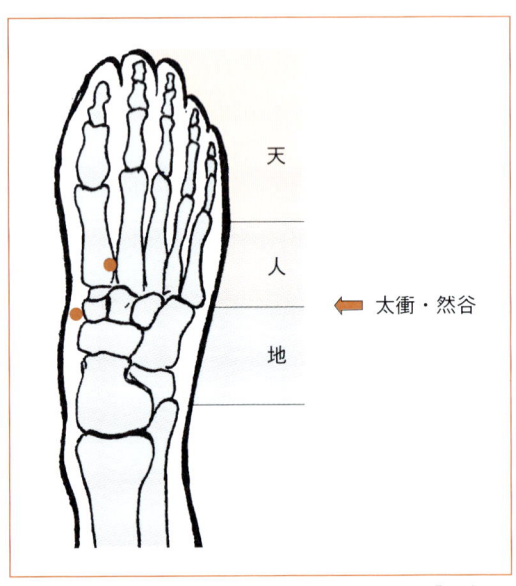

曲泉・陰谷

中封

図 4-58 足の「天・地・人」の「人」と「地」の境界部

← 太衝・然谷

『鍼灸資生経』[117]:「陰谷,主陰痿.小腹急引陰内廉痛」,「陰縮.灸中封」,「曲泉,主不尿陰痿」,「気衝,治陰痿莖痛」

『鍼灸大成』[56]:「陰痿丸騫 陰谷 陰交 然谷 中封 大敦」

『類経図翼』[95]:「陽不起 命門 腎兪 気海 然谷」

以上の古典文献で使用されている経穴はEDの特効穴として知られたものであるが,これらの経穴はすべて,「天・地・人」の「人」と「地」の境界部に存在している.それは陰茎のある部位は身体の「天・地・人」における「人」と「地」の境界部に当たるからである(図4-55).すなわち,東洋医学では人体を小宇宙と考えて,そのパーツにも,もっと小さな小宇宙の存在を考え,そこに人体全体を投影させているのである.

身体の「天・地・人」の「人」と「地」の境界部(図4-55)──→会陰(任脈)・気衝(胃経)・中極(任脈)・大赫(腎経)

身体の「人」のなかの「地」の「人」と「地」の境界部(図4-56)──→気海(任脈)・陰交(任脈)

体幹の「天・地・人」の「人」と「地」の境界部(図4-56)──→命門(督脈)・腎兪(膀胱経・腎の背部兪穴)

下肢の「天・地・人」の「人」と「地」の境界部(図4-57)──→中封(肝経)

下肢の「天・地・人」(倒立)の「人」と「地」の境界部(図4-57)──→曲泉(肝経)・陰谷(腎経)

足の「天・地・人」(倒立)の「人」と「地」の境界部(図4-58)──→太衝(肝経)・然谷(腎経)

なお,『霊枢』五色篇第四十九では顔面における身体各部の投影部位の記載がある.

「男子の色 面王に在るは,小腹痛と為し,下

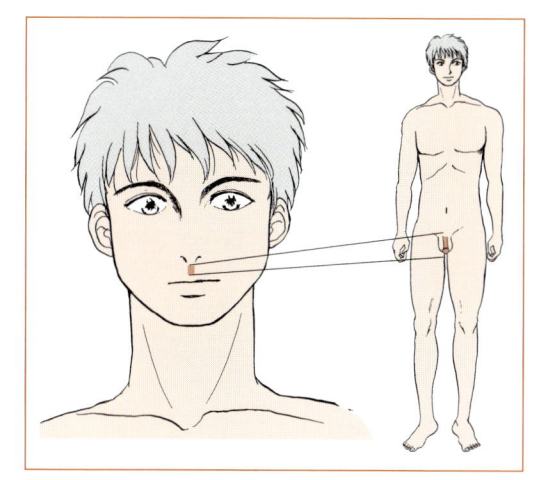

図4-59 『霊枢』五色篇にみる顔面における身体各部の投影部位記載の例

は卵痛と為し,其の圜直なるは茎痛と為し,高は本と為し,下は首と為す(男子に病色が鼻の先端の上下に現れると,それは小腹に病があり,下腹が痛み,下に引っ張り睾丸も痛む.もし,病色が人中の溝の上に現れると,陰茎が痛み,病色が人中の溝の上半分に現れると,陰茎の根本が痛み,下半分に現れると,陰茎の先端が痛む)」[7]

この篇では,陰茎は人中に投影されている(図4-59).この場合,高(人中の上半分)が陰茎の根本,人中の下半分が陰茎の先端に当たる[115].

27. 刺鍼の深浅の天・地・人

刺鍼の深浅にも「天・地・人」が存在することが『鍼灸聚英』(高武)の「蘭江賦」[58]の記載からわかる.また,『素問』金匱真言論篇第四や陰陽応象大論篇第五に肺と皮毛,心と脈,脾と肉,肝と筋,腎と骨との関係が記載されていることから,皮膚から骨までの深さ5層がおのおの五臓に配当されていると考えられる.

『霊枢』九鍼論篇第七十八では,九鍼のうち,

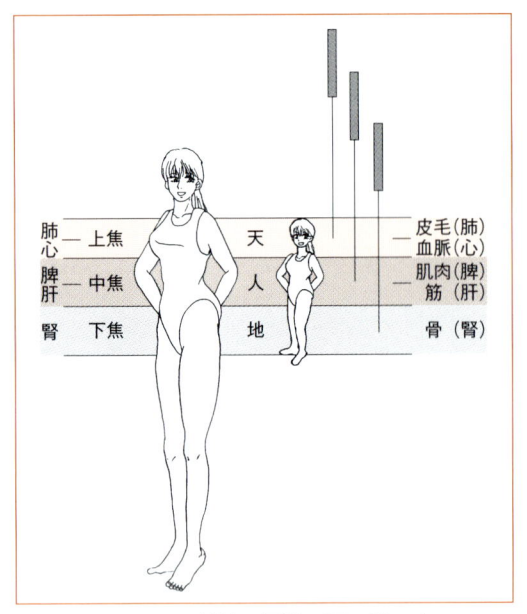

図 4-60　刺鍼の深浅の天・地・人

刺入しない鍼の一鑱鍼は「天（肺と皮毛）」、二員鍼は「地（脾と肉）」、三鍉鍼は「人（心と脈）」に対応させている．ここでは，皮膚から肌肉までの深さを「天・地・人」に分けていることになる．

ここで，初心にもどって2人1組での足三里穴刺鍼練習を思い出していただきたい．鍼尖を体表に近づけるだけでも，敏感な被験者はくすぐったいような「気」を感じる．実際に1～3番（16～20号）銀鍼や金鍼の鍼尖を，被鍼者の足三里穴に当てて流注向きに（足先に向けて）燃鍼法をていねいに行ってみると，まず鍼尖が皮膚に接しているところから切皮するまでの深さで，被験者がくすぐったいようなフワフワした感覚が足の第1指か第2指に起こることを訴える．これは鍼尖が肺の層にあることを示している．そこからゆっくりと刺入していくとその感覚は消失し，しばらくすると今度は温かいような感覚が起こってくる．さらに鍼尖を進めていくと，再度それはなくなり，次の層に入ったときに神経にさわったような得気が起こる．この得気も鍼尖がその層から抜けると消える．さらに深くに鍼尖が達すると，今度は電撃様の感覚が指先に向かって走るが，この感覚もその層の貫通とともに消失する．このような刺鍼練習を行うことでいわゆる「響き」と呼ばれるものには刺鍼の深さによりいくつか種類があることを術者も被験者も認識することができる．治療効果は患者の欲する"快"の響きによるものがもっとも有効である．深すぎても，浅すぎても，生体が求める刺激を与えることができないのである．

これらのことは人体の頭の頂から足の先までを分ける天・地・人と別ベクトルの皮膚表面からの深さの「天・地・人」が存在することを示唆している．

この刺鍼の深浅の天・地・人と身体の天・地・人の対応と相関を意識することは臨床上きわめて重要な要素となる．すなわち，五臓のうちの何をねらうか，あるいは身体や三焦のどこを治療対象にするかによって打つべき鍼の深さが異なるわけである（図4-60）．

たとえば刺鍼部がどの部位であれ，体幹でいえば治療目標が腰の場合は頸部の場合よりも刺鍼が深くなり，五臓では肺よりも腎に対応する刺鍼の方が深くなり，経絡でいえば陽経よりも陰経への施術が深くなる．

場合によっては，五臓に対応する5つの各層のいくつか，あるいはそのすべての層での調整が必要となることもある．そのためには各深度での歪みの検索法とそれに対応できる手法技術の習得が必要となる．

診断は患者にふれる前から始まる．最初の診断は望診で，皮膚の表層と身体全体をみることになる．色調，艶の有無，くすみ，色素沈着，体毛の多少，粗密，走行などの皮膚上での異常点の観察と，肌肉の肥厚，筋の左右差，骨の歪みなど深部の診察が可能である．次の診断は気の感得することである．そのうえで，切診を行う．これにより，皮膚から骨までのおのおのの層での細粗，温冷，乾湿，陥凹，膨隆，硬軟，

硬結など多くの情報をキャッチできる．次に具体的なツボの診断モデルの例をあげてみる．

　皮膚上を指や掌をかざしながら探っていくと，ある部位でふわっと何かを感じる．これは腠理から漏れ出る気が多量に感知できたからである．つまり，その部位の腠理が粗になっていることになり，その部の皮膚（肺）は虚の状態であることを示している．ふれてみると皮膚はホヤホヤして緊張度がなくなっている．ほんの軽くなでるだけでもその変化は感得できるであろう．なお，リンパマッサージの力度で擦ってみても軟らかければ，血脈（心）の層の虚もあることになる．さらに，結合織マッサージの皮膚波法，擦過軽擦のような手技によってみても，力がなく軟であるならば，肌肉（脾）の層まで虚になっているということになる．今度は筋肉マッサージの要領で揉み込んだとき，硬結がふれ，なおかつ実痛があるなら，この筋（肝）の層は実の状態になっていることを示している．すなわち，このツボに関しては，肺，心，脾の層は虚の状態，筋の層では陰陽関係から実の状態になっているのである．原則的には治療は虚の層を補ってもよいし，実の層を瀉してもよいわけであるが，表面の調整から始めると失敗がない．第1層目の皮毛（肺）を整えるだけでも，すべての層が調うことも多い．この層の手技としては接触鍼や小児鍼（鍉鍼）がもっとも適している．再度の診断で，他の層の虚実が除去されていないときはその次の層，脈（心）へと手技を進めていけばよい．鍉鍼による軽擦やごく浅い切皮置鍼で対応できる．もちろん，さらに次の層の肉（脾）に進む場合もある．その場合は員鍼を用いるというのが『霊枢』九鍼論篇第七十八の指示である．

　ちなみに現行の刺鍼基本手技の1つ屋漏術は皮膚からツボの底までの天・地・人の深さのおのおので留めて運鍼する方法である．刺した鍼を引き込んでいく感覚に従って慎重に刺入していくと，急に抵抗が増して鍼が止まってしま

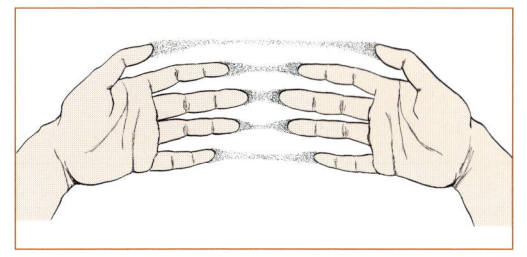

図4-61　左右の指の間で感じる"気"

う所が第1層目（天）である．そこでゆっくり細かい雀啄術を行うと，その抵抗がなくなり，ふたたび鍼が進んでいく．その次に鍼が止まってしまう所が第2層目（人）である．同様に雀啄術を行うと，ふっと抵抗がなくなり，ふたたび鍼がすっと入っていく．また，鍼が入りづらくなるところが第3層目（地）であるが，これも雀啄術により緩んでくれる．このような施術によって，皮膚からツボの底まで（天・地・人）の異常を調整することができる．

28.「気」の感得訓練法

　皮膚上を指や掌をかざしながらツボを探っていく方法として，背中にある背部兪穴で練習するとわかりやすい．

　図（図4-61）はバーバラ・アン・ブレナン（Barbara Ann Brennan）が1987年に出した『ハンド・オブ・ライト』という書物にある図を一部改変したものである．ここでは「ほとんどの人が感じたり，見えたりする指や手の周りのモヤのようなもの」[118]，オーラとして紹介されている．このバーバラがオーラと称しているものが，私たちが「気」と呼んでいるものにほかならない．指と指を近づけたり離したりして，それぞれの指先の気が，もう一方の指先の気と接触し，引っ張り合うことが認識できるはずである．この指先にある気を感じるセンサーを利用することで，経穴を検索していくことも

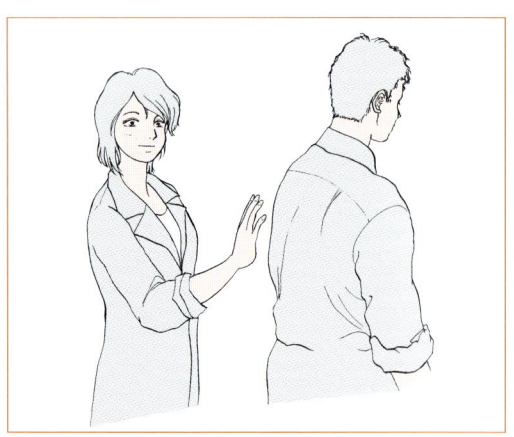

図4-62 背部兪穴から放出される"気"を指で感じ取ることで活きたツボをみつける

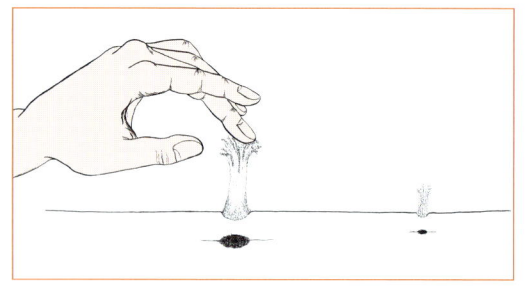

図4-63 "気"をつよく放出している部位は皮膚表面が虚，深部が実になっていることが多い

可能である．

　背部兪穴を上から順に指をかざしていくと，とくに強く「気」を感じる部位が検索できる（図4-62）．その部位から「気」が多く放出されるのは，その部の皮毛，腠理が疎になって開いてしまっているからである．それが虚の状態である．表裏の陰陽の関係から，その深部には多くの場合，硬結がある（図4-63）．それは実際にふれることで確認することもできるので，私たちは学生や臨床初心者にこのような経穴検索の訓練法をすすめている．私たちに本来備わっているこのような感知能力はいまの段階の科学では説明できなくても，長年臨床に携わった者にとっては，現象としては認めざるを得ないのである．『気の発見』という対談集のなかで，人気作家の五木寛之氏が「素直な心が気をキャッチするのだ」[119]と述べている．「気」は常に意識をもちながら，日常の鍼灸臨床に携わっているうちに，誰にでも自然に感知できるようになってくるものである．

　「気」の存在は科学的に証明される時代になってきている．中国ではかなり大規模なプロジェクトで気の研究が行われている．電気通信大学の佐々木茂美名誉教授は，水の電気伝導率実験や，脳波の測定，金属破断の実験などにより，「気」を新しいエネルギーとして証明している[120]．

　五木寛之氏は気の存在を信じないわけにはいかないことを論じたうえで，「近代の科学思考への反省から"モノ"と"ココロ"の結びつきが見直されはじめた．そんな時代の風潮のなかで，"気"や"宗教"がにわかにクローズアップされてきたのである．とはいえ，そこにはある一線が引かれていることもまちがいない．その線のむこうに何かが見えていながら，私達はなかなか一歩をふみだすことができないでいた．その線をこえた場合には，"向こうの人"扱いされてしまいかねないからである」[119]と記している．

　これが一般知識人の偽らざる気持ちではないだろうか．また，教育学者である明治大学の齋藤孝教授は，「気」を扱う集団の中には非常にまずい形でセクト（宗派・教派）化しているものがあることや気という概念を悪用していることなど，「気」にのめり込むことの危険性をあげ，まだ多くの人々の共通認識にはなりえないということや，気はあくまで呼吸の結果生じるものであること[121]を主張している．私たちはこういう世間一般の認識を理解して，気の取り扱いには，十分注意をしなければいけない．

　「気」を感じることができる人はその能力を臨床に活かせばいいが，「気」を感じなくても，ツボはふれればわかるわけであるから，鍼灸治療を行ううえで，何の痛痒もないことを，ここでは強調しておきたい．

第5章　天・地・人−小宇宙治療(1)
―その概念と理論―

—この章を読まれる前に—　153
1. 現代に蘇る東洋思想　154
2. 小宇宙としての人間　155
3. 「ミーム」は"気"で構成される　156
4. 五臓六腑に宿る"神"という"気"　157
5. 身体と空間は不可分なもの　158
6. 小宇宙の類似と"気"　158
7. 粘菌にみる個体（小宇宙）と全体（大宇宙）　159
8. 個体（小宇宙）は共同体　161
9. 小宇宙とホログラフィー　162
　　1) ホログラフィー的な宇宙　162
　　2) "ひも"で構成される宇宙　164
　　3) 宇宙の「全体性」　165
　　4) シンクロニシティ（synchronicity）−共時性−の宇宙観　165
　　5) 絡み合う宇宙　167
　　6) 脳はホログラム（脳の中の宇宙と宇宙の中の脳）　167
10. 小宇宙とフラクタル　169
11. 黄金比で構成される宇宙　171
12. 人体の宇宙性　172
13. 生命記憶と宇宙　174
14. トポロジーと治療　177
15. 東洋思想が到達していた境地　178

—この章を読まれる前に—

　この章には，東洋医学の根底を流れる東洋哲学における宇宙観の私なりの解釈を提示してあります．東洋医学を心から信じられない人には，その方法論に則って臨床を行うことはできないからです．したがって，理論的なことよりも運用法に興味をお持ちの方には少々退屈になるかもしれません．そういう方は，この章をスキップし，第6章から読み進んでいただいても，治療を行ううえではなんらの支障はないでしょう．

　また，誤解のないように付け加えさせていただくなら，東洋医学がいくら優れた哲学を有しているとはいえ，それですべてが解明されているわけではないのは当然です．自然科学における費用，労力，時間をかけて行われる現代科学的手法による研究は，これからますます必要かつ重要なものとなってくることでしょう．

1. 現代に蘇る東洋思想

現在，鍼灸学校などで教えられているいわゆる「鍼灸治効理論」は，解剖学や生理学を基に組み立てられ，しかも鍼灸における作用機序の一部の紹介にとどまっているのが現状である．

鍼灸臨床のなかで，運用の中心的役割を果たす経絡経穴の本態やその特異的な作用については，現代医学的にはほとんど解明されてはいない．鍼灸治療のルーツともいうべき東洋医学的な理論については，ほとんどいまだ科学の目さえ向けられていないという状態なのである．

私たち鍼灸師は，東洋思想に則った鍼灸医学理論を疑うことなく，それを鍼灸臨床の場でごく日常的に使用している．そのため，ともすれば，世間ではそれを非科学的なオカルトと同じように誤解している人も多いのだということを忘れがちである．

私たちが当然のことと考えている経絡経穴の考え方でさえ，現代文明のなかでは不可解な概念であり，鍼灸師にとって常識とも思えることも，一般の人にとって必ずしも常識とは限らないのである．

では，なぜ，私たちには東洋医学的な考えをすんなりと受け入れられるのであろうか．

それは，日常の臨床を通して，その東洋医学的な方法論が再現性を有することを経験しているからである．多くの臨床家は，長年の臨床のなかで，体得してきた各々独自と思える治療法を構築している．しかし，いまいちどその立場から鍼灸の古典書を紐解くと，それらの治療原則の多くはすでに記載されているものであったという事実に愕然となる．古典は実際の臨床上で起こる現象を通して，読み解くべきであることが，そのような経験を積み重ねることによって，ある時，はっと気が付く．このように臨床家は，鍼灸古典書の記述のとおり行う治療が優れた効果をもたらすという事実を，患者の身体の変化を通して，繰り返し体験しているのである．いくども安定した治療効果を実体験しているうちに，一般の人々には信じられないような理論や現象が，疑いようのない真実となってくる．

伝統鍼灸を行っている施術者で，経穴経絡学説を信じないものはいないだろう．

私は，ここに提示した「天・地・人 治療」の優れた治療効果と有用性を，多くの治療家と共有し，東洋思想の根源を，「学問」として科学の目で見つめなおすことによって，東洋思想の抱えている一般人の誤解を解くことができるものと考え，そう信じている．

今まで，私たち臨床家にとっては，その治療システムが「なぜ効くのか」ということよりも，むしろ「どう使うのか」ということの方が重大な関心事であった．しかし，裏付けとなる理論が明確になれば，さらに安定した治療効果をあげることができるはずである．

信じてもいない理論によって治療はできない．逆に，鍼灸古典書に書かれている方法を，理由もわからずそのまま使用するというだけでは，発展性もなければ，応用もきかない．

古典に記載されている事柄の内容と原則および，その意義が，自分自身が納得できるものになってはじめて，それを根拠に確信をもって臨床に活用することができるのである．そのためには，この東洋の三才思想や"気"という概念を，いまの時代にも通じるようなだれもが理解できる理論に再構築することが必要となる．

とはいうものの，その思想と理論を現代科学的にエビデンスに基づいた証明を行うことは，今のところほとんど不可能である．

幸い，近年，自然科学のさまざまな分野の研究によって，その東洋の宇宙観や思想の本質の一部を不完全ではあるが，説明できる理論が出現してきている．

私たちにできるアプローチの仕方は，この不完全な比喩をいくつも使って漫然としたイメー

ジを得ることしかない．しかし，そうすることによって，科学の目では不可解とも思えた東洋思想における宇宙観の輪郭が，少しずつ浮かび上がってくるのではないだろうか．

3人の小妖精と象という寓話がある．1人目は象の牙に触り，硬くて滑らかな感触について話す．2人目は象の足に触れて，強靭な筋肉の柱について述べる．3人目は象の尻尾をつかみ，細長い腱のような感触について語る．この3人は互いに異なる動物を触っているのだと思い込む．全体をみることの重要性を説いた寓話ではあるが，別の見方をすれば，この3人はともに本物の象の一部には触れていたことも事実なのである．もし，そのことに気づけば，もっと多くの人の手で触った報告を総合することで，全体像が浮かび上がることになる．

実際，後で述べる「ホログラフィー的な宇宙」の項の「ひも理論」をめぐる物理学者たちは，現実に自分たちがこの状態にあったことに気が付いて，統一理論としてのM理論を検討し始めているのだ．

2. 小宇宙としての人間

大宇宙と小宇宙（人間）の類似を説いたピロラオス（Philolaus）の例からもわかるようにギリシャの医学も，古代中国医学と同様，人体を小宇宙と見，大宇宙を支配するのと同様の法則がこの小宇宙をも支配していると考えていた．大宇宙の法則を明らかにし，小宇宙の変化に通暁し，その不調を正すことが医学であった．この考え方はアラビア世界にも伝わり，多くの医学者は同時に哲学者でもあった．その代表格たるアヴィセンナもアヴェロイスもラーゼスも，みなその例にもれない[122]．

このような小宇宙としての人間の身体（物質と魂）が大宇宙そのものを映しているという宇宙観が，中世ヨーロッパの黄道十二宮説の動物や，天体が地上に影響するという占星術を生み出した．

近代になるまでは洋の東西を問わず，このような人の身体を小宇宙とみなす人間小宇宙論が一般的な考え方だったのである．

『荘子』の気が変化して形が生じ，形が変化して生命が生じるという記述や，『素問』宝命全形論の天地の気が合して人間ができるという記述などにみられるように，古代中国では人間を小宇宙と考えて，大宇宙と一体の存在と考えていた．

古代中国医学の生理学の基本概念は"気"である．気は流体であるため，水の中で起こした波と同様に，運動は感応を起こし，部分と全体，全体と部分，そして部分と部分がたえず響きあっている．

万物がこの気からできている以上，人体も気の凝集したものとして，天地と人，大宇宙と小宇宙のあいだの感応場なのである．「天人相関説」と呼ばれるこの思想は，よく天と人との一体化を目指す「天人合一説」と混同されるが，三浦國雄氏によると，天人相関説とは，小宇宙（人）の中に大宇宙（自然）が縮小して刻印されているだけでなく，大宇宙の中にも小宇宙が投影されているという双方向的なものであり，元来，気によって構成されているものと同質のものであるがゆえに，感応という見えない糸によって結ばれている[123]ということである．

つまり，人間の身体も万物もすべて気で構成されているため，大宇宙と小宇宙の気の交流と感応によって，部分は全体を示し，全体は部分を表わすという考えが成り立つ．そのため，小宇宙の中にまたもっと小さな宇宙があり，それが小宇宙である人間全体を投影していることになる．しかも，その小宇宙は限りなく細分化できるため，人間の身体の中に無限に小宇宙が存在していることになる．この発想を根拠とした治療システム，鍼法もまた限りなく存在することになる．

これまでも，その小宇宙が頭，顔，目，耳，鼻，手，足などに想定されることで，おのおの「頭鍼療法」，「顔面鍼療法」，「眼鍼療法」，「耳鍼法」，「鼻鍼療法」，「手鍼療法」，「足の反射療法」などの治療システムとして構成されてきたわけである．

これらのことは近年の眼瞼下垂，歯の咬合，あるいは仙腸関節での歪(ひず)みという小さな一部位での異常が全身に影響を及ぼすことや，その一局所の調整を行うことにより全身のあらゆる症状を軽減させるという報告[100〜103, 124]にも通底する．私はこのような小宇宙に人間の身体全体を投影して運用する治療システムはすべて「天・地・人−小宇宙治療」に包含できるものと考えている．

人間の身体のどんな小さな部品もすべて同一の"気"で成り立っているという東洋思想の発想から，現代の分子生物学的分野や遺伝子工学で，一つの細胞から，その個体のクローンを作り出すことが可能となっていることを連想する人は多いだろう．

細胞の核内にあるデオキシリボ核酸（DNA）は，その個体のすべての遺伝子情報をもっている．そのため，一つの細胞さえあれば，そこからDNAを抽出して培養することで，もう1個の細胞やもう1人の自分を作成することが可能となる．これをクローン人間というが，ヒツジをはじめウシ，サル，ネコなどのクローンが現実に作成されていることはよく知られている．

3.「ミーム」は"気"で構成される

遺伝子といえば，オックスフォード大学のリチャード・ドーキンス（Richard Dawkins）教授による「利己的な遺伝子」の学説はあまりにも有名である．ドーキンスによると，遺伝子は究極のところ，個自身を増やそうとする行動のプログラムであり，私たち生物の身体はその遺伝子の乗り物（生存機械）にすぎない[125]．

また，ドーキンスは，「ミーム」という概念を提起している．文化（習慣・様式・知恵・理論など）の構成要素が既存の物の模倣や要素の追加によって新しい物になり，それが広い範囲に伝播され，しかも淘汰されて進化していくことと，生物が遺伝子の組み替え，突然変異，増殖，自然淘汰などを経て進化していくことに類似していることに注目し，ドーキンスはこの新しいタイプの自己複製子である文化的伝達の単位を「ミーム」と命名した[125]．遺伝子が精子と卵子によって生物の個体から個体へと受けつがれるように，「ミーム」は模倣というプロセスを介して脳から他の個の脳へと伝えられていく．

ワープロソフト「Word（ワード）」の生みの親として有名なリチャード・ブロディ（Richard Brodie）は"ミームは文化の伝達や複製の基本単位である（ドーキンス）"という定義から，文化がすべて原子のようなミームからできており，遺伝子が精子と卵子を通じて人から人へと広まってゆくのと同じように，ミームは心から心へと移り広がってゆくという考え[126]を示した．たとえば，地球，土地などもそれぞれを識別するためのミームだということになり，すべての識別は人間が創作したものであって，現実ではないことになる．一方，「ミーム」からみると私たちの心は「ミーム」のコピーを作るために存在するのである．

私たちの身体と心が遺伝子と「ミーム」の乗り物であるというのであれば，身体のどんな小さな部品も心もすべて同一の"気"で構成されているという東洋思想においては，遺伝子や「ミーム」も同様にこの"気"によって成り立っていることになる．心身一如といわれるごとく，私たちの身体と心を切り離して考えることはできない．

4. 五臓六腑に宿る"神"という"気"

東洋医学では，私たちの精神と肉体は切り離せないものである．脳だけが精神活動を担当しているというわけではない．これは精神活動が脳の機能であると考えている西洋医学とは対照的なものである．

"精神"に近い概念に"神"がある．"神"は「五蔵の蔵する所，心は神を蔵す．肺は魄を蔵す．肝は魂を蔵す．脾は意を蔵す．腎は志を蔵す」[1]とあるように，五臓の中に蔵され，生命活動を支配している"気"である．"神"には"神"，"魄"，"魂"，"意"，"智"，"精"，"志"があり，七情と呼ばれる"怒"，"喜"，"憂"，"思"，"悲"，"驚"，"恐"などの情動を統制するものでもある．

近年になって，このような"身心一如"の考えがあながち荒唐無稽なものではないことが証明されつつある．

クレア・シルヴィア（Claire Sylvia）とウィリアム・ノヴァック（William Novak）の著した『記憶する心臓』[62]は，心臓と肺の同時移植を受けた患者の手記である．クレアは，手術後の自身の心と身体に明らかな変化が起こっていることに気づく．好きではなかったビールやピーマンを好んで食べるようになり，以前は近寄りもしなかったファーストフード店にいつの間にか車を乗り入れている自分に面食らう．また，歩き方や性格が男性的になっただけでなく，女性は知らないが男性なら知っているという類の知識を，いつしか身につけている自分に秘密の知恵を授けられたという感じをもつ．ある日，夢に出てきた見知らぬ18歳の男性ティムこそ自分のドナーだと確信する．そして，病院の秘密厳守の原則に阻まれながらも，死亡記事からティムが実在の人物であったことを探し出し，彼の家族とも会い，自身が変化した性格や嗜好がティムのものに一致していることを知る．

このように，クレア・シルヴィアは不思議な体験を通してドナー（臓器提供者）の臓器が，その意識と記憶を伴って自分の体内に納まっていることを確証していく．そして，多くの臓器移植を受けた人達との交流のなかで，このような現象を感じているのは自分だけではないことや，この変化を感じる患者の移植臓器は，心臓や肺だけに限らないことなどを知って意を強くする．人間の体の細胞のひとつひとつが"意思"をもっているという細胞記憶という概念をもとに，ひとりの人間の臓器がもうひとりに移植されれば，細胞とともに記憶も譲り渡される[62]というのが彼女の主張である．

心理学者でもあり，医学者でもあるポール・ピアソール（Paul Pearsall）もこの考えを支持し，その自著[63]で，人間の心と身体は脳だけでなく心臓による支配をも受けているということを，科学者の立場から説得力のある理論を展開している．ポール・ピアソールは，自分の骨髄移植体験や，非物質的な生命エネルギーについて肯定的な議論，手術後に嗜好や性格の変化を経験したレシピエント（臓器移植者）達の証言や実例，および心臓エネルギー学についての数多くの科学者の研究成果をあげながら，心臓が精神を有することや，細胞に記憶する力があり，すべてのもの，すべての人をつなぐ繊細ながらも，力強く浸透性の高い力が存在する[63]と説いている．

この細胞記憶を可能にする，すべてのものをつなぐ浸透性の高い力が東洋でいう"気"に相当するものであることはいうまでもないだろう．

フランスの哲学者アンリ・ベルクソン（Henri Bergson）は，脳は過去の形象を蓄えることができないこと，精神の活動のうち，脳ができるのは空間における身体の運動に展開しうる部分に限られるということを示した．つまり，脳のどこにも，記憶が保存される場所はなく，脳が破壊されても，記憶が消失するという根拠はど

こにもないということ，そして，脳機能の局在論は，脳に明確に位置付けられた記憶障害という事実を説明できないばかりか，現在のうちに過去そのものを含むという初歩的な心理的誤りを犯していることを指摘している[127]．

西原克成（医学博士）は，多くの動物を使った大脳皮質，脳幹，前頭葉の切除手術の実験からわかったことは，心のありかは脳にはないということだと指摘している．ウズラの脳を持つニワトリのヒヨコ（胎生期に交換移植によってつくられたウズラとヒヨコのキメラ）もニワトリの鳴き声しか出さないことや，西原が行った円口類のメクラウナギの脳とサメの脳をイモリやラットの脳に移植の実験結果，そのイモリ，ラットの行動様式が変化しなかったことを挙げ，脳の神経細胞は，移植してもただの電極の回路で，感情を伴う電流を出すわけではないという．

そして，心は脳ではなく，腸の総体（鰓腸・腹腸・排腸）に宿るとして，鰓腸に由来する器官が心，感情と精神と思考を担当し，腹腸は生存欲を，排腸は性欲，排出の欲求を表すという見解を示している[128]．

西原によると，顔・頸・胸部・横隔膜・腎臓・生殖系内臓は鰓腸とその付属器官の眼・鼻・聴器平衡器から発生し，肝・脾・膵臓と胃腸は腹腸から発生する．

ここでも，"神"という"気"は腸管内臓系の五臓六腑すべてに存在するということになる．

5．身体と空間は不可分なもの

「現象学」における世界を構成する人間の身体的意味について，全体的世界は意味集合態であり，意味の集合態をそれとして維持しているのが，そこへと属している諸々の人間存在である[129]と，竹原弘（西洋哲学）は述べている．

全体的世界は構造的であり，そこへと組み込まれる人間存在は，そこにおいて当てがわれる役割を演じることによって，意味へと適合し，意味を維持しなければならない．

全体的世界が統合体として機能するように，世界を構成する人間の身体そのものも，同様に統合体であることになる．モーリス・メルロ＝ポンティ（Maurice Merleau-Ponty，フランスの哲学者）は空間に関して相互に含みあう構造が，身体の統一のなかにもみられることから，身体が見事に統一性を発揮することを指摘し，意識，身体，空間，時間は不可分なものであることを説いている[130]．現象学では，からだと空間を分けて考えない．

齋藤孝（教育学者）は，陰気な場所では，陰気な気分になるように，人間の身体は，場の空気，場の雰囲気を敏感に感じ取り，からだと場は相互に浸透し，相互に交流している[131]という．

身体の状態によって気分も変わり，逆に気持ちが身体に影響を与える．さらに，気分や身体の状態が，場の雰囲気を作り出すわけである．

このような「現象学」における世界観・身体観は，東洋の"気"の思想に非常に近いものである．

東洋医学でも，身体も心もすべて"気"から成り立っているという考えから，身体と心を分けない．さらに，万物が"気"から成り立っているという概念は身体と空間との間の垣根を取り払ってしまうため，世界を全体として考えなければならないことがわかるだろう．

6．小宇宙の類似と"気"

1796年，ドイツの医師サミュエル・ハーネマン（Samuel Hahnemann）はHufeland's Journalに，「類似は類似により治療される」とする理論を発表し，彼の治療法にホメオパ

シー（Homeopathie）という名称をつけた．

『ドイツの植物療法』を著したゲルハルト・マダウス（Gerhard Madaus）[132]によれば，このハーネマンよりも以前の1732年に，ハレル市のアルベルト（Alberti）教授が"De Curatione percontraria"という論文のなかで，「類似による類似の治療理論」が古代，アリストテレス（Aristoteles）などにより述べられていることを明らかにしている．

ホメオパシーにおける"類似"というのは症状と類似の症状を起こさせる物質が，その症状を緩解するという意味に使用されているが，東洋医学の本草学では，草木の形態・色・機能の類似したものが治療薬になると考えられている．ある種の癌治療にサルノコシカケ，脳の老化にクルミが効果的であるとされるのはその例であろう．

これら形態の類似の治療法則は，胎児の形が耳に，全身の形が手や足に投影されるという鍼灸における治療システムにも適応されている．

ホメオパシーの理論で興味深いのは，「薬剤が治療効果を呈するのはその物質によってではなく，中に内蔵する非物質的な力によるのである．この力は薬剤を希釈すればするほど，つまり，物質的な実質が減少すればするほど顕著に発現する」[132]というドイツの薬学博士コーベルト（Rudolf Kobert）教授によって指摘された無限小の法則である．

化学の分野でもアルヴァン・ミタッシュ（Alwin Mittasch）による触媒の研究で，硫酸銅と亜硫酸の酸化が白金のD9（1：100,000,000）添加により促進されることが明らかになっているが，ホメオパシーの場合は水で10^{100}倍，10^{500}倍というような分子が検出できないような希釈がなされる．しかも，希釈されたものほど効果があるというのだ．それまでの科学の常識を覆すこの理論が注目されるようになったのは最近になってからである．INSERM（フランス国立医学研究機構）のジャック・ベンベニスト（Jacques Benveniste）博士のグループは1988年のNature誌に，有効な分子が存在しないはずの希釈液が免疫反応を起こすことを報告[133]している．調査チームや追試実験によるこの論文に対する否定的見解も発表されたが，これらの考えを支持する報告やホメオパシーの有効性を示す報告も多くなってきている．現代の科学では理解できないため，頭ごなしに否定する人も多いが，ホメオパシーの理論は，東洋の"気"の概念によっても正当に評価できるのだ．すなわち，物質はいくら希釈していっても，その物質特有の"気"のレベルがなくなることなく，存在し続けるということであり，このことは人間の身体におけるいくら小さな部位もすべてその人特有の"気"で構成されているという古代中国医学の発想に通底するものである．

7. 粘菌にみる個体（小宇宙）と全体（大宇宙）

大宇宙を構成する小宇宙が，大宇宙の縮図であると同時に，独立したものであり，大宇宙全体に影響を及ぼし，影響を受け，統合された1つの全体を構成しているという全体宇宙のモデルを粘菌にみることができる．粘菌の世界はまさに，宇宙のミニチュアモデルであると考えてよいだろう．

北海道大学の上田哲男教授は，脳の特徴である"知覚する，学習する，記憶する，自己組織化する"という情報機能を粘菌がもつことから，脳を非線形物理の概念でとらえることができること[134]を論じている．

粘菌が，代謝反応系によって脳機能を構成していること，粘菌のもつ"収縮リズム"と，人の"脳波"に共通した現象や類似があることを指摘し，脳内活動の空間パターンが認識などの高次神経活動に関係しているのと同様に，粘菌の振動パターンが認識過程や情動を反映してい

る[134, 135)]というのだ．

このことと，脳がホログラムであるという概念が，米国の脳神経外科医カール・プリブラム（Karl Pribram）によって唱えられていること（次々項参照）を考え合わせると，宇宙の全体性の鍵を脳が握っているのかもしれない．プリブラムもまた，脳神経細胞の突起の先端の構造や成長様式がアメーバと類似していることを観察している[136)]．

上田と同じ北海道大学の中垣俊之助教授らはアメーバ生物である粘菌変形体が迷路を最短ルートで解く能力をもつことを発見し，粘菌が原形質のもつ物理化学的な性質，たとえばリズムやパターン形成などを巧みに組み合わせることで高い情報処理能力を有していることを示し，*Nature* 誌[137)]に発表している．迷路の最短ルート探索は，営業マンの得意先訪問の順序や電線設施の最短経路決定など人間の生活と関わりが深く，数学的には"組合せ最適化問題"とよばれる難問の１つであるとされているのだ．

私たちがとくに注目したいのは，粘菌が独立した個体（小宇宙）であると同時に，１つの大きな個体（宇宙）でもあるということである．

粘菌（真性粘菌，フィザルム physarum polycephalum，和名 モジホコリ）は細胞形態を次々と変える生活環をもっている．

野外の明るく乾いたところでは，子実体として見ることが多い．雨が降り湿ると，胞子は発芽しアメーバとなる．餌のバクテリアなどがなくなると，ちょうど雌雄の性に対応するアメーバが接合して，変形体になる．変形体は自然に融合して１つになり，どんどん多核の巨大な変形体へと成長していく．この変形体を小さく切り分けても，それぞれの断片は小さな変形体として独立した個体としての能力をもっている．同時に，変形体を構成している原形質は，１つの大きな個体となるように協調している．

粘菌は全身が感覚器官であり，運動器官であり，情報器官であるため，一部を切り取っても，サイズが小さくなるだけで同じ機能を有している．すなわち，身体のすべての部分がそれぞれの自律性をもっている生命システムであって，全体としての調和を保っている存在，それが粘菌なのである．

この粘菌の世界はまさに，次々項に述べる米国の物理学者デヴィッド・ボームが説く「全体性」，すなわち個々に分裂しているように見える事物は実在の領域では互いに融合された１つの全体である[138)]ということを具現しているものともいえる．個々の粘菌は別々な存在であると同時に，全体の一部として総合体としての１個の個体を形成する．そして，統合体の中の個々の粘菌はその全体の一部としての自らの役割を担いながら，その全体と一体化しているのである．

しかしながら，私たちは粘菌を宇宙のミニチュアモデルとして観察することができるが，金魚鉢の中の金魚がそうであるように，粘菌にとってはその小さなミニチュア宇宙がすべてである．私たちが知っている宇宙を粘菌が認識できないのと同様に，私たちの想像をはるかに超えた別の宇宙が存在しているのかもしれない．

鍼灸医学に造詣の深かった医師，間中喜雄も早くからこの粘菌のもつ個体としての行動と共同的行動の不思議な能力に注目し，これを可能にする信号系の存在を指摘している[139)]．

この粘菌が環境情報を感受し，適切に応答し，単細胞になったり，多細胞体になったり，あるいは多核体になったりできることは，個々の粘菌の間になんらかの信号系が存在するからである．この信号系こそ，私たちが"気"とよぶものの一部に相当すると考えられる．粘菌の個体１つずつに，"気"と共通するなにかみえない力が働いているのは確かなのである．

8. 個体（小宇宙）は共同体

　粘菌と同じように，人間についても同様に，各々が1個の生物であるとともに，その身体そのものは無数の微生物が協力し合って構成された共同体であることがわかってきている．

　イギリスの科学者，作家，未来学者ジェームズ・ラヴロック（James E. Lovelock）が提唱している「ガイア仮説」[140,141,142]では，微生物をはじめとする多様な生物はもとより，大気や海などの環境も含め，地球そのものを1つの生命体とみなす理論である．地球が生きているという理論には「非科学的，危険，おとぎ話」などとする批判も多いが，彼の著したどの書物にも，科学者としての慎重な姿勢が貫かれ，十分な科学的根拠が示されている．ラヴロックの「ガイア仮説」は一般向けにわかりやすい図解と平易な文章で解説した『GAIA（ガイア）—生命惑星・地球—』[142]として糸川英夫の監訳で出版されている．

　そのラヴロックの「ガイア仮説」の強力な支持者としても知られているマサチューセッツ大学の生物学者リン・マルグリス（マーギュリス，Lynn Margulis）は，生命力のある強者であるはずの種も単独では進化の過程で絶滅していくなかで，生存能力の弱い種は互いに協力し合うことで結局は存続してきたことを指摘し，現在の進化は，単純にいわゆる下等生物からヒトを頂点とする高等生物に1本の道のように進んできたのではないとして，ダーウィンの強いものが生き残るという自然淘汰による進化論を否定した．進化は単細胞生物の相互援助の結果であり，人間を含むあらゆる生物の体は進化しつつある微生物が精密に組織され複雑に寄り集まって成り立っている[143]というのだ．すなわち，人間の身体は協調関係にある無数の微生物の集合体であるとみなされる．

　炭素と水素の化合物で成り立つ人間の細胞の組成が生命誕生時の地球環境（海）と同じであることからも，水の中で細菌と細菌が一緒になり，共生し，今日の人間の細胞の型になったと考えられるわけである．

　そもそも共生説は，20世紀初頭にコンスタンティン・セルゲーヴッチ・メレシコフスキー（C.Mereschkovsky），イワン・ワリン（Ivan. Wallin），J・E・ウォリン（J.E.Wallin）らによって唱えられた概念であるが，初期の共生説は実証に乏しいこともあり，荒唐無稽な説として批判され続けた．具体的な裏付けを行い，精妙な細胞内共生の発達の過程を示唆するモデルを提示することで，この共生説を世界中の研究者に認知させたのがリン・マルグリス（マーギュリス）なのである．

　ミトコンドリアとは動植物，糸状菌，原生生物の細胞の中にあるエネルギー供給装置である．ミトコンドリア自身も独自の遺伝子をもち，細胞の中で，その細胞の核とは独立して分裂，増殖する．このミトコンドリアがなければ細胞は酸素が使えないため，生存できない．これらの事実から"30億年前原始の海を酸素呼吸しながら泳ぎ回っていた細菌の子孫がミトコンドリアとなってわれわれの身体の中に住み込んでいるのだ"という仮説が生まれた．太古の細菌が別の細胞の中に潜り込み，宿主から食料と隠れ家をもらう代わりに宿主の不要物質と酸素を使って生み出したエネルギーを宿主に提供するようになった．つまり，生物が寄り集まって新しい協同体をつくっていることになる[143]．

　さらに，マルグリス（マーギュリス）はスピロヘータとそれを受け入れた細菌が脳になった[143,144]という立場をとる．スピロヘータが細菌に入り込み，鞭毛や繊毛となって運動能力を有し，あるものは微小管として，細胞内の化学物質や分泌物の輸送を担うようになり，この微小管が樹状に分岐してニューロン（神経細胞）になったことになる．この細菌が固定され動くことができないかわりに，神経信号を走らせる

能力をもち，人間の脳の思考を支えているのだ．

粘菌が，代謝反応系によって脳機能を構成していることや，粘菌のもつ収縮リズムと，人の脳波に共通した現象や類似が多くみいだせるのも，これらのことに関係しているのかもしれない．

マルグリス（マーギュリス）が提唱している進化論は，当時としては非常に革新的な説であったにもかかわらず，多くの科学者に支持され，いまでは生物学の定説になってしまった．

いずれにしても，多くのバクテリアが合体して私たちの身体や脳を形成し，独立した個体を構成しているわけである．すなわち，私たちの脳を含む身体のすみずみまでが無数の微生物から成る小宇宙であるということができるのだ．

9．小宇宙とホログラフィー

1）ホログラフィー的な宇宙

宇宙は全体として1つのものであり，人間はその宇宙の一部ではあるが，自らも小宇宙を形成し，大宇宙と一体化し，しかも相関関係にあること．そのため，全体は部分を，部分は全体を表すという古代中国人の自然観を，ニールス・ボーア（Niels Bohr），カール・プリブラム（Karl Pribram），デヴィッド・ボーム（David Bohm）などの現代医学や物理学における卓越した科学者達がその業績や学問的名声をかけてまで受け入れようとしている．それは「物理学の世界像は理論を純化していけば，東洋の神秘主義に近づいていく」[145]という，物理学者，環境思想家フリチョフ・カプラ（Fritjof Capra）の言葉が表しているように，最も新しい医学や物理学の最先端の研究によって次々と明らかにされてくる事実が，古代中国の伝統的な自然観とぴったりと重なり合ってくるからである．

ホログラフィー的な発想は古く，すでに1714年のゴットフリート・ウィルヘルム・ライプニッツ（Gottfried Wilhelm Leibniz）—微積分の発見者—の，ある形而上的な真の実在が物の世界の基底にかくれており，物の世界を生み出すこと，空間・時間，物理学的における質量と運動，およびエネルギーの変換は知的な構造物であるという概念にみられる．1902年に米国の哲学者・心理学者・プラグマティストウィリアム・ジェームズ（William James）は，脳はより大きな真の実在をフィルターにかける働きをしているという考えを打ち出した．その後，アルバート・アインシュタイン（Albert Einstein），アンリ・ベルクソン（Henri Bergson），アルフレッド・ホワイトヘッド（Alfred North Whitehead），カール・ラシュリー（Karl Lashley）らがこれらの発想を発展させていき，ついに，1947年，ハンガリーの物理学者ガーボル・デーネシュ（Gábor Dénes）がライプニッツの微積分を用いて，3次元化ができる写真術すなわち，ホログラフィーの原理を発見する．その技術は1960年にレーザー光線が発見され，1965年にエメット・リース（E.N. Leit）とジェリス・ウバトニクス（J. Upatonieks）がレーザー光線を用いてホログラムの構成に成功すると，急速に実用化されてきた[145]．

1969年，スタンフォード大学の脳神経外科医カール・プリブラム（Karl Pribram）はホログラムと脳の類似に注目し[136]，1971年にはロンドン大学物理学教授のデヴィッド・ボーム（David Bohm）は物質世界が1つの巨大なホログラムであって，各部分は全体の内にあり，全体は各部分の内にあるという「内蔵された秩序（インプリケート・オーダー）」を提唱した[138]のである．

ホロ（holo＝全体）グラフィー（graph＝画像）とはレーザー光線による3次元立体映像技術である．このホログラフィーにおける写真のネガに相当するものがホログラムと呼ばれる感光板である．ホログラムは見た目には奇妙

な波の模様にすぎないものであるが，これにレーザー光線を当てると，記録されている干渉波が2つに分解されて角度差を伴って焦点を結び，立体像が出現する．興味深いのは，このホログラムをいくつに分断しても，その分断片のどれからでも元の被写体を再現できることである．

たとえば人間の全身を記録したホログラムがあるとする．それを上下に分断してレーザー光線を当てると，上半身と下半身の像が写るわけではなく，全身像が2つ出現する．これをどんなに小さく，しかもランダムに分断していっても，そのおのおのの断片のホログラムからは全身像が現れる．このようにホログラフィーが分割不能な全体そのものであるということはデヴィッド・ボームの想定した「内蔵された秩序」を表現したものであり，個々に分裂しているように見える事物は実在の領域では互いに融合された1つの全体，「全体性」だといえる．

ボームはグリセリンの中に溶けないインクの1滴を落とす描写で示している．ゆっくりかき回されると滴は細い一条の線となって引き伸ばされ，やがて目にみえなくなってしまう．その状態をはじめて見せられた人には，黒インクの存在はまったく理解できないが，このインクはなくなったわけではなく，単に包み込まれた(enfold)だけなのである．その証拠にこの機械を逆回しにすると，線がゆっくり集まってきて，最後にはふたたびもとの滴に戻るからである．

数滴のインクをそれぞれ時間と場所を変えて，同じ液の中へ落として，連続して速くかき回した場合は，ただ1滴のインクの滴が，連続して液を横切って動いてゆくように見える．しかし，その対象物は実際には存在しないものである．

このように，すべての見かけの実体と運動は幻覚によるものであり，それらとは別の，もっと第一次的な宇宙秩序から出現してくるものだというのである．

ボームはこの現象を「全体運動（ホロムーブメント）」[138]と名づけ，この世に存在するすべてのものは，個々の存在としてみえるだけで，その奥には「包み込まれた世界」があって，すべてが1つの全体として存在しているのではないかと考えたのである．そして，私たちが知覚する現実の世界を「明在」，時空の中に内蔵されていて私たちの感覚ではわからない「包みこまれた世界」を「内蔵秩序」あるいは「暗在」と呼んだ．たとえば，植物の種子は環境が整うと，根が生え，植物としての姿になる．明在としての種子をみても，植物の形は暗在しているので，私たちの目には単に小さな粒としてしか認識できないが，種子の中にはその植物のすべての情報が内蔵されているのである．これと同様に宇宙の各部分は，全宇宙に現存するすべての情報をその中に含んでいるというのがボームの考えである．そして，その例としてホログラムによる現象がもっとも理解しやすいものだったわけである．ホログラムと同じ原理で，宇宙が構成されていると考えることで，自然界の多くの事象が説明できるのである．

これらの考え方は1960年代にカリフォルニア大学のジェフリー・チュー（Geoffrey F. Chew）によって提唱された「靴ひも（ブーツストラップ）理論」とも通底している．

このチューの「靴ひも理論」の内容と評価は，フリチョフ・カプラ（Fritjof Capra）の「タオ自然学（現代物理学の先端から東洋の世紀がはじまる）」[146]によって詳しく論じられている．

「靴ひも理論」は古典力学的世界観に対する現代物理学の最終的拒絶表明ともいわれるもので，この新しい世界観では宇宙は相互に関連しあった出来事のダイナミックな織物であるとみられている．この織物の中では，いかなる部分の特性も根源的ではなく，すべて他の部分の特性にしたがうもので，その相互関係の全体的調和が織物全体の構造を決定する．つまり，宇宙

のすべてが対等関係にある織物であり，全体は各部分の自己調和によって成立するというのだ．

「靴ひも理論」は，本質的，普遍的な相互関連性に注目した量子論の自然観に，相対性理論の要素を加え，S行列理論の反応確率にもとづいて集大成されたものであり，その哲学も物質観も東洋思想に非常に近いものになっている[146]．

なお，カプラのこの著作が世界へ与えた影響は多大で，これにより量子物理学と東洋思想の世界観の一致に注目する人々が急増した．

2）"ひも"で構成される宇宙

チューの「靴ひも理論」では，その当時はクォーク理論が十分に発達していなかったことから，陽子や中性子などの素粒子の奥に靴ひもが巻かれているという概念で終っていた．ところが，その後，そのクォークでさえも"ひも（ストリング）"という究極の単位で構成されているという「超ひも理論」（スーパーストリング理論・超弦理論）が登場することになる．

紀元前470年ごろ活躍したギリシャのデモクリトス（Demokritos）は，宇宙は"分割できない小さな構成要素"で成り立っており，宇宙の一切の現象は，その粒子の離合集散によると推測し，それをアトムと呼んだ．人間の肉体も魂もこのアトムで構成されているとした．すなわち，東洋思想における"気"と同じ概念である．これが，先見の明のある推測であったことは物理学が証明していった．

19世紀にもっとも基本的な要素をこの古代ギリシャ人の呼び名に従って，原子（アトム）と名づけた．しかし，名づけた後に，これが分割できることが明らかになった．太陽系に似た原子モデルが確立し，原子が陽子と中性子とを含んだ核と，それを取り巻いて軌道を描く電子の群から成り立っていることがわかったのである．

その後，陽子と中性子もクォークという粒子から成ることが判明した．地球上にあるものすべてが電子とクォークからできているのであるが，これらがもっと小さなものからできているという実験上の証拠はない．しかし，宇宙そのものには別の構成要素が存在することは明らかにされている．ニュートリノ，ミューオン，タウ粒子などである．そして現在，それまで知られていた系列に，振動する一元の輪である"ひも（ストリング）"という新たな層が付け加えられている．この"ひも"こそが，ミクロの世界の基礎構造を形づくる多数の層の最小の終点である．すなわち，古代のアトムであり，東洋思想の"気"に相当するものなのである．

この今をときめく「超ひも理論」（スーパーストリング理論・超弦理論）のきっかけとなった「ひも理論」は1970年代に日本の南部陽一郎（シカゴ大学教授，2008年ノーベル物理学賞受賞）らによって報告された．一時は批判され，無視されていたこの理論をふたたび表舞台に引きずり出したのは1984年のクイーン・メアリー大学のマイケル・グリーン（Michael Green）とカルフォニア工科大学のジョン・シュワルツ（John Schwartz）による「ひも理論」の抱える量子力学との矛盾を解決する画期的な報告である（第1次超ひも理論革命）．

その後は「ひも理論」は繰り返し重大な障害にぶつかり低迷が続いたが，1995年に南カルフォニア大学の「ひも理論会議」で，エドワード・ウィッテン（Edward Witten）が会場をいっぱいにしていた世界の一流物理学者たちを驚愕させる講演を行ったことから，第2次超ひも理論革命に火がついた[147]という．

ひも理論にはそれまで5種類あった．この5つのひも理論に取り組む物理学者は，何年もの間，自分たちはまったく別々の理論に取り組んでいるものと信じていたが，第2次超ひも理論革命の結果，5つのひも理論はすべて1つの統一された理論（M理論）の一部であること

が示されたのである．

コロンビア大学教授のブライアン・グリーン（Brian Greene）が，この「超ひも理論」の発展的な研究を一般読者向けにわかりやすく説いた『エレガントな宇宙（超ひも理論がすべてを解明する）』[147]はアメリカで40万人が読んだといわれ，わが国でもベストセラーとなっている．

3）宇宙の「全体性」

宇宙の起源についての現代の標準モデルはビッグバン理論である．エネルギーに満ちた特異な出来事から空間と物質のすべてが飛び出し，宇宙が出現したことになる．宇宙は現在も膨張していることが知られているが，ボームがインクの包み込まれたグリセリンの機械を逆回したようにこの時間を逆まわしに想像することで，宇宙が極小のビッグバン寸前の状態にまでさかのぼることができる．ビッグバンの周囲には物質も空間も何もないのである．

「ビッグバンが起こった場所を特定するのに，遠くを探るには及ばない．ビッグバンは，今みなさんがいるところを含め，あらゆる場所で起こったのだ．離れ離れのものとして私たちが目にする場所は，はじめは同じ場所だったのである」[147]

すなわち，宇宙に存在する物質や生物はもちろん，空間までもがすべて，もともと1つのものだったのである．宇宙に存在するすべてのものが，互いに融合された1つの全体であるという「全体性」をもっているのは宇宙の起源からみると，当然のこととも思える．

また，ボームの「全体性」とよく似た概念を「ホロン（holon）」[148, 149]という造語で説明しようとしたのが，ハンガリー出身のイギリス人ジャーナリスト，小説家，哲学者アーサー・ケストラー（Arthur Koestler）である．彼によると完全な全体あるいは部分というものは存在しない．部分は全体の構成要素ではあるが，全体もまた，より大きな全体にとっての部分でしかないからである．そのため，彼は全体についてホロンという表現を用いた．ホロンは，それより下の層にとっては全体であるといえるが，上の層には部分でしかない．

生物体を構成している階層性を，器官，組織，細胞，細胞器官，分子と下の方へたどっていくと，どこまでも限りがなく，逆に微小な宇宙から広大な宇宙へと上に眼を向けても同様に際限がない．

たとえば，細胞はミトコンドリアにとっては全体であるが，組織にとっては部分でしかない．組織は細胞にとっては全体であるが，器官にとっては部分でしかない．器官は組織にとっては全体であるが，人間にとっては部分でしかない．人間は器官にとっては全体であるが，国にとっては部分でしかない．国は人間にとっては全体であるが，地球にとっては部分でしかない．地球は国にとっては全体であるが，太陽系にとっては部分でしかない．このように，宇宙は入れ子構造に階層が無限に続いていく．そして，全体と部分の関係をバランスよく機能させることが健全な姿であるという．階層的考えを除けば，ホロンの概念は非常にホログラフィー的なものである．

4）シンクロニシティ（synchronicity）－共時性－の宇宙観

ボームの「内蔵された秩序」の発想に多大な影響を与えたのが，心理学者のカール・ユング（Carl Gustav Jung）が，ノーベル賞を受賞した物理学者ヴォルフガング・パウリ（Wolfgang Ernst Pauli）の協力を得て提唱した「シンクロニシティ（synchronicity）－共時性－」である．

ユング研究者によると，共時性の原理は，意味のある偶然の一致の関係が，同時性と意味とによって結ばれていること[150]である．ある時代（たとえば現代）に，あちらこちらにいる互いに何の連絡もない無関係な人々が同じような

ことを考え始める．そういう社会の心理状況や時代精神の大きな動きというようなことも，共時性のあらわれである[151]とされている．

グラハム・ベル (Alexander Graham Bell) とトーマス・エジソン (Thomas Alva Edison) による電話機の発明競争は有名であるが，エリシャ・グレイ (Erisha Gray) も同時期に電話機を発明している．ベルがグレイのアイデアを盗用したとの説も浮上しているが，世の中には，同じ発明が，まったく別々に同時期に発生することが多くある．また，本をふと開くと，ちょうど自分が調べようとしていたことが載っていたり，噂話をしているとその人物が現れたりという経験はだれにでもある．このようなあまりにもできすぎていて単なる偶然とは思えないような現象を，「シンクロニシティ（共時性）」という．

ユングはこの世のあらゆる現象には意味があること，自分自身に関係する事物においては，自分の意識が外界に働きかけ，出来事を発生させると考えた．時間も空間も客観的な存在ではなく，科学が作り出した概念でしかないためである．時間や空間をこえた無意識のイメージが時空間に同調することにより，客観的世界の中で意味をもつ偶然の一致として現象化してくる[150〜152]というのである．

このユングの共時性の宇宙観が中国の伝統的宇宙観と一致し[152]，陰陽の"気"のエネルギーが宇宙と人間の生を支配しているという古代中国思想に由来しているものであること[153]もよく知られている．そこには，大宇宙と小宇宙（人間）の対応関係に重要な意義と価値が見出される．

東洋の生命的自然観と「天人感応」の宇宙観は，自然と一体となった人間像を追求しているものである．

地上の生物は個々別々に存在しているようにみえながらも，ボームのいう「内蔵された秩序」においては意識の共鳴により，一心同体となり意識融合が起こることがあるという．これは宇宙とすべての生命，物質が「内蔵された秩序」という分割不可能な1つの全体であるからである．このようなことが物質の化学反応にまで当てはまることを裏付ける現象がグリセリンの結晶化の経緯にみられる．

グリセリンは発見されてから数十年間科学者たちがあらゆる方法を試みたが結晶化せず，グリセリンには固体状態がないと考えられていた．ところが，20世紀の初頭，ウィーンからロンドンに運送中の1樽のグリセリンが突然結晶化した．興味をもった科学者たちが，結晶となったグリセリンを持ち帰って実験してみると，確かに17℃以下で結晶化することが観察されたという．

同じ頃，カナダのジャイアント・パウダー・カンパニーの化学工場でも突然グリセリンが結晶化し，その工場のグリセリンを核に使用したカルフォニア大学の実験室でも容易に結晶化に成功した．不可解なことが起こったのはその後である．その化学工場のグリセリンが実験室に届いてから，それを核にしなくても，実験室にあったグリセリンがすべて温度を変えるだけで結晶になったとのことである．現在では，世界中のグリセリンは17℃以下で結晶化する[154〜156]．

これは実験に携わっている多くの研究者がしばしば遭遇することであるが，一度前例ができれば，次回からはそれが繰り返すごとに容易になっていき，しかも，それは別個の存在にまで，空間をこえて伝播していくような現象の1つの例であると考えることができる．これらの現象を「形態形成場」という仮説で説明しようとしたのが英国の科学者ルパート・シェルドレイク (Rupert Sheldrake) 博士である．

彼によると，自然界に存在する生物の特徴的な形と行動，また物理的，化学的なあらゆるシステムの形態は，過去に存在した同じような形態の存在の影響を受けて，過去と同じような形

態を継承する．すなわち，「形態形成場」，あるいは「形の場」による「形の共鳴」により，いちど起きたことはふたたび起こりやすくなる[155, 156]という．

5) 絡み合う宇宙

1つの事象が別個の存在にまで，空間をこええて伝播していくような現象は，第3章でも述べた量子論の世界でも観察されている．量子系の状態が「重なり合う」という現象と，「絡み合う」という現象である．

「重なり合う」とは，電子（負の電荷をもつ素粒子）や光子（光の量子）は，2つ以上の状態が重なり合った形になりうることである．2つの穴の開いた壁に光を当てると，光子はどちらかの穴を通るのではなく，両方の穴を同時に通り抜ける．原子核の周りを回る電子は，同時にたくさんの位置に存在できる[157]という不思議な現象をいう．

「絡み合う」とは，2つの粒子が互いに何万キロ，何億キロ離れていたとしても，謎の形でつながり，片方の粒子に何かが起こると，同時にもう一方の粒子にも変化が起こる[157]という現象である．

絡み合った粒子は空間を超越し，互いに絡み合った複数の存在は全体として1つの系であり，それらの存在の間にある物理的距離には影響を受けない．しかも，この系は単一の存在として振る舞うのだ．

現在では，この「絡み合い」現象が，実際の現象であるということが科学的に証明されている．量子力学は数学によって記述された厳密な理論であり，「絡み合い」という概念も，数学的に正確に記述できる現象なのだ．

「絡み合い」の数学的発見を受けて天才と呼ばれる物理学者たちは，巧みな実験方法や装置を開発して，この驚くべき現象が現実に起こることを確かめた．しかし，これがなぜ起こるのか，この正体は何なのかということはいまの科学の範囲をこえている．なぜなら，この理解のためには，アインシュタインの主張したように「実在の要素」に頼らざるを得ないが，アイルランドの物理学者ジョン・ベル（John Stewart Bell）によれば，そうした「実在の要素」は実際には存在しないからである．

これらの量子論の理論は，光子や電子のような微小なものだけでなく，私たちの身のまわりにある大きな物質にも適応できることがわかってきているという．それを裏付けるように，*Nature*誌（2004年6月17日号）にオーストリア・インスブルック大学のグループとアメリカ標準技術研究所のグループがそれぞれ独立に，異なる原子間で量子状態をテレポートすることに成功したという論文[158, 159]が発表された．以前から成功が報告されていた光子のテレポーテーションだけではなく，ついに，質量をもつ粒子キュービットの決定的テレポーテーションが現実になってしまったのである．

6) 脳はホログラム（脳の中の宇宙と宇宙の中の脳）

さて話をもどすと，カール・プリブラム（Karl Pribram）が唱えたのはホログラムに相当するのが脳であるという概念である．記憶が脳全体に，フーリエ変換（画像情報を波動信号に変換する際に用いられる数式の1つ）によってコード化された波動として蓄積されると考えたのである．それによって，カール・ラシュリー（Karl Lashley）のラットの記憶の局在を究明するために行った研究結果である脳の大部分が損傷しても，記憶が保持されているという現象が説明できるからである．すなわち，断片化されたホログラムが全体像を映し出すメカニズムと同様である[136]といえる．その後，彼は脳がホログラムであって，この宇宙そのものがホログラフィーであるという仮説を立てている．世界そのものが脳の中に構築されたホログラフィーであり，私たちはあたかもそれを実体のあるかの

ように認識しているのではないか[145]というのである．

カール・プリブラムの脳のなかでホログラフィーが構築され，脳がある種の振動周波数を認識しているのだという仮説によると，脳の認識のためにはホログラフィーと同様に定常波，変調波，そして干渉波の3つの波動が必要であるはずである．

補聴器を使用している人は，補聴器が雑音を含んだ外界のすべての音を平等に拾ってしまうために，聞きたくない不快音に悩まされているという．正常な人の耳は「選択聴」を行っていることが知られている．無数の音源の洪水のなかから，不要な音だけを遮断しているのではなく，必要な音だけをとらえているのである．

最近の研究では，人間の耳は外部の音をそのまま知覚するのではなく，自身が音を発すること（生理的耳鳴り）で，その音と外部の音とを干渉させて知覚しているのだということがわかってきている．

このことは，左右2つの聴覚器と頭蓋骨による伝導によって音を上下左右すべての方向から立体的に聞くことができることや，選択的に音を脳が知覚していることなどを考慮しても肯定せざるをえないものと考えられるが，アルゼンチン生まれの神経生理学者ヒューゴ・ズッカレリ（Hugo Zuccarelli）が開発した「ホロフォニクス（holophonics）」の誕生によって決定的に裏付けられた．彼はこの「ホロフォニクス」の秘密を公開してしまうと，今の時代にとってきわめて唐突なテクノロジーとして受け取られるのみならず，あらゆるシステムが急速な改変をせまられることになるとして，それによってひき起こされると予測される混乱を危惧して，この超立体的サウンドの原理および方法を明らかにはしていない．しかしこれが，人間の脳との相互作用，すなわち人体が出している音を干渉させることを原理にしていることは確かなようである．この技術は一時期，音楽アーチストのいくつかの作品に使用されたが，特許の関係からか最近はあまり見かけなくなってしまったのが残念である．

ホロフォニクス技術によって録音されたカセットテープやCDなどが発売されている（八幡書店）．そのうちの1つ「Aldebaran」というCDにはドライヤーの熱風を頭にかける場面があるが，実際に髪の毛が熱くなってくる錯覚を起こすほどリアルである．これにかぎらず，「ホロフォニクス」によって作り出される音は，背筋がゾクゾクするほどの臨場感があり，その音を体験すると従来の音響テクノロジーとは別次元のものであるということが納得できる．

同様に，眼球についても常時細かく振動（生理的眼球振盪）していることが知られている．この振動を止めてしまうと，網膜に被写体が映っているにもかかわらず，認識できなくなってしまうという．つまり，眼球は振動していなければ脳の視覚野領で視覚認知できないということであろうか．これらのことから脳は聴覚にしても視覚にしても，外界からの情報をホログラフィックに構築し，それを私たちが認識しているのだと考えられる．このように新しく解明されてきたこと1つひとつが，カール・プリブラムの脳の中でホログラフィーが構築されているのだという説を支持しているのである．

カール・プリブラムの構想がデヴィッド・ボームの理論と結びつき，「ホログラフィー・パラダイム」としてさらに成熟していくのであるが，その下に結集した気鋭の研究者たちの論文や対話などを米国の現代思想家ケン・ウィルバー（Ken Wilber）が編集した『空像としての世界（ホログラフィーをパラダイムとして）』[145]は好著として知られている．この中で，米国の物理学者ケン・ダイトワルド（Ken Dychtwald）はホログラフィック・パラダイムのもっとも単純でしかももっともわかる例の1つとして曼荼羅（マンダラ）をあげている．

10. 小宇宙とフラクタル

曼荼羅（マンダラ）は仏教の密教における世界観の縮図ともいうべき絵画であり，宇宙を構成する地・水・風・空に識（無・真如）を加えた要素で宇宙の法則，存在原理を表現したものである．そこには人間が宇宙であり，宇宙が人間なのであるという人間の身体と宇宙との間にある対応関係が，明確な形で図示されている．

人間の心を意識や無意識からなる複合体ととらえ，そこにある中心性や力動性を含め，曼荼羅とみる心理学的アプローチをカール・ユングが提唱したのはよく知られている．

現在，100種類をこえる多様な曼荼羅が存在するが，わが国では空海が請来した両部・両界曼荼羅が密教最高の理念を象徴するものとされている．

"両部・両界曼荼羅"とは，日本密教の2大根本経典の1つである『大日経』に説く胎蔵界曼荼羅と，もう一方の『金剛頂経』に基づく金剛界曼荼羅を1対のセットとしたもので，大同元年（806年），空海がそれを持ち帰って以来，日本密教ではまさに金科玉条的意味をもっている[160]といわれ，東寺（京都）所蔵のもの（図5-1）[160]や子島寺（奈良）の所蔵のものはいずれも国宝として名高い．

曼荼羅の基本構成で注目したいのは，中心の図像（大日如来などの本尊）と四方に広がる図像（諸仏，菩薩など）の配置と，この大小の円や正方形の中の像が相似的関係にあることである．

金剛界曼荼羅の標準形は九会曼荼羅とも呼称されるとおり，3段3列（3×3 = 9）の円と正方形で構成されている．その中の小さな枠の中が，3段3列の構成になり，またその中のさらに小さな枠の中が3段3列の構成をもっている．この曼荼羅の入れ子状態ともいうべき宇宙観はフラクタル（fractal）的発想の典型例とし

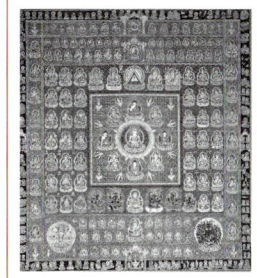

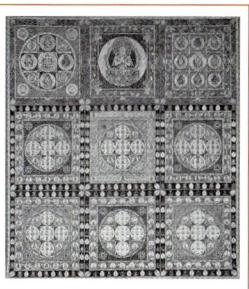

図5-1 両部・両界曼陀羅（東寺所蔵）

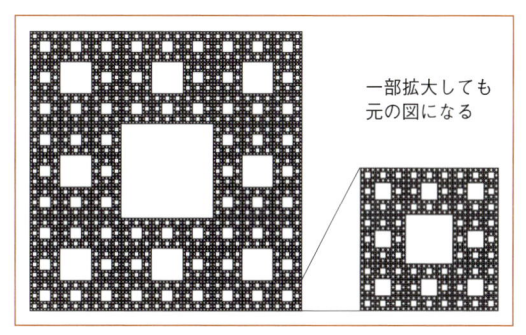

図5-2 シェルピンスキーのカーペット

て知られているシェルピンスキーのカーペット（図5-2）と酷似している．ポーランドの数学者ヴァツワフ・シェルピンスキー（Waclaw Sierpinski）のカーペットは，正方形のタテとヨコを各3等分し，中央の正方形をくり抜き，残りの正方形もまた同様に中央をくり抜くという操作をかぎりなく繰り返してできる図形である．だから，その中のどんな小さな正方形を切り取っても，拡大すれば同じ図形が得られるわけである．このような，局所は全体を表現し，全体は局所を表現するという局所と全体の相関はフラクタル理論の特徴でもある．

フラクタル理論は1975年，ポーランド生まれの数学者ブノワ・マンデルブロ（Benoit Mandelbrot）によって提唱された幾何学で，複雑にみえる自然現象も単純な操作を繰り返し代入することによって表現することができる手法である．このフラクタルの特徴は「自己相似性」とその自己相似性を定量的に計る指標とし

ての「フラクタル次元」にあり，この理論を駆使することで，それまでのユークリッド幾何学では説明困難で科学の対象からはずされていた形やさまざまな物理現象を定量化できるようになる[161]．

　自然界のデザインに共通した原理の存在は以前から注目されていた．それが「自己相似性」という原理であり，これを数学的に表現しようとしたものがフラクタル理論である．

　自己相似性により，複雑な図式がつくりだせることはコッホ曲線（図5-3）や，シェルピンスキーのギャスケット，カーペットなどとして知られている．これらはフラクタル関係の専門書ではかならずといってよいほど引用されているものである．ここでは例として先にあげたシェルピンスキーのカーペットについてみてみよう．

　シェルピンスキーのカーペットは，正方形を6分割して真ん中を切り取る操作を無限に繰り返すことでできる図形である（図5-2）．このカーペットでは任意の一部を拡大しても元のカーペットと同じ形である．どんなに拡大しても元の図形と同形であり，部分と全体が相似になっている．これがフラクタル理論の特徴でもある「自己相似性」になっていることがわかる．

　この無限に入り込むことができる概念はまるで，曼荼羅のようである．これらは鏡に映った自分の顔の中の瞳に自分の顔が映っているとすると，その瞳の中の顔の瞳にも自分の顔が映っているはずであり，そのまた瞳の中にも自分の顔が映り，…というように自分の顔が小さくなりながらも無限に続いていくことと同様な現象である．

　マンデルブロは自然の形成原理は「自己相似性」にあるといい，自然界のさまざまな現象や複雑な構造や形体，海岸線，山肌，雲の形，河川の流れ，樹木の枝分かれ，生物の構造や形，人体の肺の分岐構造，血管系，神経系までもが紛れもないフラクタル図形であることを，コン

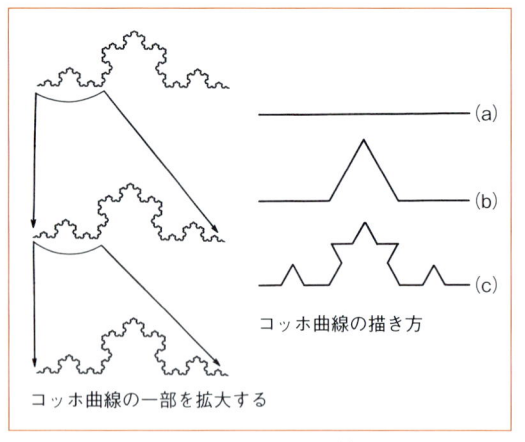

図5-3　コッホ曲線

ピュータ・グラフィックス画像で創り出すことでその理論の整合性を証明してみせたのである．多くの人は飛行機の窓から覗くと，複雑そうな海岸線が次第に高度を下げてもやはり同様の形をしているという自己相似形を経験したことがあるだろう．ひとたび，フラクタルの目をもつと自然界のいたるところにフラクタル図形を見いだすことができるようになる．まさに，フラクタル理論が人類の自然を見る目を変えてしまったともいえる．

　宇宙の構造自体がフラクタルである[161]ことだけでなく，地理学の分野で有名な「ホートンの法則」も河川の枝分かれにおけるフラクタルである[162]ということが知られている．このように，フラクタル理論が単に幾何学にとどまらず，もっと根本的なものの見方，考え方を示唆する自然観であることが解明されてくるとともに，生物の起源説，宇宙構造，美術，音楽，画像分析，株価の変動などあらゆる方面に多大な影響を与えるようになってきている．

　どんな小さな部分からでも全体を再現することができるというこのフラクタル理論の「自己相似性」の原則は，局所の中に全体があり，全体が局所と相関することを利用する東洋の「天・地・人」治療の根拠の1つである．

11. 黄金比で構成される宇宙

　自然界の造形の中でみられる幾何学的な比率が，数学的な秩序に基づいていることが明らかにされている．フラクタル理論はこの法則をも取り込んで，自然界や生物界も定量的に扱えることを示したのである．

　古代ギリシャで発見され，その後時代を問わず，美術やデザインの世界で多用されている分割に黄金比（golden mean）がある．この黄金分割を私たちの脳が美しいと感じるようにプログラムされていると考えられている．

　黄金比とは線分 AB を点 P で分割する場合，AP の長さを a，PB の長さを b としたとき，a：b＝b：(a＋b) の関係の成り立つ比率 1：(1＋√5)/2 をいい，その比率は 1.6180339887……となる．黄金比の最初の文献は紀元前300 年頃のエウクレイデス，英語名 ユークリッド（Eukleides）『原論』とされ，この分割やプロポーションは，もっとも美しくみえる比例法であるため，古代より何世紀にもわたり意識的または無意識的に多くの建造物，絵画，工芸に用いられてきた．

　ギリシャのパルテノン神殿正面の高さと幅の比や，ミロのビーナスの臍の高さが全身を黄金比の分割していることはよく知られている[163]．

　アテナ・パルテノスが立つ部屋の縦横も黄金比が取り入れられ，エジプトのクフ王のピラミッドにみられる黄金比との関連[164]も論ぜられている．

　身近な例では名刺やクレジットカードの縦横比がこの比率であり，平安時代のもっとも有名な陰陽師，安部晴明が五行の象徴として用いた晴明桔梗紋でもあるペンタグラム（五角星形，星形五角形，五芒星形，五角星形，星印などとも訳される），すなわち，円に内接する正五角形の頂点を結んで作られる星形（✪）に内包される二等辺三角形の辺の比も黄金比である．

　「フィボナッチ数列」は 1，1，2，3，5，8，13，21，34，55，89，144……というふうに続く，連続する 2 項の和が次の項となる 13 世紀のイタリアの数学者レオナルド・フィボナッチ（Leonardo Fibonacci）が紹介した数列である．「フィボナッチ数列」の 2 つの数の比率はどんどん黄金比（1：1.6180339887……）に近似していく．自然界でも，この黄金比の数列が貝類の螺旋模様や花の模様となっている．たとえば，多くの植物の葉序や花びらの枚数にフィボナッチ数が多く表れることは従来から現象論的には完璧とも思える数学的説明が与えられてきたが，それはその植物がはじめから黄金数を知っていることが前提となっていた．しかし，近年フランスの数学者ドゥアディ（Stephane Douady）とクデ（Yves Couder）はヒマワリを例に，前にできた原基からできるだけ遠くに原基を作るという単純な操作で自然にフィボナッチ数が現れることを，物理実験とコンピュータによるシミュレーションで証明[164]した．黄金長方形の中に描かれる対数スパイラルはどの部分も相似となる．多くの生物の成長は，同じ形態で大きくなるので，対数スパイラルの形に住めば，成長に好都合である．そのため，自然界には対数スパイラルが実に多い．カタツムリやオウム貝などの巻き貝の多くや，ヒマワリの種の部分の曲線，アサリ等の貝殻の模様がこの形になる．生物だけでなく，台風の渦，渦潮の渦，銀河などの形も対数スパイラルなのである[164]．松かさの燐片，パイナップルの表面にも同様に対数スパイラルがみられる[165]．その他，黄金比が宇宙，自然界に存在する多くの生物系の成長において，重要な役割を果たしていることは，黄金比の数学的な性質に結び付けられて，さまざまな方法で証明されている．

　人間の身体では，身長と臍までの高さの比だけでなく，指の末節骨と中節骨，中節骨と基節骨，手指と掌の長さとの比率なども黄金比をも

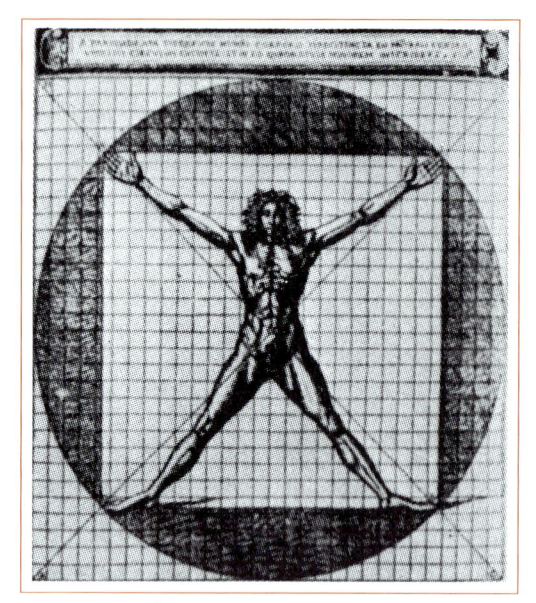

図5-4 ウィトルーウィウスの人体比例図

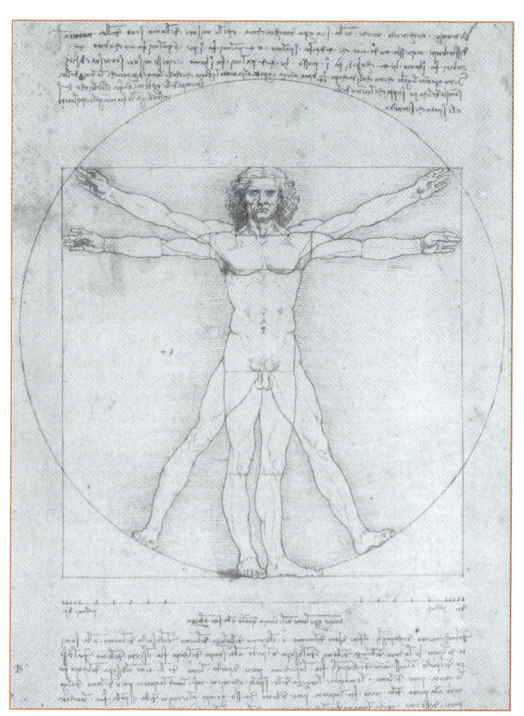

図5-5 臍が人体の中心：レオナルド・ダ・ビンチの「ウィトルーウィウス的人体図」

つことが知られている．人体と，他の生物，あるいはそれを取り巻く宇宙との間に，黄金比という共通項が存在していることは注目に値する．しかし，この事実は個々に分裂しているように見える宇宙とすべての生命，物質が1つの全体であるという思想からは当然ともいえることなのである．

12. 人体の宇宙性

現存する最古の建築理論書は古代ローマ，紀元前1世紀頃の建築家ウィトルーウィウス（Vitruvius）が著した『建築書』である．この第3書には，臍を中心とする人体比例図形が示され，自然は，人間をその各部が全身に比例的に照応するように作ったと記載されている（図5-4）．

ここには，顎から額の上毛髪の生え際までが身長の1/10，手首から中指の先端までが1/10．顎から頭頂まで1/8，胸上から頭髪の生え際まで1/6，胸の中央から頭頂まで1/4．足は身長の1/6，腕は1/4, 胸も同じく1/4となり，さらに，顔の長さを3等分すると，顎下から鼻孔まで，鼻孔から両眉の中央まで，両眉の中央から頭髪の生え際まで[166]であるというように人体比率までが記載されている．

哲学者，身体論者として知られる明治大学の市川浩教授は，人が手と足を広げて仰向けになり，臍を中心に描いた円に，両手，両足の指が接し，足の底から頭の頂までと広げた両手は正方形を形づくること．さらに，人体がこのよう幾何学的秩序をもち，世界と秩序づけられ，宇宙全体の幾何学的秩序と都市の秩序，建築の秩序，人体の秩序を一貫したアナロギアによって把握する考え方はギリシャ・ローマから西欧世界へと受けつがれていく[167]と論述している．

この臍が人体の中心であるという考えは根強く，その後のレオナルド・ダ・ビンチ（Leonardo da Vinci）[168]の時代においても信じられていた（図5-5）．

西洋美術史家の若桑みどりは，多くの古代に

おける理想的空間，理想的建築物，理想都市プラン，大宇宙そのものが，巨大な手を拡げた人体として構想したものであることを指摘している．ウィトルーウィウスの描いた人体尺度による秩序体系は，人間の肢体が有する秩序のうちに幾何学的なシュンメトリア（釣合）を見いだし，その秩序に則って建物を建築することにより，宇宙の一部を構成しようとする古代ギリシャ人の発想を受け継いだものなのである[169]．

古代ギリシャ人は，人体と建築物，都市，さらには宇宙の間に相関関係に注目し，その美しい調和を実現させることにより，小宇宙と大宇宙の一体化を目指したのである．

16世紀の建築家や思想家が，人物像を円に内接させて，そこに大宇宙と小宇宙の一致を見出せるように，小宇宙としての人間は，それ自体巨大な人体と考えられていた大宇宙と同心円的相似関係にあると信じていた[169]ということにも注目したい．

ルーマニア生まれの宗教学者ミルチャ・エリアーデ(Mircea Eliade)は，3つの宇宙平面(地，天および下界)が互いに交流し，聖殿の創建は宇宙創造を再現し，その屋根が天を具現する[170]ものであり，都市は常に世界の像であり，家はつねに小宇宙である[171]と述べ，身体―家―聖殿―都市―宇宙の間に，独特の宇宙論的象徴法がみられることを指摘している．

このような神聖幾何学や黄金比やある種の形が，実際に振動する（力をもっている）という事実は，現代のイギリスの建築家たちによって現実に応用されているという．たとえば，彼らはピタゴラスの幾何学から抽出した角度や形を病棟や学校の教室，あるいはふつうの住居のデザインに適用し，その中に住む人間の心理機能や，生理機能を高めようとしている．思考や形，ならびに色や音楽の"美学"は，われわれが吸う空気や飲む水と同じくらい，人間の生存にとって必要欠くべからざるものであることをローレンス・ブレア(Lawrence Blair)は指摘している[172]（図5-6）．

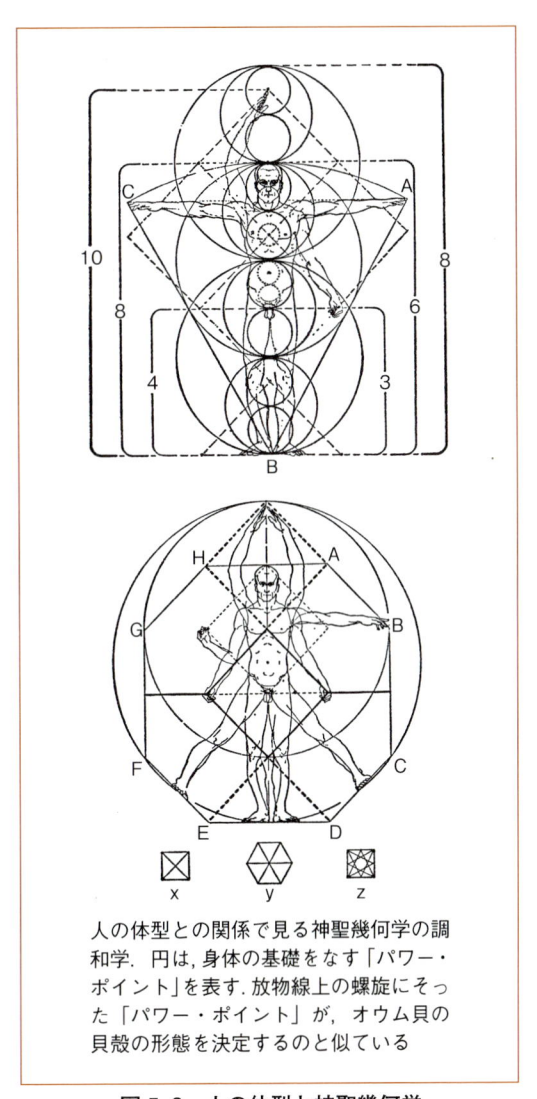

人の体型との関係で見る神聖幾何学の調和学．円は，身体の基礎をなす「パワー・ポイント」を表す．放物線上の螺旋にそった「パワー・ポイント」が，オウム貝の貝殻の形態を決定するのと似ている

図5-6 人の体型と神聖幾何学
(Lawrence Blair : Rhythms of Vision , Curtis Brown Ltd., London, 1975)

人間の手の掌と指の長さの比や，身長と臍までの高さの比率が黄金比であることや，ウィトルーウィウスが示した，臍を中心とする人体比例図形による人間の各部の尺度の比例対応にみられるような人体の分割尺度は，東洋医学においては，経穴の位置を規定するための「骨度法」として，高度な発達をとげていることは周知のとおりである．このような概念は，インドのタ

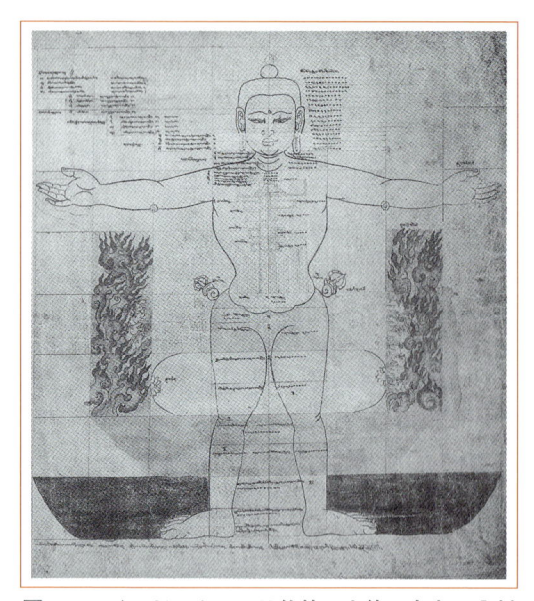

174 第5章 天・地・人-小宇宙治療(1)

図5-7 インドのタントラ仏教の人体・宇宙の分割

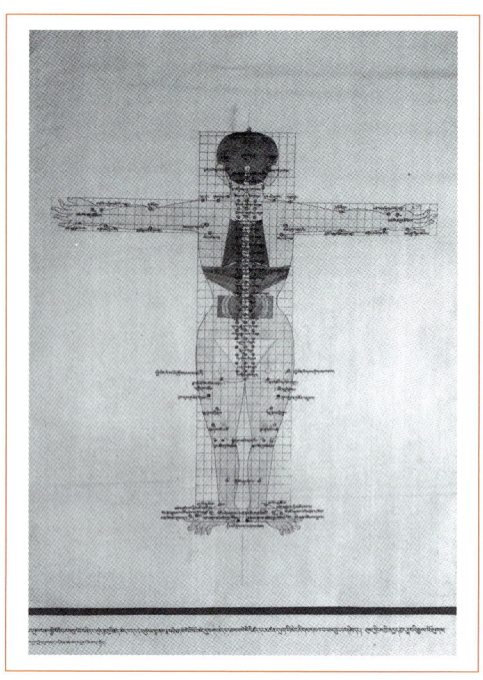

図5-8 チベット医学の人体図

ントラ仏教のカーラチャクラにおける宇宙と人体との間にある構造的な対応関係にもみることができる.

　建築物と人間との間に関係をもたせることは，インドで寺院を建立するときに重視された古代のインド的な観念であるため，人体も宇宙も縦横8つの目盛りで分割されている.

　宇宙の水平方向の幅が，宇宙の高さに一致していることは，人間が両手を広げた長さ（肘から中指までの長さの4倍）が身長に等しいことで示され，首の中心から肩まで（宇宙の中心から地輪の端まで）の長さが1目盛りとして，両膝（2目盛り）が火輪の上に相当，殿部（4目盛り）が地輪の上に相当している[173]（図5-7）.

　同じルーツ上にあるチベット医学[174]においても，同様の人体図（図5-8）が見出せる.

　人間の身体という小宇宙と建物という宇宙，さらに大宇宙との対応は，東洋においても，西洋においても，イスラム文化世界においても，社会のなかに奥深く根付き，生活のなかでも活用されてきたのである.

13. 生命記憶と宇宙

　641年，古代チベットの王ソンツェン・ガンポに嫁いだ唐の大宗の養女文成公主に同行した医師たちがその臨床経験からチベットの医師と共同で書き上げた医学書に，その後も，筆が加えられてできあがった『四部医典』（rgyud bzhi ギュー・シ）がチベット医学の原典である.

　『四部医典』の一部がインドの伝統医学，アユルヴェーダの古典の一部とまったく同一であることが指摘されている[175]が，チベット医学は，チベット仏教を背景として，インドの伝統医学，中国の経絡経穴学やギリシャ医学を統合して成立したものと考えられている.

　医学書も含めてチベット金剛乗（大乗仏教，小乗仏教に対し秘密仏教すなわち密教のことをいう）のテキストに共通しているのは，暗号と念入りなカモフラージュの体系によって書かれ

ているという．その知識を悪用させないためである．チベットを深く理解した者だけがその真の意味を知ることができるのである．

『四部医典』があまりにも難解なため，ダライ・ラマ5世の摂政サンゲー・ギャツォが『青瑠璃のマリカ』という注釈書を著わしている．

そのギャツォが1687年から1703年にかけて多数の医師や絵師の協力のもと編纂した精微なイラスト全集が『四部医典タンカ全集』である[176]．

現代に伝わる『四部医典タンカ全集』は，ギャンツォがまとめたものにさらに内容が追加されてきたものである．その1つ『四部医典系列掛図全集』には人間の懐妊から出産までの過程が描かれている（図5-9）．男女の交接による受胎から始まり，「魚の時期」（第9週まで），「亀の時期」（第10～第17週），「豚の時期」（第18～第35週），そして，倒立して頭から産まれてくるのである[177]．

「魚の時期」，「亀の時期」，「豚の時期」とは生物進化の過程の魚類，両生類・爬虫類，哺乳類を表現したもの[178]と考えられている．

胎児が生物進化の過程をたどるという人類の発生学に関する考え方は，1866年，ドイツの発生学者，エルンスト・ヘッケル（Ernst Heinrich Haeckel）により提唱されたものである．

「胚がごく短い時間にわれわれのみている下で経過する形態変化は，その生物の祖先たちが長い長い年月の間に経過したのに該当する形態変化の，簡略化され短縮された反復である．1個のニワトリ卵を孵卵器にいれ，21日経ってそれからひなが孵化するまで，まず単純な卵細胞から2葉の囊胚に，それから蠕虫様で無頭の胚になり，さらにいろいろの胚形態を経て，本質的に魚類の体制，そして順次に両生類，爬虫類，最後にやっと鳥類の体制を示すという驚異にみちた変遷を，もはやただ黙ってみてはおりません．そうではなくて，われわれはその変遷から，それに該当する祖先の形態系列を，す

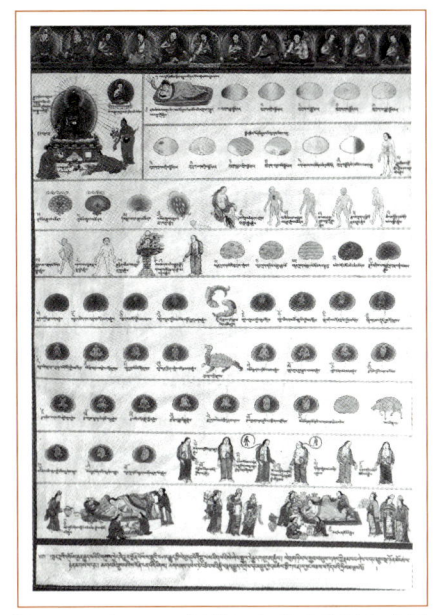

図5-9 チベット医学における胎児の成長

なわち単細胞のアメーバーからガストレア（囊胚に相当する仮想動物．腸祖動物）という祖先形へ，それから蠕虫類，無頭類（ナメクジウオ），魚類，両生類，爬虫類の各綱を経て鳥類にいたる系列を，結論するのです」（E・H・ヘッケルが1877年，第50回ドイツ自然科学者・医学者会議で行った講演から）[179]．

ヘッケルが提唱した「胚発生史は遺伝の法則によって規定された系統発生史の要約的反復である」という原形発生的要約を，ニワトリ胚の乾燥粉末に含まれる窒素化合物を測定することで，証明したのは英国の生化学者ジョゼフ・ニーダム（Joseph Needham）である．

さらにこれとは別に，解剖学者，三木成夫は，人間の胎児を実際に成長順に示すという形態学的な証明を行った[180]．

ヒトの受精卵は子宮の中で，成長する過程で生命の進化の過程を大急ぎでたどってから生まれてくる．すなわち，人間の胎児は，魚類，両生類，爬虫類，原始哺乳類を経てから生まれてくるのである（図5-10）[181]．

三木は，東京芸術大学での特別講義で，この

海の中で，単細胞から進化をとげていき，上陸する前の状態を受胎1か月で完了した後，受胎32日目から1週間の間に水棲段階から陸棲段階へと変身を遂げる．母親が悪阻という劇的な変調を訴えるのもこの時期である．

ともあれ，人間の胎児が，母親の子宮の中で，38億年前の生命誕生の原点に帰り，そこから生物がたどった進化の過程を再現してから人間として誕生してくることは，人間のすべては38億年前の原始の海に生まれた最初の生命体と深いところでつながっていることを示しているのである．

三木は，私たちの身体を構成する細胞1つひとつに，38億年間の膨大な量の記憶があり，子孫に伝えられていくと考え，この記憶を"生命記憶"と呼んだ．

ではなぜ，私たちにはその記憶がないのであろうか？ それは人間が進化の過程を繰り返すとはいっても，38億年間の歴史を10か月程度の短い期間で再現されるため，古代のことなど，まぼろしのようにたちまちのうちに過ぎ去ってしまうからである．しかし，なにかの拍子にふと，懐かしさとともに呼び起こされることがあるともいう．

三木によると，植物のからだは，動物の腸管を引き抜いて裏返しにしたものであり，植物は大気と大地に身体を開放して交流しあい，両者の間には生物学的な境界線はないという．植物とは，自然の一部というより，自然の"生物的な部分"であるといえる．

これに対し，動物の身体は，その発生から，宇宙の一部を切り取っておのれの体内に封じ込め（体腔），さらに体表に深い入江（腸腔）をつくって，それを体内に誘導する．そこから性と食に携わる内臓系がつくられる．この構造は動物の食と性がまさに"内蔵された"宇宙との交流によって行われていることを物語っている．古来，これが"小宇宙"と呼ばれ，本来の"大宇宙"と対比されてきた[180),181)]というのだ．

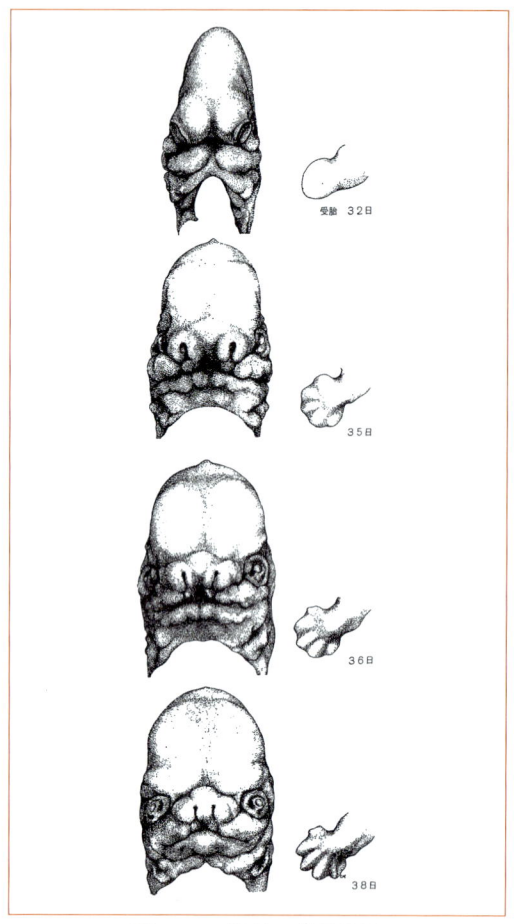

図5-10 胎児の成長過程
〔三木成夫：海・呼吸・古代形象（生命記憶と回想）．うぶすな書院，1992, p.203〕

生命の歴史をどう伝えるべきかを悩んだ末，収集されていた胎児の顔を見せることを決意する．そこには，日を追って変化する生命の進化の歴史が現れていた．32日の胎児はデボン紀の初期の古代魚類ラブカの顔，34日の胎児は両生類の顔，36日の胎児は中生代初頭の原始爬虫類ムカシトカゲの顔，38日の胎児は新生代初頭の原始哺乳類の末裔ミツユビナマケモノの顔，そして，40日の胎児の顔はヒトとよんでも差し支えない顔になっていたのである[180)]．

この現実を目の当たりにした人々の驚きは想像に難くない．

人間の胎児が，古代の海と同じ母親の身体の

このように，すべての生物の体細胞に生命記憶があると考えることで，サケが故郷の川を下り，先祖伝来の餌場に向かって海洋を遊泳した後，産卵の時期がくると，また故郷の川の流れをさかのぼっていくという回帰運動や，植物が成長繁茂と開花結実を四季のリズムに合わせて行うことなどが説明できるのである．生命が宇宙のリズムに合わせた生物時計を有していることは，生物がその周囲にある宇宙の物質の一部であることの証拠である．

先に紹介したリン・マルグリス（Lynn Margulis）も「われわれの身体をつくる細胞には祖先の遺伝情報が指紋のように残っている．昔の完全な前核生物であったときの歴史はとくに3つの細胞内器官として残った．ミトコンドリア，プラスチド（クロロプラスト）と繊毛である．これらがなければわれわれの身体も，そのまわりの環境も，また人間とよんで両者を区別する境界も存在しえない」[143]と記し，38億年ほど前に出現した1個の細菌が，その後のあらゆる細胞，あらゆる生物の先祖となってきたという見解を示している．

ヘッケルが唱えた地球のすべての動物群は単一の共通祖先形から由来している（系統的に単源）という可能性は，近年の生化学，分子生物学によって，生物体を構成するタンパク質のアミノ酸組成，核酸の塩基組成，遺伝および代謝機構などにおける普遍的な共通性が証明されることで，ますます確からしさを増している[182]．

遺伝学者の村上和雄は，あらゆる生物が同じ種類の遺伝子をもっていることから，すべての生物は38億年前に生まれた1つの生命から始まったのだといい，これらを創った偉大な存在を「サムシング・グレート」[183]と呼んでいる．

このように，時間を生物の起源にまでさかのぼった時に生物は1つであったことや，ビッグバンにまでさかのぼった時に宇宙が1つであることを考えると，人間が宇宙の情報をすべてもって生まれてくる可能性を否定することはできない．

14. トポロジーと治療

「天・地・人 治療」では，人体の全体と部分，部分と部分での対応を想定して施術を行うことから，トポロジー（位相学）についても触れておかなければならない．

トポロジーとは，ゴムのように自由に伸ばしたり縮めたりする変換を通し，それらの中から幾何学的に不変な性質を抽出することを目的とし，フラクタル理論が登場する以前の数学の分野で，非線形な変化を定量的に取り扱ううえで重要な学問であった．

カオスの研究が始まったころ，米国の数学者スティーヴン・スメイル（Stephen Smale）は，力学系を可視化するのにトポロジーが利用できることに気づき，位相空間中の形が曲げられたり，ねじられたり，折り畳まれることにより，体系の振舞いを記述できるはずだと考えた．そして，まったく異なるように見える体系同士の類似性を，トポロジーによって表現することに成功した．フランスの数学者ルネ・トム（René F. Thom）は，非線形な系の状態が突然不連続に変化するような現象（catastrophe：カタストロフィー）を，トポロジー理論の立場から解析し，安定にみえる体系がどのようにして急激な変化を起こすのかを明らかにした[184]．トポロジーが数学者たちに寄与した功績は大きい．

トポロジーでは線や面はゴムのような弾性物質からできていると考えたうえで，これを切ったり，破ったり，つないだりしないで，自由に伸び縮みさせるだけの変形によって，互いに移りうる2つの図形は，トポロジー的に同じ図形であるとみなす．すなわち，トポロジーは定量的（長さや角度というような量を問題にする）なとらえ方ではなく，定性的（基本的な性質，たとえば，ただ点と点とのつながり方だけを問

題にする）なとらえ方をする幾何学であるといえる．

このトポロジー的な発想での鍼灸治療は，間中喜雄のイオンパンピング法による人体を8分画の境界としてとらえる奇経治療[41]が最初であったろう．

東洋医学において，人体の全体と部分，部分と部分の対応を想定した施術が可能となるのは，このトポロジー的な発想の所以である．

私の「変動経絡検索法（VAMFIT）」でも，頸入穴と下合穴がトポロジー的相関関係にあることに注目し，診断と治療に利用している[1]．

15. 東洋思想が到達していた境地

これまでみてきたように，現代の自然科学や人文科学の分野での研究成果や報告のなかに，東洋思想的な発想を見出すことはたやすい．

むしろ，これらは，東洋医学の根本にある全体観，「天人相関説」や「天人合一説」などの「天・地・人」の考え方を支持しているとさえ思えるのだ．

このように，多くの科学者がそれぞれ専門の立場の研究からたどり着いた結論が，東洋医学の"気"の概念によって説明，理解されるということは，東洋の"気"の思想が真理にきわめて近いものである証拠である．

もちろん，ここにあげた研究者・知識人の業績のすべてを古代中国人が，科学的に認識していたわけではなかっただろう．しかし，彼らは彼らの方法で，それこそ気の遠くなるような時間をかけた経験の積み重ねのなかから，宇宙の真理の核心に近いところまで到達していたのは確かなのである．

東洋医学の理論は，東洋の賢人達によって，膨大な経験の蓄積のなかから，幾多の修正が加えられながら，構築され，この2千年以上もの間，きびしい淘汰に耐え，変わることなく，綿々と伝わってきているのである．その事実だけは，尊重しなければならない．

人類がその永い経験のなかから，学んできた英知のうちには荒唐無稽にみえて，その時代の科学では証明できないものもあるかもしれない．しかし，エビデンスがないからといって，迷信，あるいはオカルトというレッテルを貼って，頭ごなしに否定することは真実をみる目を失うことにもなりかねない．先人たちが永い歴史のなかで，学び，受けついできた英知を，ひとつずつ，臨床の場で検証し，現代に合う形に再構築していくことも，この時代に生きる私たち治療者の使命なのではないだろうか．

国，人種，思想，宗教をこえて古代から現代まで受けつがれ，信じられてきた人類共通の認識，すなわち，人体と宇宙との一体化，調和，対比などを形として表すことの大切さや，相似形や類似形をもつもの同士の関連性の存在などは，東洋医学のなかでは普遍的な原則であるのだ．私たちは東洋思想のその実利的な有用性に注目すべきなのである．

宇宙のすべてのものが"気"によって構成されることで，部分が全体の縮図になるとする東洋医学における思想は，『素問』脈要精微論篇第十七の尺膚診，『素問』刺熱篇第三十二，『霊枢』五色篇第四十九の顔面診，『難経』の寸口脈診などにみられるように，人体の中にも小宇宙が存在するとみなし，身体の1つのパーツに全身を投影して診断や治療に応用することを可能にしてきた．

このように，人間の身体の一部位に全身の縮図を投影させて，診断や治療を行う方法が，いかにホログラフィー的，フラクタル的，かつトポロジー的なものであるかということを述べてきた．

そして，この人体の宇宙性を反映させた治療システムの原則はまぎれもなく東洋医学の"気"の思想に支えられた「天・地・人」の治療法則にほかならない．

第6章　天・地・人−小宇宙治療(2)
—その運用と応用—

1. 東洋医学にみる小宇宙　179
2. 小宇宙による治療システム　184
    1) 身体を縦横に分割する　185
        (1) 皮膚節（デルマトーム，dermatome）　185
        (2) 平田氏十二反応帯　185
        (3) フィッツジェラルドの反射ゾーン　186
        (4) 全身情報反映穴位　186
    2) 類似の小宇宙による治療システム　188
        (1) 耳鍼法　188
        (2) 手鍼療法　189
        (3) 顔面鍼療法・鼻鍼療法　190
        (4) 頭鍼療法　190
        (5) 眼鍼療法　191
        (6) 第2中手骨側速診法　192
        (7) 足の反射療法（リフレクソロジー）　192
    (8) その他　193
3. 小宇宙治療のコツは強烈なイメージ　194
4. 「天・地・人−小宇宙治療」の例　195
    1) 臍にみる小宇宙　195
        (1) 臍周辺穴を診断部位として活用　196
        (2) 臍周周辺穴を治療部位として活用　198
    2) あらゆる経穴は小宇宙（どのツボも人体の縮図になっている）　200
        (1) 百会穴の運用法　201
        (2) 大椎穴周囲の運用法　204
        (3) 側胸点（大包穴・淵腋穴）の運用法　205
        (4) 側腹点（帯脈穴）の運用法　207
    3) 古傷（傷痕）にみる小宇宙　209
        症例．頭痛　39歳　女性　211

1. 東洋医学にみる小宇宙

　ここで，具体的にどのように人体が縮図化されているのかをみることにしよう．

　『素問』脈要精微論篇第十七に「尺内の両傍は則ち季脇なり．尺外は以て腎を候い，尺裏は以て腹中を候う．附上の左外は以て肝を候い，内は以て鬲を候う．右外は以て胃を候い，内は以て脾を候う．上附上の右外は以て肺を候い，内は以て胸中を候う．左の外は以て心を候い，内は以て膻中を候う．前は以て前を候い，後は以て後を候う．上竟の上とは，胸喉中の事なり．下竟の下とは，少腹・腰・股・膝・胫・足中の事なり」[1]とある．

　従来，日本ではこの節の解釈として，脈診法についての記述であるとされているが，丹波元簡は，この部で論じているのは尺膚診法であると考え，王冰の注を列挙してその根拠としている．

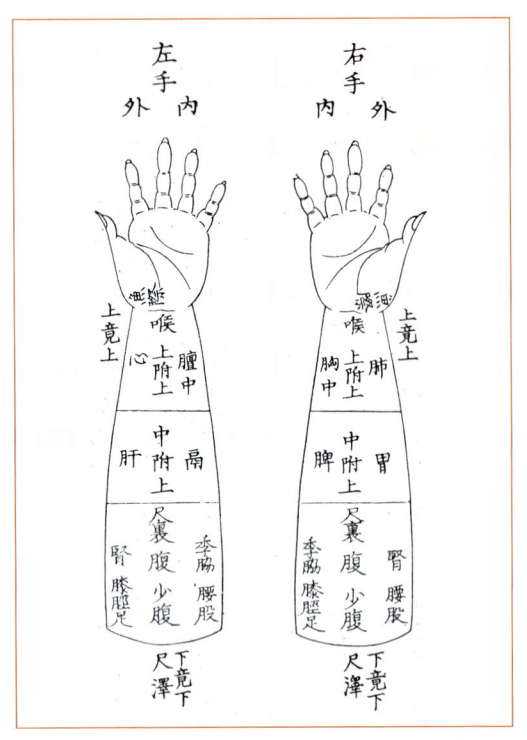

図 6-1 『素問識』(丹波元簡廉夫) の前腕の全身縮図

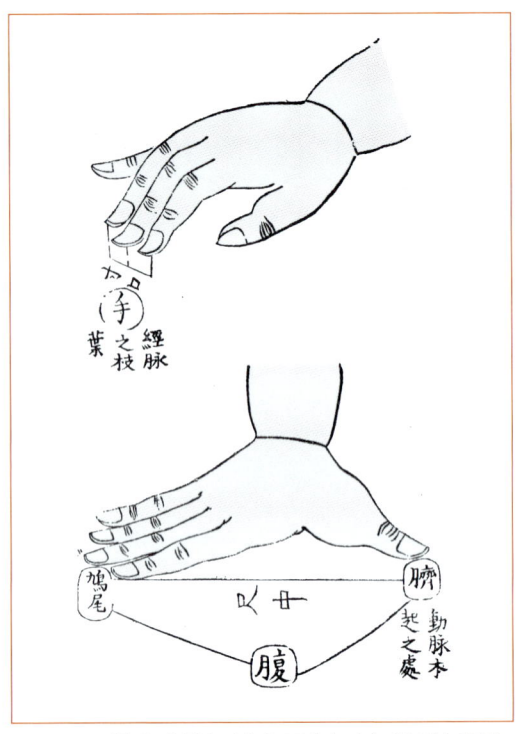

図 6-2 『腹証奇覧』(和久田寅叔虎) 診尺と腹診

『霊枢』論疾診尺篇第七十四の冒頭は黄帝の次のような質問から始まる.

「余 色を視, 脈を持することなく, 独り其の尺を調べて以て其の病を言い, 外より内を知らんと欲す. これを為すこといかん (わたしは色を望診したり脈診したりする方法を使わず, 尺膚を診察するだけで, 病気を説明し, 外在的な現象から内在的な変化を推測したいと思うが, 尺膚を診察する方法はどのようにすればよいか)」[7]

この黄帝の言葉からも丹波元簡説が至極妥当なものであることがわかる. すなわち, ここでは脈診とは別の診断法として, 尺膚診が想定されているのである.

『素問識』(1806 年)[185] で丹波元簡が示した図 (図 6-1) は前腕に全身の縮図を投影したものである. この喉の位置から, 手は頭部に相当していると推測することができる.

これに関しては, もう 1 つあげておかねばならない説がある. 同時代に書かれた和久田寅叔虎の『腹證奇覧翼』(1809 年) には, これらの『素問』脈要精微論篇第十七や『霊枢』論疾診尺篇第七十四に述べられている診尺の解釈として, 臂 (前腕部) を尺と名づけて臂肉を診る方法と, 腹部を尺と名づけて腹を診る方法の 2 説があげられている. そして, 『素問・霊枢』のなかに, 脈診を行わなくても尺を診るだけで病がわかるのだというような, 尺と脈を対比した文があることから, 診尺とは腹診のことであると結論づけている[186] (図 6-2).

「腹を診すること, 切要の事なれば審らかに推考するに, 蓋し手脈に於て, 医の三指の当る所を寸口と名づけ, 之に対して鳩尾より神闕までを一尺と定め, 一身の中央なる故に之を "尺中" と名づけたるものならん, …(中略)…古え三部九候というは, 身軀を三段に分ち, 上中下・各左右中を候うことなり (天突より鳩尾まで一尺, 鳩尾より臍まで一尺, 臍より横骨に至

るまで一尺. 指を分開して之を度る. 是れ人身自然の尺度なり)」[186] というのである (図6-3).

さらに, 付け加えるならば, この診尺の3分割はとりもなおさず, 第4章で述べた三焦 (上焦・中焦・下焦) の分割すなわち, 体幹部の天・地・人のことである.『難経集註』には, 全身と寸口の脈診部位との相関図が示されている (図6-4)[3].

腹診は, 身体全体の異常を腹部だけで診る方法である.

『難経』腹診のほか, 打鍼法を広めた御薗意斎の父とされる無分が著した『鍼道秘訣集』 (1685年) にみられる夢分流の臓腑配当図 (図6-5-①) が有名である[187]. 藤本は, この夢分流臓腑之図をもとに腹部に全身を投影し, 診断と治療に応用している (図6-5-②)[188].

顔面部については,『素問』刺熱篇第三十二の「肝の熱病なる者は, 左の頰先ず赤らむ. 心の熱病なる者は, 顔先ず赤らむ. 脾の熱病なる者は, 鼻先ず赤らむ. 肺の熱病なる者は, 右の頰先ず赤らむ. 腎の熱病なる者は, 頤先ず赤らむ」[1],

『霊枢』五閲五使篇第三十七の「鼻は肺の官なり. 目は肝の官なり. 口唇は脾の官なり. 舌は心の官なり. 耳は腎の官なり」[2] とある. ここでは, 顔面に五臓の反応部が想定されている.

さらに,『霊枢』五色篇第四十九の「庭は首面なり. 闕上は咽喉なり. 闕中は肺なり. 下極は心なり. 直下は肝なり. 肝の左は胆なり. 下

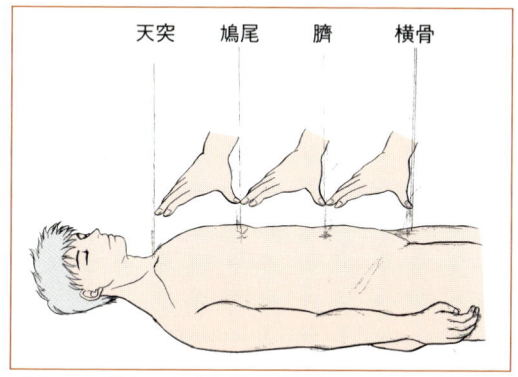

図6-3 『腹証奇覧』における診尺と腹診の解釈

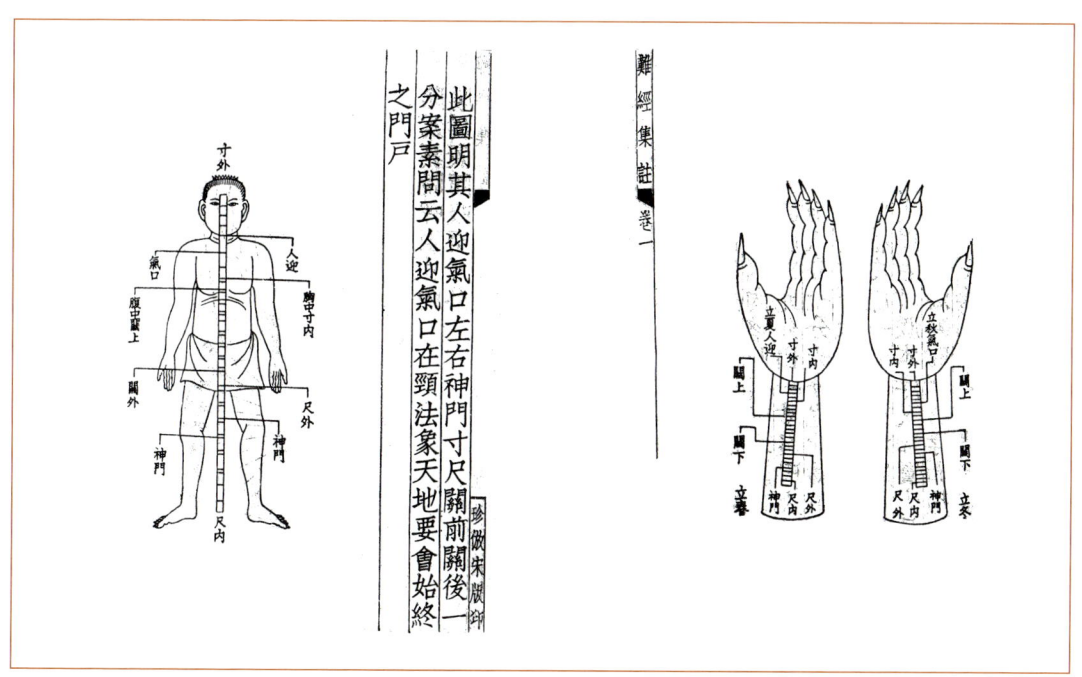

図6-4 『難経集註』(王九思) 全身と寸口の相関

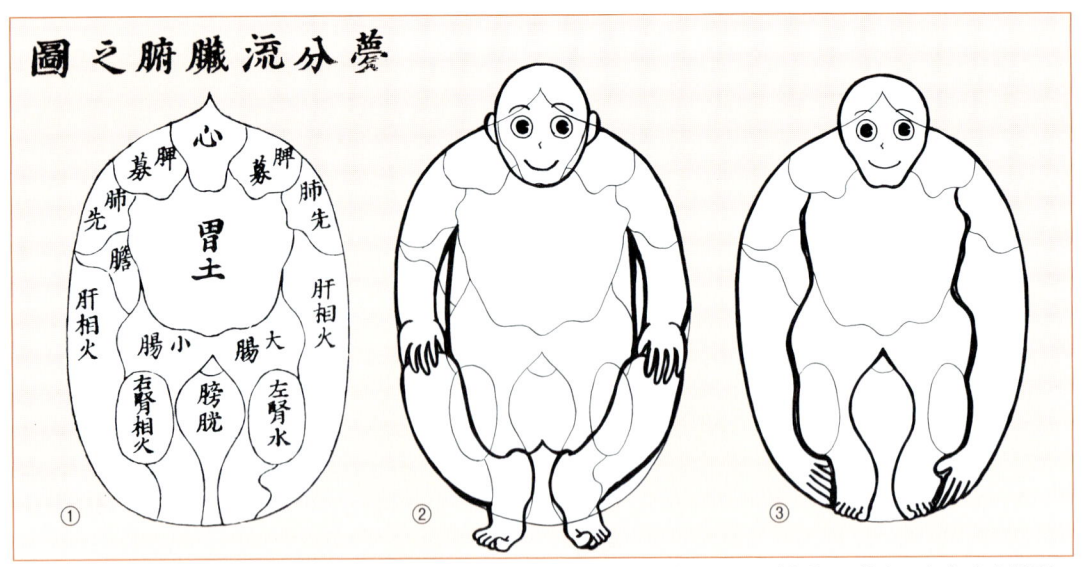

図6-5 夢分流臓腑配当図（無分：鍼道秘訣集，①）と腹部への全身投影図（②③は著者の行う全身投影の例．この上下を逆にすることも可能．）
（②は藤本蓮風：弁釈鍼道秘訣集 改訂第3版，自然社，1983を参考に作図）

は脾なり．方上は胃なり．中央は大腸なり．大腸を挟むは腎なり．腎に当るは臍なり．面王以上は小腸なり．面王以下は膀胱，子処なり．顴は肩なり．顴の後は臂なり．臂の下は手なり．目の内眥の上は膺乳なり．縄を挟みて上は背なり．牙車を循る以下は股なり．中央は膝なり．膝以下は脛なり．脛に当る以下は足なり．巨分は股の裏なり．巨屈は膝髕(しつひん)なり．此れ五蔵六府肢節の部なるなり」[2]という記載から，顔面に人体全身の縮図が投影されていることがわかる．

馬玄台の『黄帝内経霊枢註證発微』[189]や張介賓の『類経図翼』（図6-6-a, b）[95]にはこの『霊枢』五色篇の顔面診が図解されている．

さらに，『素問』刺熱篇第三十二には「熱病気穴，三椎下間，主胸中熱，四椎下間，主鬲中熱，五椎下間，主肝熱，六椎下間，主脾熱，七椎下間，主腎熱．栄在骶也．項上三椎陥者中也」[1]とある．

私は，この刺熱論の穴を刺熱穴としてそれぞれの臓腑によって，肺熱穴（第3頸椎の下），心熱穴（第4頸椎の下），肝熱穴（第5頸椎の下），脾熱穴（第6頸椎の下），腎熱穴（第7頸椎の下）と名づけ，「変動経絡検索法（VAMFIT）」運用のうえで重宝している[15]．

この篇では後頸部という1つのエリアに全身にある五臓を投影し，その対応を利用して熱病に対する治療システムが組み立てられている．ここでも人体の縮図が投影されていたのだ（図6-7）．

『難経』を源流とする六部定位脈診に用いられる寸口部にも全身が投影されていることは第4章でも触れた（図4-19）[15]．

この寸口部が診断部位であることはだれにでも知られているが，治療部位としても機能することはあまり知られていない．

私は愁訴部位に対応するこの縮図の寸口部に対し，鍼を橈骨動脈の下をくぐらせるようにして刺入することで安定した治療効果をあげている．たとえば，左腰の痛みであれば左尺中（腎の配当部）に，胃痛であれば右関上（胃の配当部）に，右咽喉痛であれば右寸口（肺の配当部）に刺鍼を行うのである．

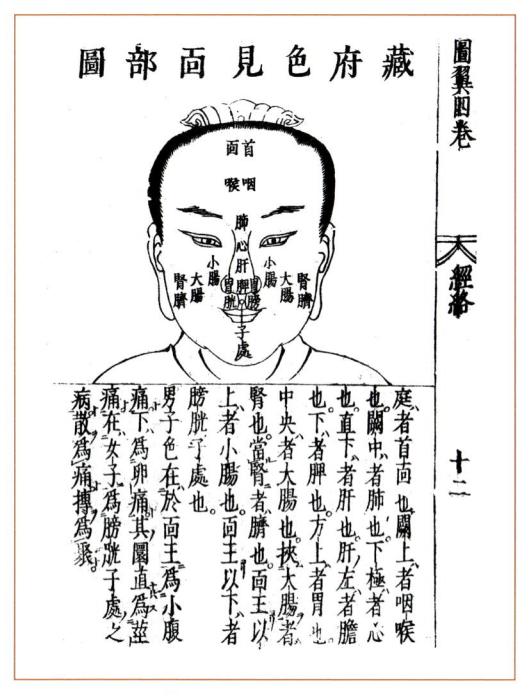

図6-6-a 『類経図翼』(張介賓)の顔面診

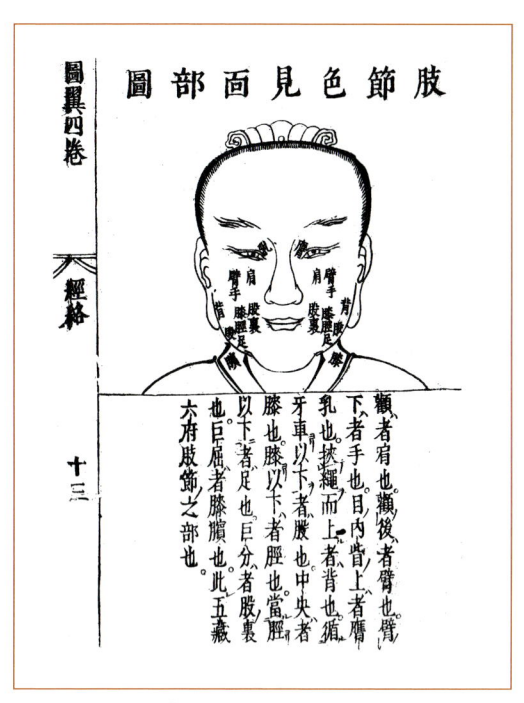

図6-6-b 『類経図翼』(張介賓)の顔面診

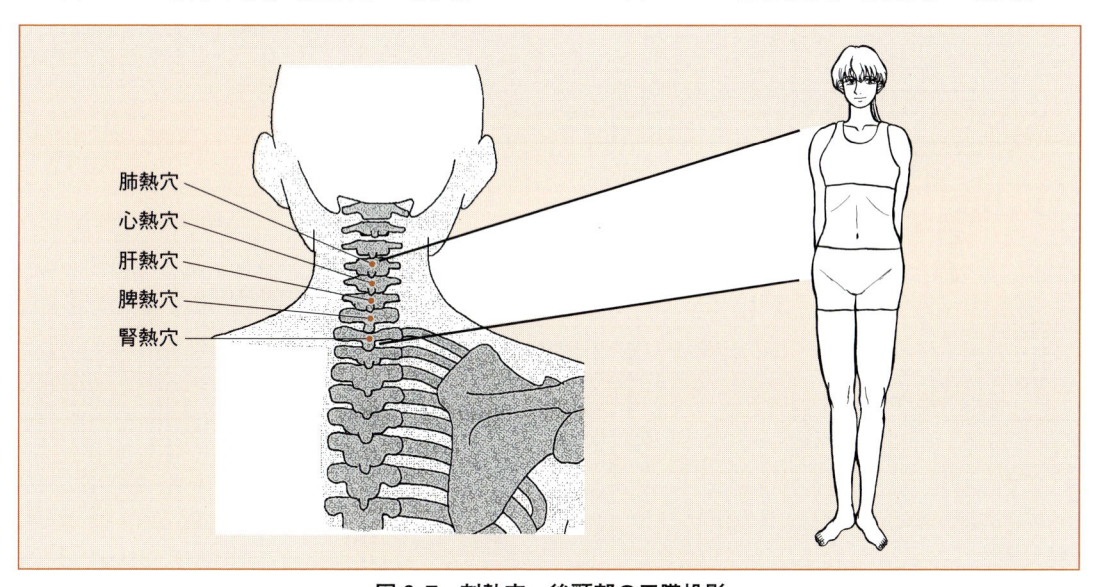

図6-7 刺熱穴 後頸部の五臓投影
(木戸正雄:変動経絡検索法 (VAMFIT), 医歯薬出版, 2003)

症例. 肩甲間部痛 28歳 女性 ギタリスト
〔主訴〕1か月ほど前から,少しずつ左の肩甲間部のスジが重だるくなってきた.最近は頭を左に向けても上に向けても,肩甲間部に痛みが走るようになった.病院でX線検査などを受けたが,異常はなかった.

〔診断と治療〕
　六部定位脈診,腹診では肝虚証.VAMFITの診断は左小腸経の異常.

本治法と VAMFIT 処置として，左曲泉穴，左下巨虚穴，左支正穴に寸 3-1 番（40mm，16 号）ステンレス鍼で切皮置鍼を行うと，はじめの苦痛を 10 とするペインスケールが 6 になった．

ついで，左寸口部の皮膚のつやがなかったため，脈診部位に人体を投影して，肩甲間部のある上焦が治療目的という意識を持って，左寸口部に寸 3-1 番（40mm，16 号）ステンレス鍼を橈骨動脈の下をくぐらせるようにして刺入，細かい旋捻をしながら雀啄術を行ったところ，痛みがまったくなくなった（ペインスケールは 0）．

伏臥位にして，反応のある背兪穴に 20 分間の切皮置鍼とカマヤミニ灸を施して治療を終えた．

同様の治療を翌日も行った．前回の施術で，この症状は完治していた．

このように寸口部が，診断部位であると同時に治療部位としても使用できることから，人体のどのパーツの小宇宙にも同様の運用が可能であることが推測できる．すなわち，全身が投影されているどの部位においても，診断部位がそのまま治療部位となっているのである．

東洋医学では，全身が投影する部位を身体のあらゆる部位に見いだし，診断や治療に応用する治療システムを形成してきたのである．これから紹介する各小宇宙を利用した治療法はすべて，これらの基本的な考え方を身体の 1 つひとつのパーツに敷衍したものにほかならない．

2. 小宇宙による治療システム

人体の宇宙性を利用して縮図を設定する治療法はすべて「天・地・人–小宇宙治療」に包含されるものであるが，そのすべてを記載することはむずしい．なぜなら，人体に小宇宙を投影できる部分はいくらでも存在するからである．これまでに世界中の多くの治療家が，人体の中に形態の類似や，身体の縦横の分割線による法則を見いだして治療システムとして構築してきた．

ここでは，従来のよく知られている代表的なもののみを紹介するにとどめるが，各経絡とのかかわりなどを利用するなど，各自工夫してほしい．

くわしい内容を紹介すると，どの治療法も，書物 1 冊では語りつくされない．それぞれの治療法についての専門書は数多く出版され，しかも比較的，入手しやすいものが多いので，そちらに譲ることにするが，吉元昭治はこれらを一括して取り扱う『局所診断治療学』[190]としてまとめている．

ここでは便宜上，身体の縦横に分割する治療システムと，人体中の形態の類似を小宇宙とみる治療システムに分類した．しかし，この両者は互いに密接な関係にあり，たとえば，ウィリアム・フィッツジェラルド（William Fitzgerald）の反射ゾーンが，ユーニス・インガム（Eunice Ingham）の足の反射療法（リフレクソロジー）のヒントになったり，全身情報反映穴位の考え方が第 2 中手骨側速診法に発達していったりと，突き詰めていけば，同一の発想のものであることがわかるだろう．この発想の根底にある思想が「天・地・人」である．

人間も万物も，宇宙にあるすべてのものが同じ気で構成されていることから，大宇宙と小宇宙との間には常に気の交流が行われているのである．だから，人間という小宇宙の中にあるもっと小さな小宇宙が人間全体を投影することができる．しかも，その小宇宙はかぎりなく細分化されていき，人間の身体の中に無限に小宇宙が存在するというのが「天・地・人–小宇宙治療」の原則である．

ここにあげたシステムに共通している方法論は，すべてこの原則で説明できるものばかりで

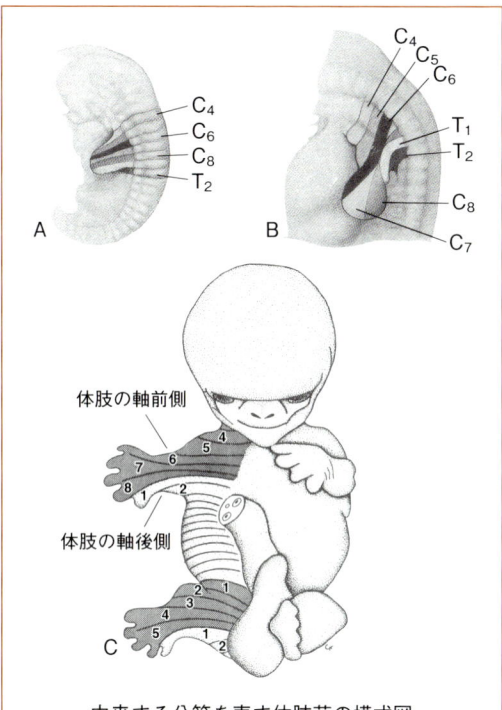

2. 小宇宙による治療システム

図6-8 皮膚分節の発生
〔T.W. Sadler : Langman's Medical Embryology (Fifth Edition), Williams & Wilkins, Baltimore U.S.A, 1985 (T.W. Sadler 著，沢野十蔵 訳，ラングマン人体発生学―正常と異常（第5版），医歯薬出版，1987, 131～132)〕

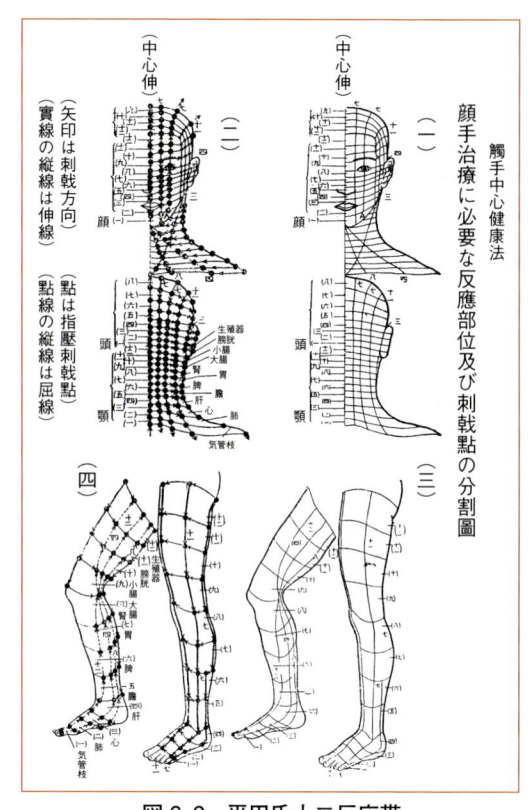

由来する分節を表す体肢芽の模式図
発生が進むと分節パターンは消失するが，皮板のその規則正しい順序は成人になってもなお認識できる．A：5週の上肢芽，B：6週の上肢芽，C：7週の体肢芽（A と B は Langman, J. と Woerdeman, M.W. 著 Atlas of Medical Anatomy, W.B.Saunders Co., Philadelphia, 1978 より)

図6-9 平田氏十二反応帯
（平田内蔵吉：触手中心治療法（民間治療全集第6巻），春陽堂，1933 より）

ある．そのため，これらの治療システムのいずれもが「天・地・人―小宇宙治療」の一部を抜き出した治療法であるということが理解できてしまえば，「天・地・人 治療」の原則を遵守さえすれば，施術者自身が運用しやすい形にリメイクすることが可能になる．すなわち，これらすべてを統合したり，一部を細分化したりして，鍼灸臨床に自由自在に応用することができるようになるのである．

1) 身体を縦横に分割する

身体を縦横に分割して，人体の小宇宙を考える治療システムとしては，平田氏十二反応帯，フィッツジェラルドの反射ゾーン，全身情報反映穴位がよく知られている．

(1) 皮膚節（デルマトーム，dermatome）

身体を横に分割する原形は，人体発生の過程でみられる．はじめのころは，体肢筋は分節的性質を有しているが，体肢芽の伸長に伴って融合し，数分節からなる筋組織を形成していく（図6-8) [107]．

(2) 平田氏十二反応帯

平田氏十二反応帯は平田内蔵吉が 1931 年に発行した『民間治療全集第4巻』[191]に掲載されたもので，『民間治療全集第6巻』[192]では，その詳細が図示された（図6-9) [192]．それは，

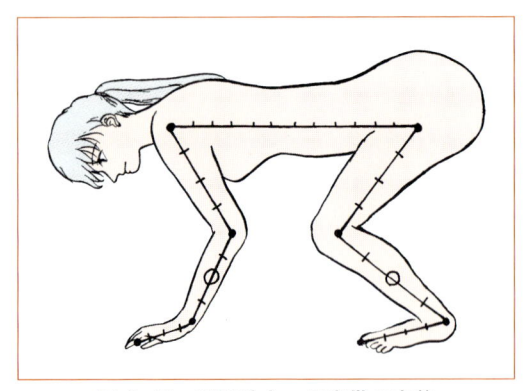

図6-10 平田氏十二反応帯の意義

全身を頭，頸，顔面，体幹，上肢，下肢の6部位とし，各々横に輪切りにして12の反応帯として区分されたものである．そして，そのどの部位の反応帯にも相関があることが提示されている．内臓に異常がある場合，その内臓の反応帯に反応が現れることが診断でき，その反応帯への刺激療法によりその内臓の治療が行えるという．

十二反応帯は次のとおりである．
①気管支，②肺，③心，④肝，⑤胆，⑥脾，⑦胃，⑧腎，⑨大腸，⑩小腸，⑪膀胱，⑫生殖器

岩手医科大学の七條晃正は1951年に，この平田氏十二反応帯の意義を体幹に対する上肢と下肢の力学的な平衡および，形態と機能の相関関係に見いだしている[193]（図6-10）．体幹を支える上肢，下肢について考えた場合，肩関節と股関節，肘関節と膝関節，手関節と足関節，手指関節と足趾関節との間に形態的，および機能的類似がある．

（3）フィッツジェラルドの反射ゾーン

アメリカの耳鼻科医であったウィリアム・フィッツジェラルド（William Fitzgerald）が1916年に提唱した『Zone Therapy（ゾーンセラピー）』の反射ゾーンは，現在広く知られているリフレクソロジーの元になった理論である．身体を垂直線（縦軸線）で分割する．その縦軸線は手指5本と足指5本のラインの計10本である．これらの線で分割されるゾーンにある異常が同じゾーン上の内臓や器官に影響を与えること，そのゾーン上の点を施術することで治療ができる．

ドイツのハンネ・マルカート（Hanne Marquardt）は，身体をさらに横3つのゾーンに分割すれば，足の反射区の診断に便利であることに気が付き，身体を横切るラインを3本想定し，足にも対応した3本ラインを加えた．こうして，身体は垂直線（縦軸線）と，水平線（横軸線）で分割された（図6-11）[194]．

体幹を横切る横軸線はショルダーライン・ウェストライン・ヒップラインである．すなわち，3本の横軸線によって，頭・頸部，胸郭部，腹・骨盤部に分割される．

（4）全身情報反映穴位

中国の張穎清が1973年に唱えた治療システムで，全身のあらゆる肢節（たとえば短い指骨や長い大腿骨）に穴位分布法則が存在していることを利用している．全身が頭，体幹，上腕，前腕，手，大腿，下腿，足の各部位に反映することが観察されるという．すなわち，各部位に頭，肺，肝，胃，腰，足が規則正しく配列される（図6-12）[195]．

なお，この穴位分布法則は，すでにあった平田氏十二反応帯との類似性が高く，その類似を指摘した報告[195]もみられる．

いずれにしても，これらの報告が，鍼灸関係者に与えた影響は大きい．

形井秀一は，下肢の上下を逆にした体幹との相関関係を提示している（図6-13）[196]．

これらの治療システムはいずれも，基本的には，全身の各部位に全身の「天・地・人」を投影する方法の具体例であると考えられる．これらのなかで，とくに張の全身情報反映穴位によ

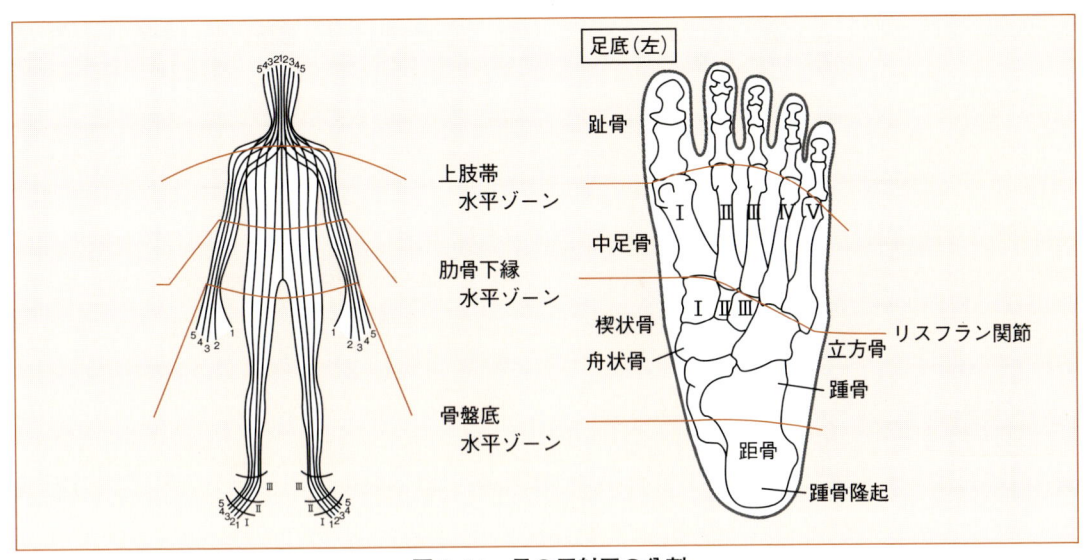

2. 小宇宙による治療システム　187

図6-11　足の反射区の分割
(Hanne Marquardt : Reflexzonenarbeit am Fuß, Karl F Hang Verlag , Heidelberg, 1975 より)

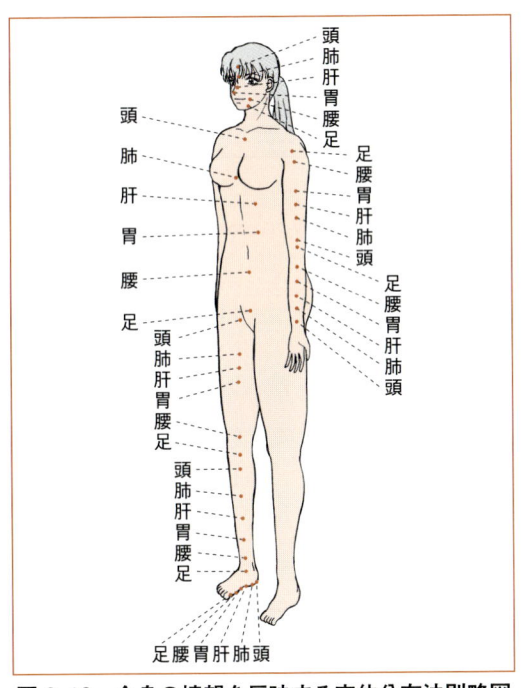

図6-12　全身の情報を反映する穴位分布法則略図

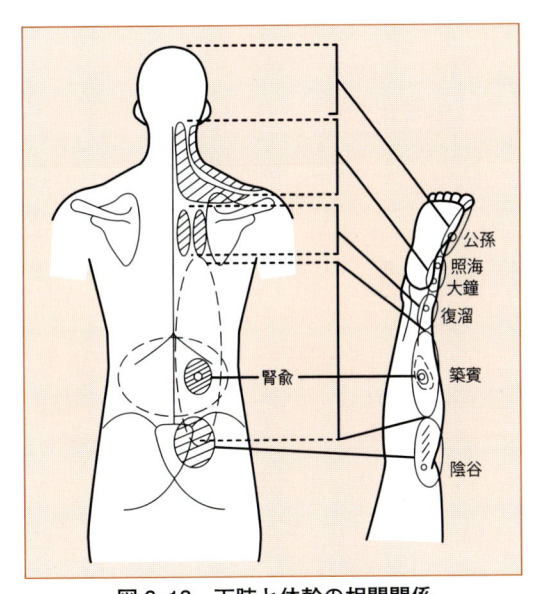

図6-13　下肢と体幹の相関関係
(形井秀一：治療家の手の作り方，六然社，2001，176より)

る治療は，私の提唱している「天・地・人-小宇宙治療」に非常に類似した治療システムであるが，背景となる理論，治療法則，投影方法，および施術法などに明らかな違いがみられる．

もともと人間の身体は，3つの節から構成されているようである．体幹は上焦・中焦・下焦，顔面の知覚を支配する三叉神経は眼神経（V_1）・上顎神経（V_2）・下顎神経（V_3），上肢は上腕・前腕・手，下肢は大腿・下腿・足，指骨は基節骨・中節骨・末節骨の各々3部から成り立っているのはその例である（図4-15・16・17）．人間の身体のすべての部品が同一の"気"で成り立っているという東洋思想の発想では，人体の構成の基本が3部であれば，人体のどんな小さな部品も3部で構成されているはずである．その3つの部が「天」・「地」・「人」なのである．そのため，「天・地・人-小宇宙治療」では，人体の投影を肉眼的な"肢節"に限定せず，人体のあらゆる部位に「天・地・人」の3分割を想定している．

人体の全身も，大きなパーツも，小さなパーツもすべて，「天」・「地」・「人」の3つの"気"の集合体である袋としての「気街」と"気"の通り道としての「気街」で構成されるユニットとしてとらえることができる．

だから，第4章で述べてきたように，「天・地・人」の境界はすべて"節"と呼ばれ，その最小単位がツボである．したがって，「天・地・人」は1つひとつのツボにも投影することができる．ツボそのものが人体の形をしていると考えると，同じツボを使用しても，治療目的となる部位によって，上下・左右どちらかの側に寄って取穴をしたり，鍼先の方向を転じたり，微妙に操作を変えたりということが意識的に可能となる．

大宇宙に対応している人間を小宇宙として認識して，その人間の部分をさらに小さな宇宙として対応させ，部分と部分，そして部分と全体が相互に影響しあうという「天・地・人」の法則に基づけば，全身を投影する部位を，際限なく細分化していくことが可能となるため，次に紹介する類似の小宇宙による治療システムも，すべてここに包含できるものであることが分かる．

2）類似の小宇宙による治療システム

身体の各部に，身体全体と類似の小宇宙を見いだし，そこに全身を投影する治療システムは無数に存在するものであるが，よく知られたものに耳鍼法，手鍼療法，顔面鍼療法，鼻鍼療法，頭鍼療法，眼鍼療法，足の反射療法（リフレクソロジー），第2中手骨側速診法などがある．

(1) 耳鍼法

類似の小宇宙を想定する治療システムとしては，耳鍼法がもっとも知られたものであろう．

耳鍼法はフランスのポール・ノジエ（Paul Nogier）が報告したのが最初である．1949年には，間中喜雄がパリとクレルモンフェラン市で行われた国際学会で，ノジエによる耳鍼法の発表を聞いた[197]ということであるからノジエが耳鍼法の研究を始めたのはその以前である．わが国では元陸軍中将の鍼灸師，長友次男が，ドイツのバッハマン（Bachman）のノジエ耳鍼法の追試臨床症例を数年にわたって訳し紹介している．それは1948年から始まったという．

中国にノジエの耳鍼法の情報がもたらされたのは，1958年12月，葉肖麟の「上海中医薬学雑誌」によってである[190]．これが祖国医学の復興，発展の意気にもえていた当時の中国に大きなインパクトを与え，耳を治療する方法についての記載が中国古典文献にすでにあるため，中国に優先権（プライオリティー，priority）があることを強調しながら，国家をあげて研究を推進した．

（たしかに『千金方』には耳孔の上方にある横梁に鍼灸で黄疸や熱病を治療することなどが記されてはいるが，ノジエ以前には，耳で全身

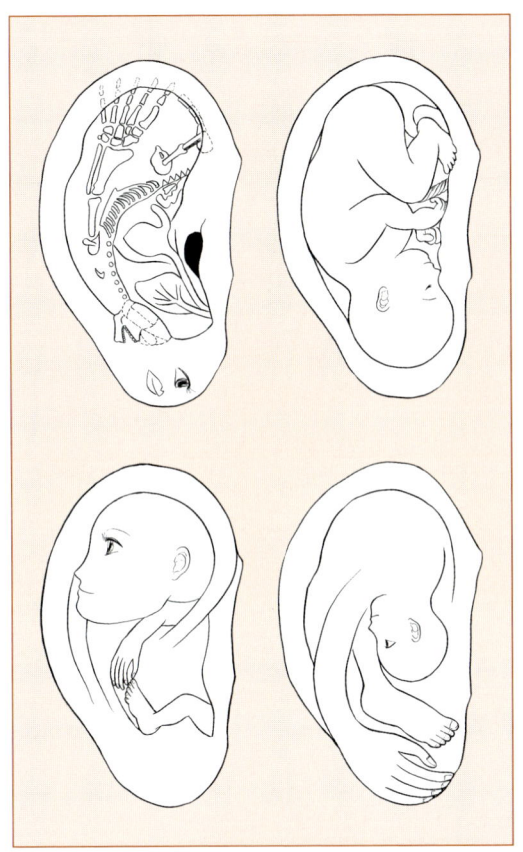

図6-14 ノジエによるソマトトピー（身体部位再現性，身体局所全身投影性）のバリエーション[198, 199]
(Paul Nagier : Points reflexes auriculaires. Moulins-les-Metz, Maisonneure. France, 1987,
René Jacques Bourdiol : Elements d'auriculotherapie. Article. French Penal Code, 1982 より)

を治療できるように体系化されたものはみられない．耳鍼法のプライオリティーはノジエにあるようだ．)

　中国各部での多くの発表が混乱を招いたため，穴名の統一，標準化が図られ，現在の中国式耳鍼法の基礎ができあがっていった．いずれにしても，体系化されたこの中国式耳鍼法が，ノジエ式耳鍼法（図6-14）[198, 199]と並ぶ耳鍼法の一方の雄であることは認めねばならない．

　UCLA医学部のペイン・クリニックのテリー・オルソン（Terry Oleson）は，ノジエ式耳鍼法の実践者の1人である[200]．彼は人間の心と身体がホログラフィックな性質をもっており，耳への施術が，身体の他の部位に効果を及ぼすのは，脳のホログラフを通じてのことであるという．

　大脳皮質の像が当該体節の表面積にではなく，その機能的重要性（高度の統合性を伴う感覚機能やきわめて精密な運動機能）に比例，すなわち，その末梢神経分布の豊富さに比例しているように，耳介でのソマトトピー（somatotopy；身体部位再現性，身体局所全身投影性）が末梢神経分布の豊かさに比例している[199]ことがノジエ達によって実証されている．

　東海大学医学部生理学教室の白石武昌助教授らは耳介特定部位の鍼刺激により，ラット視床下部摂食調節関連諸核の神経活動を修飾し，摂食行動や摂食量が抑制され，結果的に脂質代謝が改善，体重減少が発現することや，耳介鍼刺激が間脳-自律神経系から代謝系を含めた全体の機能調整にかかわること，とくに単純性肥満モデルラットとしての食事性ラットに対する耳介鍼刺激は高レプチン血症・レプチン抵抗性を著明に軽減することなどの報告[201]と，これの臨床的応用として，「対照群」の設定にあたり，行った単盲検試験（SBT；single blind test）法により年齢・性・BMI（体格指数，body mass index；体重 kg/ 身長 m^2）-matching の非肥満者520名の偽治療群と，無処置群の体重に対する影響の検討を含む，非肥満健康成人男女ならびに中等度肥満者での検討のシステミック（systemic，全身的）な研究成果を発表し[202]，「耳鍼法」の学際的な裏付けを行った．

(2) 手鍼療法

　手鍼療法には中国式のもの（図6-15-①），台湾の董氏式のもの，高麗手指鍼（図6-15-②）[203), 204]などが知られている．なかでも高麗手指鍼は，韓国の柳泰祐が創始したもので，非常に整合性のある体系をもったシステムとなっている．1976年に出版された『高麗手指鍼と十四気脈論』は多くの人に受け入れられ，

図 6-15-① 中国式手鍼療法
（上海中医学院編：鍼灸学, 1974 より）

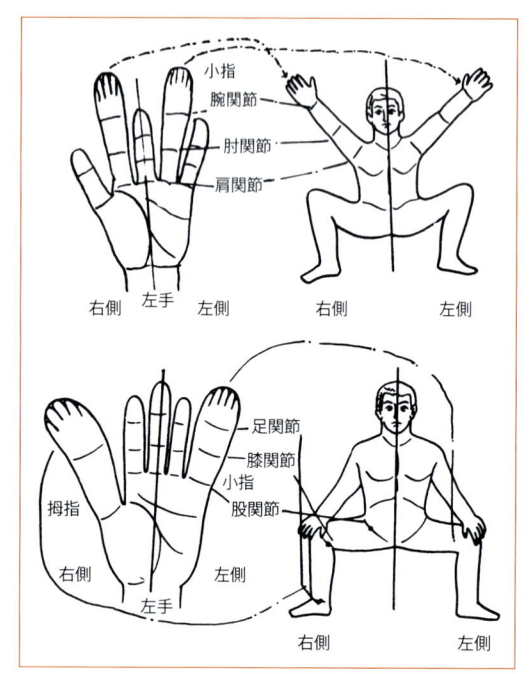

図 6-15-② 高麗手指鍼
（柳泰佑：高麗手指鍼と十四気脈論, 高麗手指鍼研究会 韓国陰陽脈診社, 1979 より）

版を重ねている.

(3) 顔面鍼療法・鼻鍼療法

"顔面鍼療法（図 6-16）[77]", "鼻鍼療法" は, 現代中国で『霊枢』五色篇第四十九の顔面の反応区（図 6-6）[95] を完全なものにするため, 臨床を通じてデータが集積され, 作成されたものである.

顔面あるいは鼻部に, 全身に対応した特定の穴（ツボ）が設定されている.

選穴の原則[77] は

1. 疾病を患っている臓腑器官に対応したツボを取る.
2. 敏感点, 圧痛点を探し出し取穴する.
3. 疾病を患っている臓腑と臓腑学説的に関連のあるツボを取る. 例：皮毛→肺点, 骨→腎点など.

(4) 頭鍼療法

頭鍼療法は頭皮鍼ともいい, 1950〜70 年

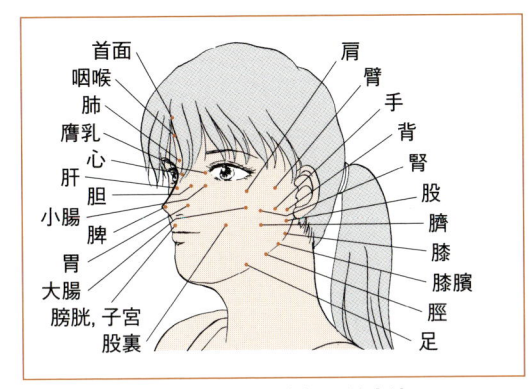

図6-16 中国式顔面鍼療法

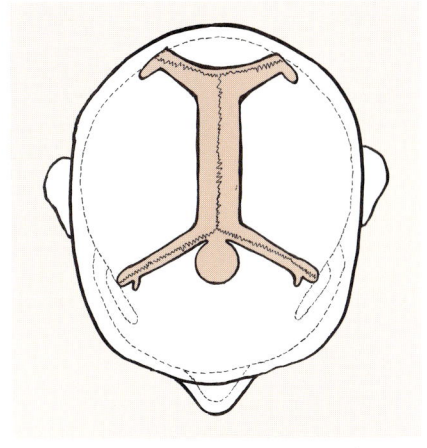

図6-17 人体臓腑の頭皮反映
（方雲鵬の図）

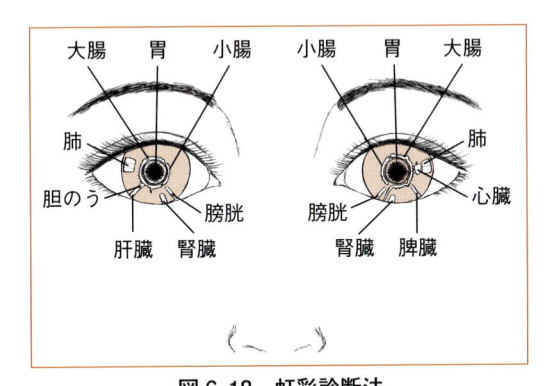

図6-18 虹彩診断法
（ペクズリーの図から五臓六腑のみをとりあげた）

にかけて中国の研究者によって頭皮にある治療点の検討が行われてきた結果成立してきたものである．

陝西省の方雲鵬は，人体の臓腑が頭皮に反映される（図6-17）として，前額部が人体の頭部，冠状縫合が上肢，矢状縫合が体幹，人字縫合が下肢に対応していること（伏像），前額正中部から額に向けて上焦・中焦・下焦が投影されていること（伏臓）などを提唱した[190]．

1970年に山西省稷山県人民医院の焦順発は，現代医学の大脳皮質の機能局在に関する理論を中国鍼治療に取り入れ，もっとも近い頭皮上に大脳皮質領野を対応させて刺鍼するという方法による治療成績を発表し，この方法を頭鍼療法とよんだ[77,205]．

朱明清は，焦順発の頭鍼療法をさらに独自に発展させ，頭皮上に全身の身体や臓腑を対応させた治療帯を想定し，その皮下に水平刺を行う頭皮鍼法を提唱している[206]．

(5) 眼鍼療法

わが国では近代まで，目に臓腑を配当して診断を行う方法として『古今医統大全』（徐春甫，1556年）などにみられる五輪八廓説が継承されてきた．

虹彩診断の歴史も古く，1670年代に，ドイツの物理学者マイエンス（Philippus Meyens）が虹彩に現れる徴候とその病気との関係を『カイロマチカ・メディカ（Chiromatica Medica）』という書物にしている[207]．

近代の虹彩の異常によって全身を診断する方法（図6-18）[207]は，ハンガリーの医師，イグナッツ・フォン・ペクズリーによって虹彩診断法として確立，1881年に発表された．現在でも欧米で一部の医学者によって熱心に行われている．東洋よりも欧米でさかんな理由は，虹彩が，東洋人に比べ，西洋人の虹彩の色素がうすいことから，診断が容易であったことと関係がありそうだ．最近では日本でも，新城三六がこの診断法の検証と実践を行い，治療成果をあげている[208]．

眼鍼療法は中国の彭清山が創案し，1983年の『遼寧中医雑誌』に「中風242症例の眼鍼

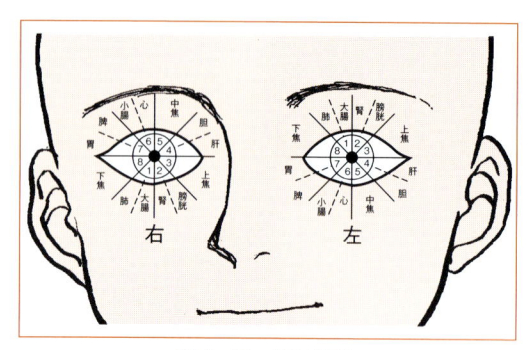

図 6-19 眼鍼療法
（彭清山の眼鍼療法）

治療臨床観察」として発表した治療法である．彭清山は明代の王肯堂が著した『証治準縄』に記載されている華佗の「観眼識病」からヒントを得て「眼鍼療法」を創案したという．眼鍼の治療区は 8 区 13 分画からなっている（図 6-19）[209]．その後，これに多少の改訂が行われて，新方式も発表されている．

取穴原則には，循経取穴，看眼取穴，三焦による取穴があり，この取穴原則に基づいた診断により定めた区，分画の範囲内にある眼窩周囲の外側にある反応点に施術する．

眼鍼療法は神経性疾患，循環器疾患，生殖・泌尿器疾患，消化器疾患，五官器疾患など多くの疾患に適応されるが，とくに脳卒中後の片麻痺に対し，驚異的な治療効果（短期の有効率が 97％という [209]）をあげていることに注目したい．

(6) 第 2 中手骨側速診法

第 2 中手骨側速診法は，第 2 中手骨に全身を投影して診断に用いる方法であり，全身情報反映穴位の治療システムを唱えた中国の張穎清が提示したものである．1982 年に広州中医学院から発行された『新中医』に掲載された馬考魁の"第 2 掌骨側速診法的臨床応用"の中で，初めて紹介された [210]．

第 2 中手骨の橈側に頭，肺，肝，胃，腰，足という順序で診断部位としての穴位が配列さ

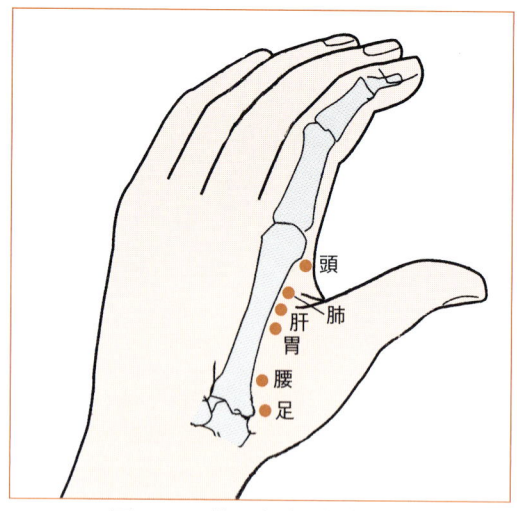

図 6-20 第 2 中手骨側速診法
（馬考魁が紹介した張穎清の速診法）

れている（図 6-20）[211]．

診察者は母指の指頭で患者の中手骨に対し，垂直に上から力をいれて按圧，少し揉むようにして圧痛点，すなわち患者が圧されてしびれ，はればったい，おもくるしい，だるい，痛いと訴える点を探す．この圧痛点に対応する部位や器官，その付近に病変がある．あるいは対応する臓腑と関連する部位に病変があるとする．これらは同側対応原則により，圧痛の左右差を比較して反応の強い側に病変があるとしている [195, 211]．

(7) 足の反射療法（リフレクソロジー）

足に全身を投影して治療を行う方法は，日本では 1955 年に出版された柴田和道の『増補柴田観趾法』[212] により広く知られるようになった．柴田和道は，民間療法であった手足の刺激術に興味をもち，1927 年から手足末梢療法として研究を始めた．すでに 1935 年には『自在健法と手足根本療法』，『趾察考』，『趾相と疾病の研究』などを著わし，治療法として体系化している．なお，この療法は 1948 年に統合，「足心道」と命名され，現在の日本における足心道本部の活動に引きつがれている [213]．

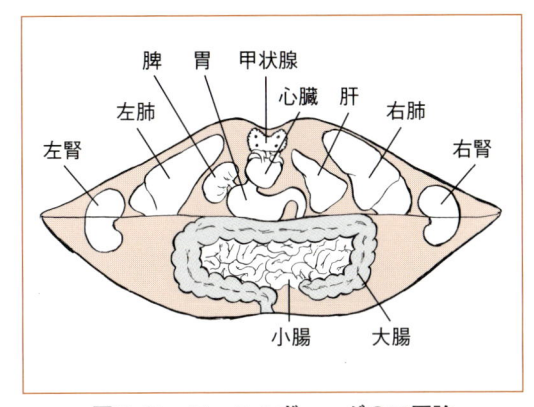

図6-21　アーユルヴェーダの口唇診
(Vasant Lad・著，幡井 勉・監修，上馬塲 和夫・訳：現代に生きるアーユルヴェーダ．平河出版社，1992．Ayurveda the science of self-healing. Lotus Press, Sante Fe, New Mexico, U.S.A, 1984 より)

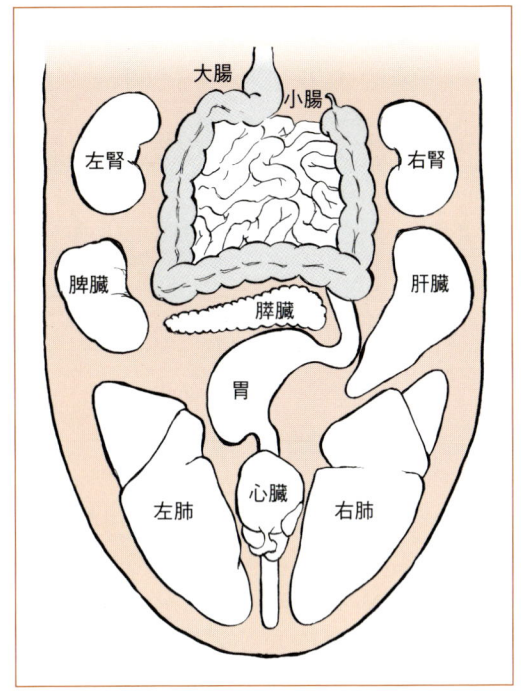

図6-22　アーユルヴェーダの舌診
(Vasant Lad・著，幡井 勉・監修，上馬塲 和夫・訳：現代に生きるアーユルヴェーダ．平河出版社，1992．Ayurveda the science of self-healing. Lotus Press, Sante Fe, New Mexico, U.S.A, 1984 より)

先にあげたウィリアム・フィッツジェラルド（William Fitzgerald）が提唱した『Zone Therapy（ゾーンセラピー）』の反射ゾーンでは，まだ足に全身を投影されていたわけではなく，リフレクソロジーの原型になった足の反射理論を最初に提示したのはユナイス・イングハム（Eunice Ingham）である[190]という．彼女の著書『Stories the foot have told through Reflexology（足は語る）』は1938年に出版されたということから，日本とアメリカでほぼ同時期に，足に全身を投影した療法が誕生していたことになる．

ユナイス・イングハムの講義を受けたドイツのハンネ・マルカートは，さらなる研究を積み重ねて，『Reflexionen Arbeit am Fuß』を著した．これが吉元昭治によって「足の反射療法」[194]として訳され，わが国に紹介されたことから，わが国でリフレクソロジーの流行に火がついた．

なお，台湾の呉若石の『病理按摩』は，スイスのヘディ・マサフェルト（Hedi Masafert）の『Good Health for the Future』の訳本であるという[190]．

当然のことながら，現代中国にも，足で全身のあらゆる疾患に対応する治療システムとしての「足鍼穴」[77, 214]，「足象鍼」[215]などがある．

(8) その他

インドの伝統医学であるアーユルヴェーダにも，口唇に五臓六腑を投影する口唇診（オスタ）（図6-21）[216]や舌に五臓六腑を投影する舌診（ジフヴァ）（図6-22）[216]などがある．

また，日本では，人相学の世界で活用されている「小人形」[217]が古くから伝わっている．これは顔面に全身を投影したものである（図6-23）．男性と女性では逆に診るのが一般的であるが，鍼灸臨床においては固定的に決め付けなくてもよさそうである．女性にも順人形を当てるなど臨機応変に対応したい．

これら以外にも，顔面には，さまざまな人体投影のバージョンが存在することが，江戸時代

男は順人形　　　女は逆人形

図 6-23　人相の小人形

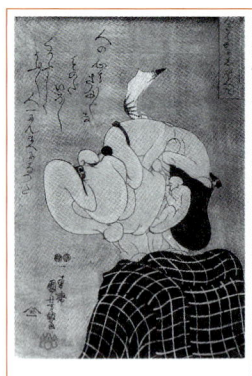

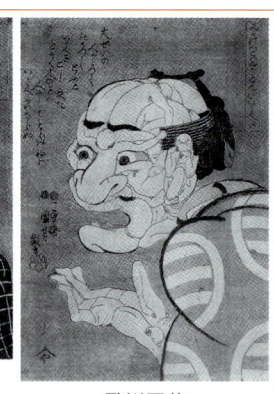

歌川国芳
《人をばかにした人だ》
1847−52 年頃

歌川国芳
《みかけハこハゐが
とんだいい人だ》
1847−52 年頃

図 6-24　歌川国芳の寄せ絵

末期を代表する浮世絵師の一人，歌川国芳[218]の寄せ絵（図 6-24）からも読み取れるだろう．人間の身体を顔のどの部分に投影しても，「天・地・人−小宇宙治療」が可能である．

　ここに紹介したいずれの治療システムも，局所，各部位に身体全体を投影し，その各々の「天・地・人」に対応した穴を選択するという「天・地・人−小宇宙治療」の原則から外れるものではない．これまで提唱されてきた多くの治療システムが，「天・地・人 治療」の理論ですべて説明できてしまうことが分かるだろう．
　すなわち，これらの治療システムは，第 4 章に記した治療方法，とくに"身体各部位における「天・地・人」の対応を利用する"ことや"変動経絡と「天・地・人」の交点を運用する"方法と多くの部分で共通の方法論で成り立っているのである．

3. 小宇宙治療のコツは強烈なイメージ

　これまであげてきた人体の縮図を小宇宙として行う治療法は，すべて一定の効果が認められているものばかりであるが，ここで留意したいのは，足の反射帯ひとつにしても，その反射部位が統一されていないということである．治療家の数あるいはそれ以上に縮図があるのだ．同一部位に何パターンもの縮図が想定できるということは，基本となる小宇宙治療の概念が確実に理解できてさえいれば，施術者は自分流の小宇宙を自由に想定できるということになる．ただし，これには施術者自身が信念をもってイメージできることが必要である．そうでなければ，むしろオリジナルの方法を遵守して施術を行った方がよい．
　人体のどの部位でも，施術者のイメージでどんな形にでも想定できてしまうのであるが，その刺鍼部位や刺鍼法はその施術者が信じて想定したとおりに行わないと効果が半減してしまうということになる．不思議に思えるかもしれないが，施術者のイメージが，患者に作用するということである．
　処方されたものがプラシーボ（プラセボ）なのか本物の薬なのかが医師にも患者にもわからないようにして行う，二重盲検法の提案者の一人として有名なプラシーボの研究者，カルフォニア州のカイザー病院のデーヴィッド・ソルーベル博士は次のような報告[219]をしている．
　ある医師が，患者が喘息発作を起こし始めたとき，強力な新薬を投与したところ，その劇的

な効果に驚いたという．あまりの卓効を確かめるために投与したプラシーボとの差は歴然だった．ところが，その後，製薬会社から送られてきた物は手違いからプラシーボであったことが判明したのである．なんと，患者に投与されたのは，どちらもプラシーボであったことになる．画期的な新薬だという医師自身の信念が，ニセ薬を特効薬にしてしまったのである．

マイケル・タルボット（Michael Talbot）は身体に対する心の影響力を示す例として，多重人格障害（MPO）をあげている[220]．

オレンジジュースにアレルギーをもつ体質の人格から別の人格に変わった瞬間にアレルギー症状が消えてしまう例や，複数の人格に合った眼鏡をいくつも持って歩かなければならない視力が変化する多重人格者の例などがある．

イギリスの生化学者ジョゼフ・ニーダム（Joseph Needham）の報告[221]によると，中国やヨーロッパにおける鍼治療の約15万症例を集計した結果，治癒もしくは明らかに軽減した人の比率は，プラシーボ効果では約35％であったのに比較して，鍼治療を行った場合には約75％であった．これは，鍼の治療の有効性を示した報告であるが，プラシーボ効果の高さにも注目したい．

私たちは，人体の縮図を小宇宙として行う天・地・人治療による治療効果がプラシーボ効果だけではないことを確信しているが，プラシーボが治癒における大きな援軍になることもまた事実である．

東洋医学の素晴らしさは西洋医学的にはプラシーボと呼ばれる現象も含めて，行った施術すべてに，トータルな治療効果を認めているところにある．新薬の薬理効果の証明として，投与者にも患者にもわからないようにする二重盲検法が求められていること自体が，プラシーボの治療効果を，施術者にとっても患者にとっても二重に認めているからにほかならない．

治療にイメージが重要なファクターであることの逸話として，白隠禅師の『夜船閑話』[222]に記載されている"軟酥の法"が有名である．

ここで述べられているのは，頭の上に乗っている卵大の軟らかい酥（乳を煮つめてつくられたバター様の古代の乳製品）が身体のすみずみに溶けて流れ込み，それによって病気がどんどん治っていくという強烈なイメージを意識することによって，どのような疾患も治癒してしまうというものである．この場合は患者が施術者でもあったわけである．

ジーン・アクターバーグ（Jeanne Achterberg）とG・フランク・ローリス（G.Frank Lawlis）博士はイメージを，診断および治療ツールとして用いることで，慢性関節リウマチ，がん，糖尿病，火傷，偏頭痛など多くの疾患に効果があるという報告[223]をしている．

ルイス・トマス（Lewis Thomas）は，催眠術による暗示でイボが消滅すると主張し，イボの上に紫色の塗料を塗り，患者にイボは1週間のうちに消えることを自信たっぷりに告げるという老教授の治療法を紹介している．この方法で，イボが消えなかった例はなかった[224]という．

4. 「天・地・人−小宇宙治療」の例

1）臍にみる小宇宙

全身における治療効果が，腹部の筋緊張や，その弛緩という変化で判定できることはよく知られている．とくに臍部周辺は身体の変調が現れやすいだけでなく，異常が検出しやすい部位でもある．また，"腹診"というすべての臓腑経絡の診断ができるエリアの中心部にあり，腹部反応が臍部に集約されることからもこの部位は診断部位として，きわめて有用であることが示唆される．

古代ローマ人や古代ギリシャ人はいうにおよばず，ウィトルーウィウスに影響を受けたレオ

ナルド・ダ・ビンチが示したように，イタリアルネッサンス期にいたるまでの人々が身体の中心は臍にあると考えていたことは前述した．東洋医学でも，臍は天にある北極星にたとえられている．古代から天にあるすべての星々が北極星を中心にまわっていることが認識されていた．北極星が天の中心であるなら，臍は人体の天・地・人の中央にあり，まさに中央のなかの中心として位置付けられている．また，人は出生するまで母体の胎盤と臍帯でつながって，養分や酸素の摂取と二酸化炭素その他の老廃物の排泄を行っている．すなわち，生命の維持は臍帯を介して行われていることから，生命の根源になっていたところでもある．

これまでにも，この臍の周囲で全身の診断や治療が行えることの報告がみられるが，私たちはとくに司天・在泉に注目した．すなわち，臍を中心に左右おのおのの上半身を司るのが司天（滑肉門穴）であり，下半身を司るのが在泉（大巨穴）であることから，臍の周囲に人体の縮図を想定している[1]．

　　司天　右滑肉門穴→右上半身
　　　　　左滑肉門穴→左上半身
　　在泉　右大巨穴　→右下半身
　　　　　左大巨穴　→左下半身

これに天枢穴を配すると「天・地・人 治療」の１つになる．すなわち，天は滑肉門穴，人は天枢穴，地は大巨穴に相当している．すなわち，臍は人体の中心として，その周囲に全身の縮図を形成しているということになる（図6-25）．

この考えを発展させると，三焦や六部定位脈診の配当部位とも相関があることがわかる（図4-19）．すなわち，右滑肉門穴は肺と大腸，右天枢穴は脾と胃，右大巨穴は心包と三焦，左滑肉門穴は心と小腸，左天枢穴は肝と胆，左大巨穴は腎と膀胱に当たる．あるいは，その内側の肓兪穴を脾・胃と肝・胆として，その１寸上に肺・大腸と心・小腸を，１寸下に心包・三焦

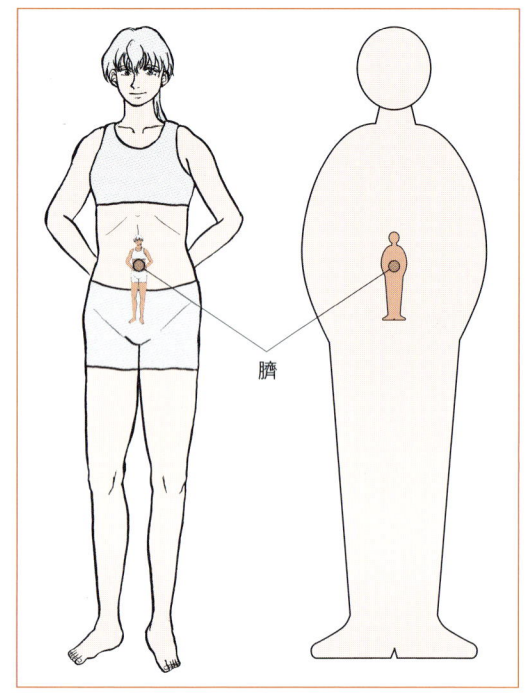

図6-25　臍周囲の全身

と腎・膀胱を配当させることもできる．なお，この場合，水分穴は督脈，陰交穴は任脈になる．

これらの臍周囲の小宇宙は経絡の診断部位として，また治療穴として，ただちに臨床に運用することができる治療システムを形成している（表6-1）．

(1) 臍周辺穴を診断部位として活用

臍周辺穴を診断部位として用いる場合は，その関連経絡の絡穴と頸入穴に切皮置鍼を行って，愁訴の軽減を確認してから，その経絡に対する施術を行っていけばよい．施術の実際は「変動経絡検索法（VAMFIT）」[15]に準ずる．

〔診断穴と取穴部位〕

天枢・滑肉門・大巨・肓兪・上肓兪・中注については第１章に前述（図1-9）．

水分：臍の上１寸．
　　　「在下脘下一寸．臍上一寸（鍼灸甲乙経）」[14]

4.「天・地・人−小宇宙治療」の例　197

表 6-1　臍周辺穴と関連経絡・経穴

臍周辺穴	関連経絡	絡穴	頸入穴
右滑肉門（司天）・上肓兪※	肺経・大腸経	列欠・偏歴	扶突
右天枢・肓兪	脾経・胃経	公孫・豊隆	人迎
右大巨（在泉）・中注	心包経・三焦経	内関・外関	天鼎
左滑肉門（司天）・上肓兪	心経・小腸経	通里・支正	天窓
左天枢・肓兪	肝経・胆経	蠡溝・光明	天容
左大巨（在泉）・中注	腎経・膀胱経	大鍾・飛揚	天柱
水分	督脈	長強	風府
陰交	任脈	尾翳（鳩尾）	天突

※上肓兪：肓兪の上5分，商曲の下5分

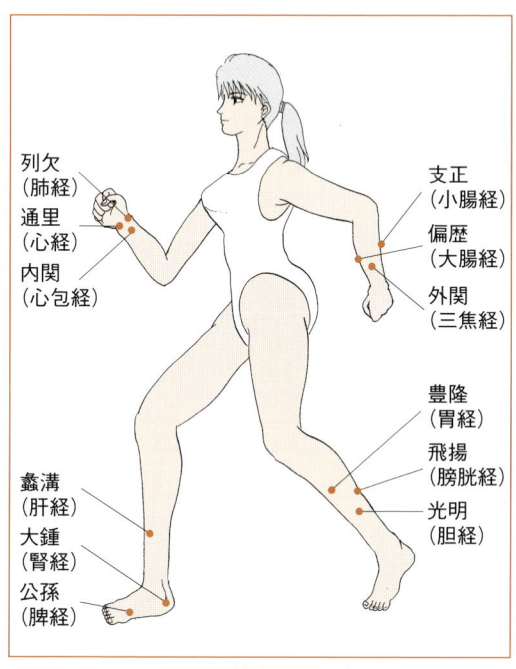

図 6-26　絡穴と取穴部位

陰交：臍の下1寸．
　　　「在臍下一寸（鍼灸甲乙経）」[14]

〔絡穴と取穴部位〕（表 6-1）（図 6-26）

列欠：前腕の前橈側．手関節横紋から上1寸5分．（太淵穴から尺沢穴に向かい1寸五分）
　　　「取之去腕一寸半（霊枢・経脈篇第十）」[2]
　　　「去腕上一寸五分（鍼灸甲乙経）」[14]

(注) 140頁の「(注)」参照のこと．

偏歴：前腕の後橈側．手関節横紋から上3寸．（陽渓穴から曲池穴に向かい3寸）
　　　「去腕三寸（霊枢・経脈篇第十）」[2]
　　　「在腕後三寸（鍼灸甲乙経）」[14]

公孫：足の母指の内側後方，第一中足骨底の前下方の陥凹部．（太白穴の後1寸）
　　　「去本節之後一寸（霊枢・経脈篇第十）」[2]
　　　「在足大指本節後一寸（鍼灸甲乙経）」[14]

豊隆：下腿の前外側．外果の上8寸の条口穴の外，1筋を隔てた陥凹部．
　　　「去踝八寸（霊枢・経脈篇第十）」[2]
　　　「在外踝上八寸下廉胻外廉陥者中（鍼灸甲乙経）」[14]

内関：前腕の前側．手関節横紋（大陵穴）の上2寸．長掌筋腱と橈側手根屈筋腱の間．
　　　「去腕二寸，出于両筋之間（霊枢・経脈篇第十）」[2]
　　　「在掌後去腕二寸（鍼灸甲乙経）」[14]

外関：前腕の後側．手関節横紋（陽池穴）の上2寸．尺骨と橈骨の間．
　　　「去腕二寸（霊枢・経脈篇第十）」[2]
　　　「在腕後二寸陥者中（鍼灸甲乙経）」[14]

通里：前腕の前尺側．手関節横紋（神門穴）の上1寸．尺側手根屈筋腱の橈側．
　　　「取之掌後一寸（霊枢・経脈篇第十）」[2]
　　　「在腕後一寸（鍼灸甲乙経）」[14]

支正：前腕の後尺側．手関節横紋から上5寸．（陽谷穴から小海穴に向かい5寸）
　　　「上腕五寸（霊枢・経脈篇第十）」[2]

蠡溝：内果の上5寸．脛骨内側面上の陥凹部に取る．
　　　「在肘後五寸（鍼灸甲乙経）」[14]
　　　「去内踝五寸（霊枢・経脈篇第十）」[2]
　　　「在足内踝上五寸（鍼灸甲乙経）」[14]

光明：下腿の外側．外果の上5寸．
　　　「去踝五寸（霊枢・経脈篇第十）」[2]
　　　「在足外踝上五寸（鍼灸甲乙経）」[14]

大鍾：内果の後下方．アキレス腱の内側前方にある陥凹部．（内果の最も尖ったところの高さにある太渓穴の直下5分）．
　　　「当踝後繞跟（霊枢・経脈篇第十）」[2]
　　　「在足跟後衝中（鍼灸甲乙経）」[14]

飛揚：下腿の後外側．外果後方の崑崙穴の上7寸．
　　　「去踝七寸（霊枢・経脈篇第十）」[2]
　　　「在足外踝．上七寸（鍼灸甲乙経）」[14]

長強：尾骨下端と肛門の間．
　　　「一名気之陰郄．督脈別絡．在脊骶端（鍼灸甲乙経）」[14]

鳩尾：胸骨体下端の下1寸，神闕穴（臍）の上7寸．
　　　「一名尾翳．一名𩩲骭．在臆前蔽骨下五分．任脈之別．（鍼灸甲乙経）」[14]

〔頸入穴と取穴部位〕（表5-1）（図6-27）

人迎：喉頭隆起の高さで胸鎖乳突筋の前，総頸動脈の拍動部．
　　　「任脈側之動脈」（霊枢・本輸篇第二）[2]
　　　「頸側之動脈．在嬰筋之前」（霊枢・寒熱病篇第二十一）[2]
　　　「一名天五會．在頸大脉．動應手．俠結喉．以候五藏氣」（鍼灸甲乙経）[14]

扶突：喉頭隆起の高さで胸鎖乳突筋の中央．
　　　「在其腋（人迎穴）外．不至曲頬一寸」（霊枢・本輸篇第二）[2]
　　　「在人迎後一寸五分」（鍼灸甲乙経）[14]

天窓：喉頭隆起の高さで胸鎖乳突筋の後縁．
　　　「一名窓籠．在曲頬下．扶突後．動脈應手陷者中」（鍼灸甲乙経）[14]

天容：下顎角の後縁．
　　　「在耳曲頬後」（鍼灸甲乙経）[14]

天牖：天柱と天容の間で，完骨の直下．
　　　「在頸筋間．缺盆上．天容後．天柱前．完骨後．髪際上」（鍼灸甲乙経）[14]

天柱：瘂門の高さで，僧帽筋外縁の後髪際．
　　　「挾項大筋之中髪際」（霊枢・本輸篇第二）[2]
　　　「在俠項後髪際．大筋外廉陷者中」（鍼灸甲乙経）[14]

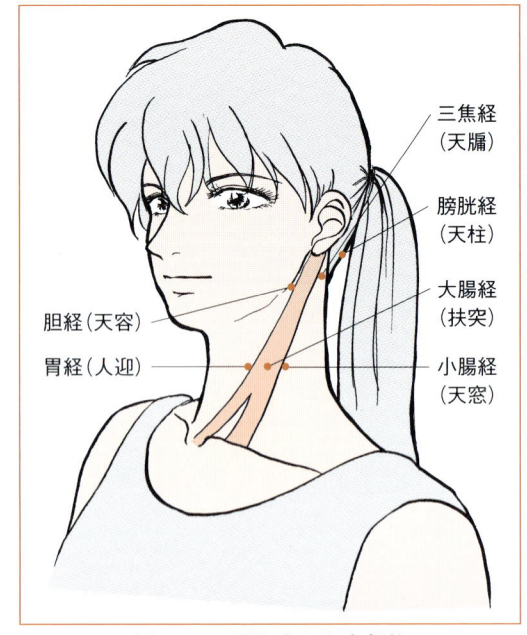

図6-27　頸入穴と取穴部位

(2) 臍周辺穴を治療部位として活用

　第1章では，臍の周囲に人体を投影させる施術によって，簡単に愁訴が軽減することを体験してもらった．その簡単体験が可能となるのは，臍が診断部位であると同時にただちに，治療部位となるからである．

　『霊枢』九鍼十二原篇第一に十二原穴の記載がある．それは肺，心，肝，脾，腎の五臓の原穴左右各2穴と膏の原，肓の原の12穴である．

4.「天・地・人−小宇宙治療」の例　199

ちなみに，肓について『説文解字』には「心の下，鬲の上」とあるが，柴崎氏はその字義から「身体内部の見つからない所，病が慢性化して深くはいりこんでしまった所」と解説している[71]．

ひねくれていて素直でない人のことを"臍まがり"というが，臍がどちらかに引っ張られている場合はその方向の身体に変動があることを示している．このような患者の場合は臍が真直ぐになる方向に治療してあげると，治療効果が顕著である．浅い施術からはじめるべきであるが，病巣が深い場合は刺鍼も深くなることが多い．この場合は，前述したように肓の原を目標に，これら臍周囲の経穴から中心の内部に向かって，その作用が達するように刺鍼を行うとよい（図6-28）．

臍を中心とした全身の縮図を，施術者がしっかり想定しているかぎり，この部位を，そのまま治療点としても臨床に活用することができるのである．右肩頸腕痛であれば，右滑肉門穴や右上肓兪穴に刺鍼を，左腰痛であれば，左大巨穴や左中注穴に刺鍼を行えばいいのである．なお，当然のことであるが，この全身の縮図の大きさは，術者が自由に設定することができる．

私は肓兪穴や水分穴，陰交穴などよりも，もっと臍寄り，臍のすぐきわに治療穴を設定することが多い．ここにはほとんど直刺に近い角度（やや臍に向けて傾ける）で数ミリ〜数センチの深度（穴が求めている深さがもっとも効果的）で単刺術を行う．

身体の何処がわるいのかがわからないような場合や，あちらこちらにつらい部位がある場合などにも，この臍のきわにある治療穴の反応を平定することで，全身の調整ができる．これらの治療穴を，もっとも反応の強い穴から順に左まわりに施術していき，一回りしてみる．この場合，それぞれのツボに対する刺激が同一であってはならない．左右上下など反対側のツボの反応に留意し，刺激の量や質を変えて，平衡

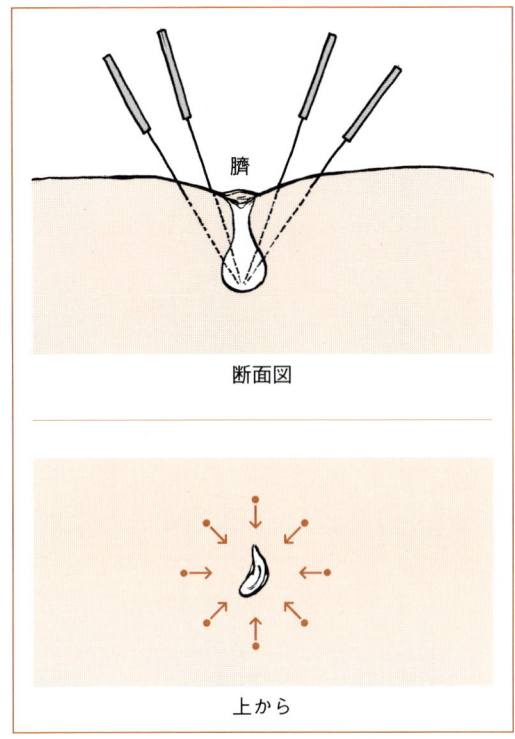

図6-28　臍周囲の刺鍼

「膏の原，鳩尾に出づ．鳩尾一．肓の原，脖胦に出づ．脖胦一．」と，肓の原は脖胦に出ることが明記されている．

脖胦は石田氏らの訳では臍下の気海穴となっている[7]が，柴崎は脖胦を臍の所であるとして，『素問』腹中論篇第四十に「肓之原在臍下」とあることから，「之を平面的に臍の下部と解すれば両者は一致しない」[71]といい，下という字の検討からも「肓の原は臍によってカバーされている下つまり内部に在るのだ」[71]という意となることを主張している．

そうであれば，臍（神闕穴）が『鍼灸甲乙経』をはじめ多くの古典文献で禁鍼穴として扱われていることを考慮すると，肓の原への施術は，臍に直接刺鍼することは避けて，臍の周囲から中心の内部に向かって，その作用が達するように刺鍼を行う方法と考えるのが妥当であろう．臍傍には肓の原の兪穴（肓兪穴）がある．

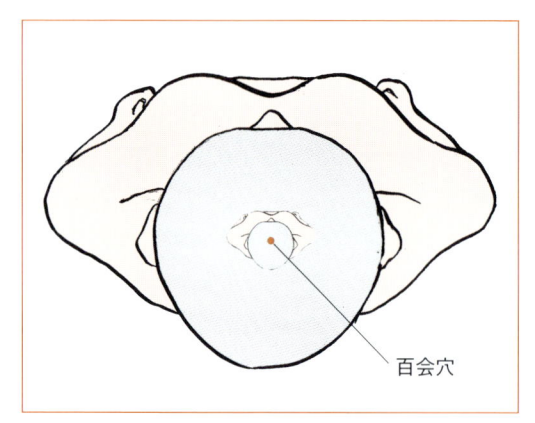

図6-29　百会穴の運用

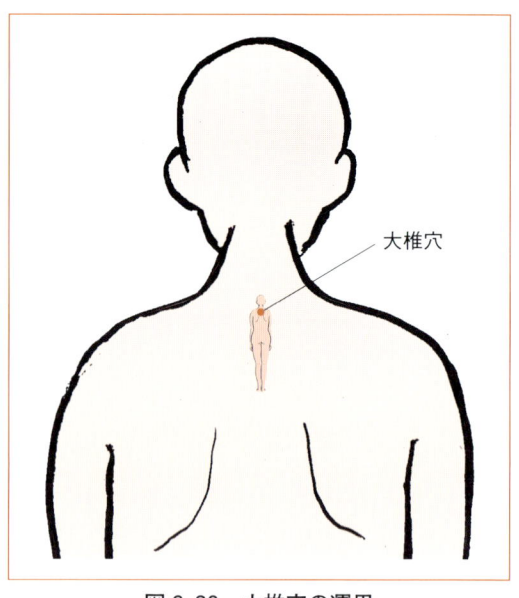

図6-30　大椎穴の運用

させるように意識的に操作を行うのである．とくに鍼を吸い込むような穴に対しては十分に運鍼を行い，そうでない穴とは鍼手技を変える．なお，反応が残っている場合はもう一度試みる．このように，臍の周囲における反応のバランスをとっていくような施術によって，臍の反応が消失すると同時に全身調整ができ，患者の多くの愁訴が消失していく．すなわち，臍の周囲だけで，運動器疾患をはじめ，内臓疾患，循環器疾患，神経疾患などあらゆる愁訴に対応できるのだ．

2）あらゆる経穴は小宇宙（どのツボも人体の縮図になっている）

　臍部周辺部でみたような人体の縮図は全身に散在している．それこそ，全身のあらゆる経穴やその他の部位に臍部周辺部同様の縮図を想定することが可能であるが，そのなかでとくに代表的な経穴は「標幽賦」の「天・地・人 治療」の使用穴，百会穴・璇璣穴・湧泉穴と大包穴・天枢穴・地機穴である．また，前章で述べた「天・地・人－標幽賦治療」を運用するさいにも，この人体縮図を考慮することで，安定した治療効果をあげることができることもここで付け加えておきたい．これが治療のコツとなるからである．

　人体の縮図を想定した「天・地・人－小宇宙治療」を治療システムとしてより完全なものにするために，人体の四方八方からの施術を行いたい．

　人体の上面から行う施術として百会穴が，下面からは長強穴，湧泉穴などが，前面からは臍部（神闕穴），璇璣穴，天枢穴，天突穴，膻中穴などが，側面からは大包穴，帯脈穴，環跳穴，地機穴などが，後面からは大椎穴，命門穴が対象経穴として使用頻度が高い．

　そして第1章で，臍部（神闕穴）からの簡単体験で実感していただいたように，治療者が人体の縮図を想定して，意識をこめて行うなら，これらのどの経穴からの施術でも，それ相応の治療効果をあげることが可能となるのである．

　これまで，典型的な例として，臍部（神闕穴）の運用法については詳しく述べてきた．他の経穴についてもすべて同様に施術ができるので，読者の皆様には各自応用していただけると思う．

　基本的な使用法は，臍部（神闕穴）に準ずるが，初心の読者の便を図るため，百会穴（図6-29），大椎穴（図6-30），大包穴（図6-31），

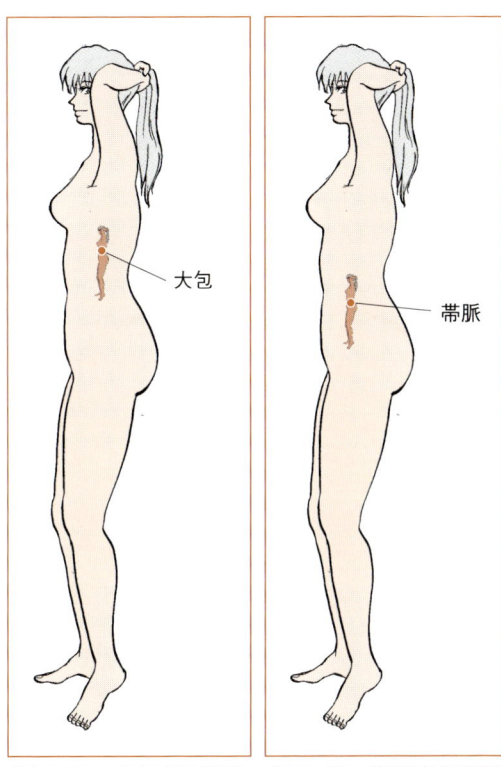

図 6-31 大包穴の運用　図 6-32 帯脈穴の運用

帯脈穴（図 6-32）について具体例をあげておく．

（1）百会穴の運用法

文献上，最初に登場する治療用のツボは，前漢の『史記』（司馬遷：紀元前 135 年頃）の扁鵲倉公列伝第四十五に出てくる「三陽五会」であることは「八虚治療」の項でも述べた．

虢（かく）という国を通りかかった扁鵲が，死んだものと思われていたその国の太子を蘇生させる時に使ったのが「三陽五会」というツボである[99]．

一般的には，前漢前期までの文献には治療部位として脈名や具体的な部位が示されているだけで，ツボの名称の記載はないとされている．その唯一の例外が『史記』扁鵲伝（前漢・司馬遷）である．その中で，伝説の名医，扁鵲が虢国の太子の病，尸蹶（しけつ）を治療するために「三陽五会」を取穴したのである．

この「三陽五会」が現行のどの経穴に相当するのかについては，専門家の間で見解が分かれている．『史記正義』（唐・張守節）の三陽を太陽・少陽・陽明の三陽脈とし，五会を百会，胸会，聴会，気会，臑会のツボとする説，『韓詩外伝』や『説苑』に「三陽五輸」とあることに基づく『述林』（清・孫詒讓）の五臓の輸穴とする説，そして，『鍼灸甲乙経』（晋・皇甫謐）の「百会，一名三陽五会」[14]に基づき百会穴とする説の 3 つの説が有力である．

日本で発刊されている『史記』をみると，その多くは『史記正義』や『述林』の説に基づいた注釈になっているが，これらの訳本はすべて文学者によるものであり，東洋医学の専門家によるものではないからであろう．

私たち東洋医学関係者としての立場からは『鍼灸甲乙経』の説を支持するのは当然である．そうすると，百会穴が鍼灸の歴史上，最古のツボだということになる．

経絡の流注からみると，人体の後面を支配する足の太陽膀胱経が体幹の後ろを上った後，後頭部から前頭部までを覆っている．しかし，この足の太陽膀胱経の覆いをめくり上げると，人体を縦割りにした「三陰三陽」の原則から，頭の頂点が「三陽」の交点となっているはずである（図 2-25）．そうでなければ，前頭部の痛む頭痛を陽明の異常とみて，足の陽明胃経への施術で取るという頭痛の一般治療が成り立たなくなるからだ．

足の太陽膀胱経の蓋を開けて，人体を上面から望んだ時に中心となる「三陽」の交点が百会穴である．

だから，百会穴からの施術は，その向きを変えることによって，「三陽」すべてに対応できる．さらに，その奥に隠されている「三陰」へも影響を与えることができることが推測できるだろう．

人体の「三陽」と「五臓」の調整がこの百会

1穴の施術で可能となるということが「三陽五会」という名称のゆえんなのかもしれない．

次の鍼灸臨床の研究者の報告は，このことを裏付けている．
代田文誌は次のように述べている．

(a) 百会に刺鍼すると，全体的に精神の昂奮が鎮静するが，とくに背腰部正中線上の圧痛や感覚過敏が軽減または消滅する．

(b) 顖会に刺鍼すると，とくに胸腹部正中線上の圧痛が軽減または消滅する．だが，多くの場合，胸腹部の圧重感・違和感が緩解し，嘔吐や胃痙攣や食道狭窄感が鎮静する．

(c) 前頂への刺鍼は，百会と同様な効果の現れることもあるが，ときとすると顖会と同じような効果が現れる．

(d) 通天に刺鍼すると，後頸部→肩背部→腰仙部の順で，膀胱経の部位の圧痛や感覚過敏が軽減または消滅する．

(e) 承霊に刺鍼すると，背腰部の圧痛や感覚過敏が軽減または消滅する．

(f) 正営に刺鍼すると，胸腹部の圧痛や感覚過敏が軽減または消滅する．

(g) d，e，fの現象は，同側に起こり，多くの場合，反対側には影響しない．だが，ときとすると反対側にもある程度影響することがある．a，b等の現象は，多くは正中線上に現れるが，また左右両側的にも現れる．

(h) 百会・顖会・前頂等の刺鍼により，足底部の圧痛が軽減または消滅することがある．

(i) 通天・承霊・正営等の刺鍼により，上肢の合谷や下肢の中封の圧痛が軽減または消滅することがある．これも同側に起こる．

このような現象の観察から，頭部の前側における刺鍼は体部の前側に，後側における刺鍼は後側に，正中線における刺鍼は正中線に，外側部における刺鍼は外側部に，というように，ある一定の法則をもってその現象が発現する[225]という結論に達した．

これを裏付ける代田文彦と光藤英彦のグループの鍼麻酔の研究がある（図6-33）[226]．

「百会穴に1Hzで30分間通電を行うと，からだの前面では頭頂部から正中線に沿って，顔面，頸部，胸部から下腹部恥骨までの任脈上と，からだの後面では頭頂部から正中線に沿って，後頭部，後頸部，背部から腰部を経て尾骨に至る督脈上にそれぞれ幅3cmの縦の帯状に痛覚鈍麻領域が出現した．この痛覚鈍麻帯は，そのまま通電刺激を続けると60分後では幅5cmに，80分後では幅13cmにと，刺激時間の経過とともに痛覚の鈍麻の領域を拡大してくる．顖会穴に置鍼して通電刺激を行った場合は，頭頂から足の土踏まずにかけて，からだを真横から真二つに縦に切断した形で，からだの前半分に痛覚の鈍麻領域が出現する．後頂穴に置鍼して通電刺激を行った場合は，顖会穴の場合とはまったく反対に，からだを真横から縦に真二つに切断したからだのうしろ半分に痛覚の鈍麻領域が時間の経過とともに出現してくる．正営穴に置鍼して通電刺激を行うと，からだを正中線に沿って縦に真二つにしたからだの左右の半分，つまり右側の正営穴に取穴した場合はからだの右半分，左側の正営穴に取穴した場合はからだの左半分と，鼻の両側に蝶が羽を広げた形の部分だけを残して襟首から上の部分全部に痛覚の鈍麻領域が出現してくる」[226]という．

これらの現象は，百会穴を中心に上から見た人体の縮図が投影されていると考えると理解しやすい．

この百会穴を中心とした全身の投影図のサイズは，代田らが実証した大きさのものだけではなく，もっと大きなもの，あるいは小さなものを想定することができる．

ここでは，実践的な小さな人体を想定する例をあげる（図6-29・図6-34）．四神聡穴でいえば，前神聡穴が身体の前部，後神聡穴が後部，右神聡穴が右部，左神聡穴が左部を投影している．さらに，もっと小さな縮図になっているとみることもできる．そうすれば，百会穴のすぐ

4.「天・地・人−小宇宙治療」の例　203

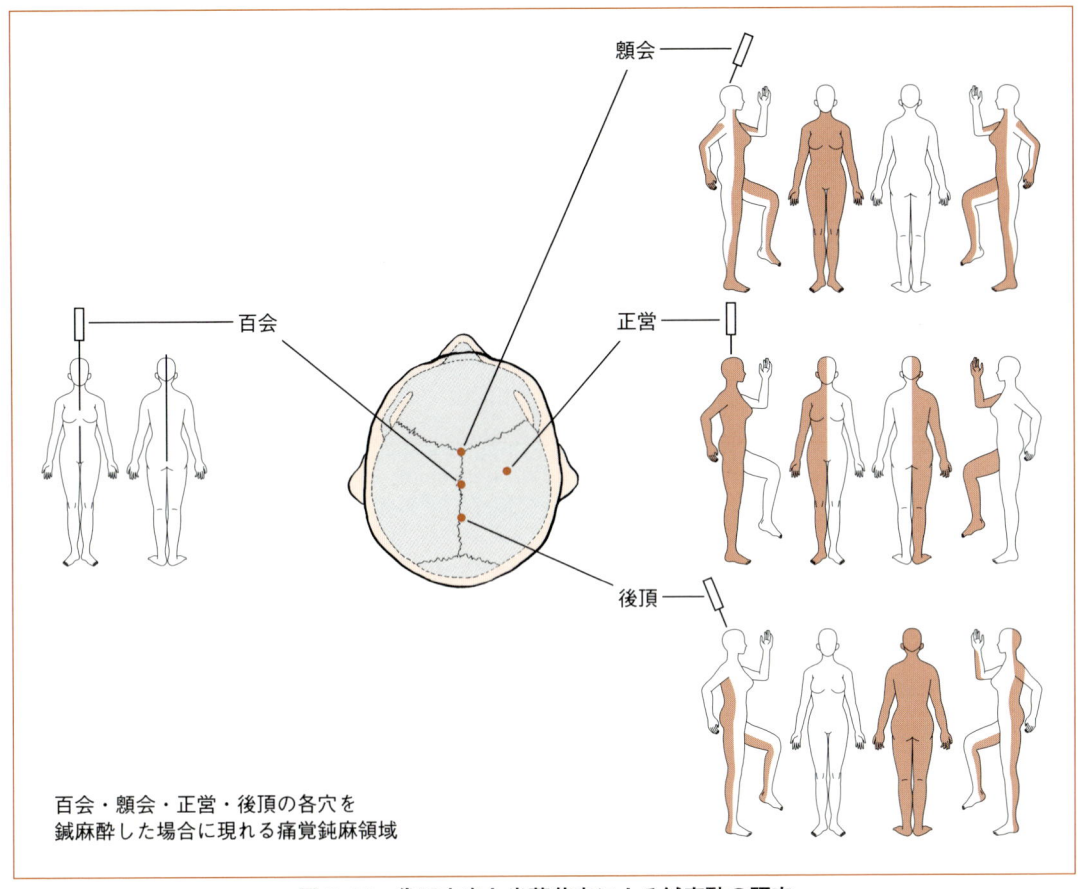

図6-33　代田文彦と光藤英彦による鍼麻酔の研究
(宮沢康朗, 夏樹芽々：鍼治療学の基礎と臨床, 第2版, 99, 群出版, 1980 より)

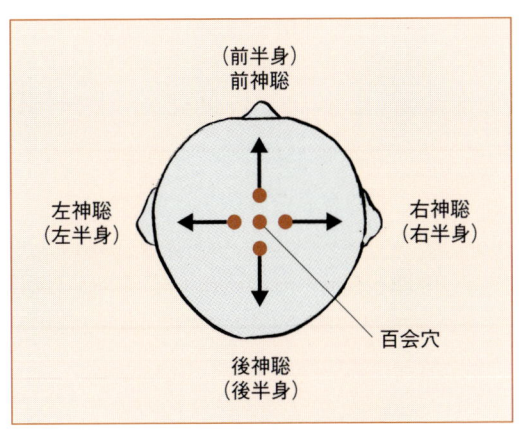

百会・顖会・正営・後頂の各穴を鍼麻酔した場合に現れる痛覚鈍麻領域

図6-34　四神聡穴の実践例

傍らの施術で, 全身に対応した治療ができる. たとえば, 百会穴というツボそのものが, 上からみた全身の形状をしていると考えれば, 百会穴1穴で, 全身のどの部位にある疾病にも対応できることになる.

百会穴にかぎらず, 頭部のツボの基本的な出現様式は, 指で圧してみると, べこべこと沈みこんでくる陥凹反応である. 圧されて気持ちがよい圧痛がある場合が多い.

施術のさいには, 百会穴を中心にして前は身体の前部, 後は身体の後部, 右は身体の右部, 左は身体の左部である. たとえば, 右片頭痛の場合は百会穴の右方を, 左腰痛なら百会穴の左後方を, 右腹痛には百会穴の右前方を, 左膝前面痛であれば百会穴の左前方を取穴すればよい

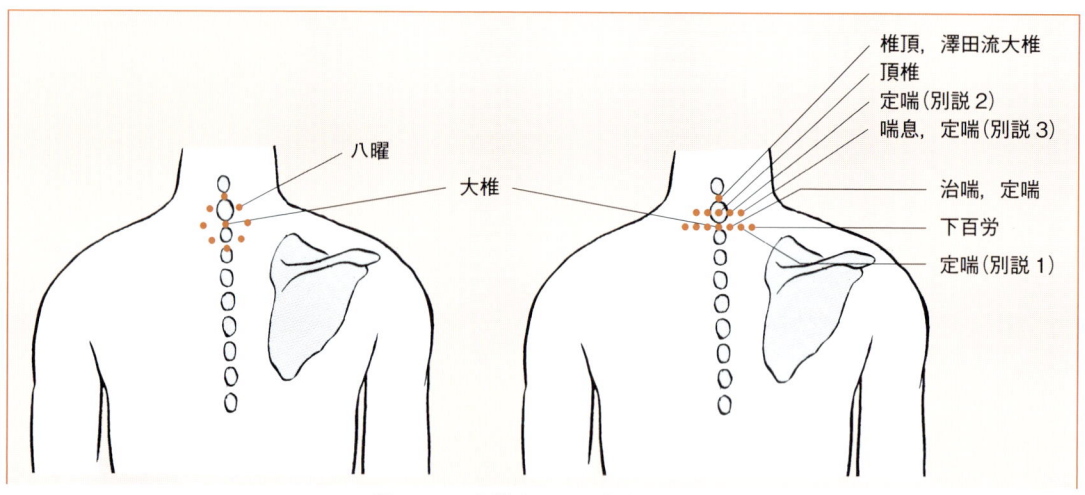

図6-35 大椎穴周囲の新穴・奇穴

ことになる．取穴が正確に反応点に一致していれば，切皮置鍼で十分な治療効果をあげることができる．もちろん，他の手技を選択してもよい．半米粒大の透熱灸や，持続圧法による指圧などによっても，明らかな症状の改善がみられる．

(2) 大椎穴周囲の運用法

大椎穴は『鍼灸甲乙経』に「三陽督脈之會」[14]とあることからも，手足の三陽と督脈が交会している重要な穴であることがわかる．

大椎穴の取穴部位は，『鍼灸甲乙経』の「在第一椎陷者中」[14]，『備急千金要方』の「在第一椎上陷者中」[116]との記載から，"第一椎"は第1胸椎と考えられる．したがって，大椎は，背1行上で，第7頸椎棘突起と第1胸椎棘突起の間」[55]という説が一般的である．しかし，"第一椎"を第2頸椎と解釈する[15]と，大椎（霊大椎）は第2頸椎棘突起の上の陥凹部となり，第7頸椎と解釈すると，第6頸椎棘突起と第7頸椎棘突起の間になる．

澤田流では「第七頸椎棘突上陷中」[227]としている．

ここでは，従来の大椎穴について述べる．この部位は，人体の「天・地・人」の分割における「天（上部）＝頭部」と「人（中部）＝体幹部」の境界部に当たる．

大椎穴の周囲には，新穴，奇穴が数多くある（図6-35）．

下百労：大椎の外方1寸3分に取る[228]．

椎頂：第6頸椎棘突起と第7頸椎棘突起の間に取る[228]．

頂椎：第7頸椎棘突起端に取る[228]．

喘息：第7頸椎棘突起の外方1寸に取る[228]．

八曜：大椎穴の上下左右におのおの開くこと1寸，また，斜め四方におのおの開くこと1寸，計8穴[228]．

治喘：第7頸椎棘突起と第1胸椎棘突起の間の両側の骨際に取る[229]．

定喘：第7頸椎棘突起と第1胸椎棘突起の間の外方5分に取る[53]．

（別説1）第7頸椎棘突起と第1胸椎棘突起の間の外方1寸に取る[53]．

（別説2）第7頸椎棘突起の外方5分に取る[53]．

（別説3）第7頸椎棘突起の外方1寸に取る[53]．

臍に前からみた人体の縮図を投影することが

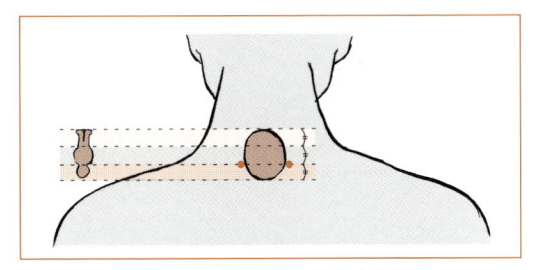

図6-36 第7頸椎の全身投影

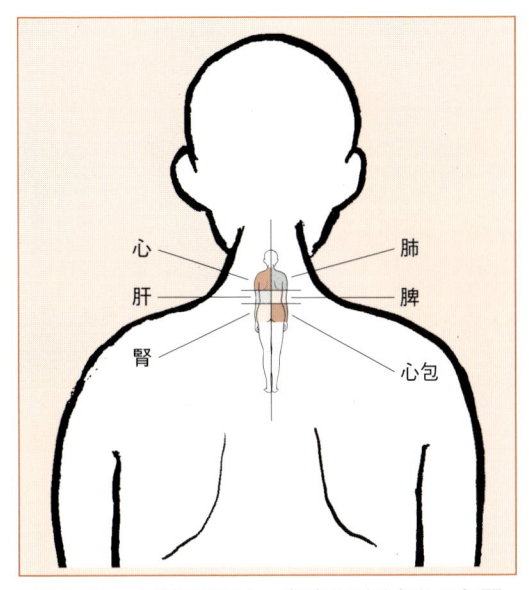

図6-37 大椎穴周囲と六部定位脈診部位の相関

できたように，第7頸椎の棘突起の盛り上がった部位に，人の後ろ姿を投影することができる（図6-30）．すなわち，第7頸椎の棘突起の中心に上は第7頸椎から上を，下は第7頸椎から下，右は右半身，左は左半身を表している．

第7頸椎の棘突起の盛り上がった部位を，全身における第7頸椎とする投影のほか，全身における中心とする投影を考えることも可能である．

小川晴道は，大椎穴の外方20mmないし30mmのところに背部小川点の1つを設定し，鞭打ち症の治療に使用しているが，その刺鍼は寸6-3番（50mm，20号）鍼を皮膚面に対し60度の斜め下方に40mm刺入し，強刺激（筆者がたびたび拝見した小川氏の実技デモンストレーションでは，雀啄術にて鍼響を得るという方法であった）を行う[230]というものである．

一般に，鞭打ち症や寝違えなどの治療として，大椎の傍らから刺鍼するさいは，座位で鍼尖を内下方に向けて刺鍼していくことが多い．

その場合も，「天・地・人 治療」の原則に従えば，刺鍼の向きと人体での頸部の位置との関係から，上下を逆転した投影と考え，第7頸椎棘突起により盛り上がった部位全体を3分割して，下の境界線に治療点を求めるとよいことになる（図6-36）．

これらの大椎穴周囲の小宇宙が経絡の診断部位として，また治療穴として，ただちに臨床に運用することができるのは臍周囲の小宇宙治療システムと同様である．この場合は，臍周囲に想定した小宇宙と同様の運用が可能となる．よって，三焦や六部定位脈診の配当部位とも相関を求めることができるのである（図6-37）．ただし，臍の場合は人体の前面を投影しているのに対し，大椎穴の周囲では人体の後面が投影されているものと考える．すなわち，右上は肺と大腸，右横は脾と胃，右下は心包と三焦，左上は心と小腸，左横は肝と胆，左下は腎と膀胱に当たる．

また，大椎穴周囲の全身の縮図を，施術者がしっかり想定しているかぎり，この部位を，そのまま治療点としても臨床に活用することができることも臍周囲の運用と同じである．

施術も同様に行う．

(3) 側胸点（大包穴・淵腋穴）の運用法

大包穴，淵腋穴は，側胸部の中腋窩線上にある穴である．

大包穴は，側胸部で腋窩中央の下6寸に取穴されている．これは「淵腋穴の下3寸にある」という『霊枢』経脈篇第十や『鍼灸甲乙経』の記載によっている．

淵腋穴は腋窩中央の下3寸にある[14]とされているため,『標準経穴学』[55]では淵腋穴が乳頭の高さに設定されている.一方,大包穴は,腋窩中央と季肋点の中央に定められている.これは,ほぼ胸骨の下端の高さになる(図6-38).すなわち,淵腋穴は上焦(天)のほぼ中央の側面,大包穴は上焦(天)と中焦(人)の境界部の側面にあるため,いずれの経穴も「天・地・人 治療」における重要穴ということになる.

『鍼灸甲乙経』に「大包在淵腋下三寸.脾之大絡.布胸脇中.出九肋間.及季脇端.別絡諸陰者.刺入三分.灸三壮」[14]とあるように,大包穴は"脾の大絡"として陰をすべて調整できるとされているが,「天・地・人」の原則からいえば,上焦(天)の調整にも,中焦(人)の調整にも使用できることになる.脾が,中焦(人)に存在する臓であるということも,大包穴が"脾の大絡"であることと無縁ではないだろう.

私は,この大包穴,淵腋穴にも側面からみた人体の全身を投影し,多くの疾患に対応し,治療効果をあげてきたが,同様の治療法が先達によって運用されていたことを知り,意を強くした.その例をあげてみよう.

皮内鍼の考案者である赤羽幸兵衛は,腋窩点への皮内鍼が全経絡,躯幹,上肢,下肢と身体全体に影響することを発見し,腋窩点を常用穴として治療の要に使用していた.そのツボは腋窩の下方へ線をひき,両乳頭を結んだ延長線との交点に取穴する.この点を中心に上下2.5cmにある点を含め,腋窩点とよぶ[50].

この赤羽の腋窩点は乳頭の高さで腋窩の下方にあるから,先の淵腋穴に一致していることになる.

このツボは,「天・地・人-気街治療」においても,上焦(天)の調整を側方から行う場合の,中心として使用する穴となる.しかも,第3章で述べた「天・地・人-奇経治療」におけ

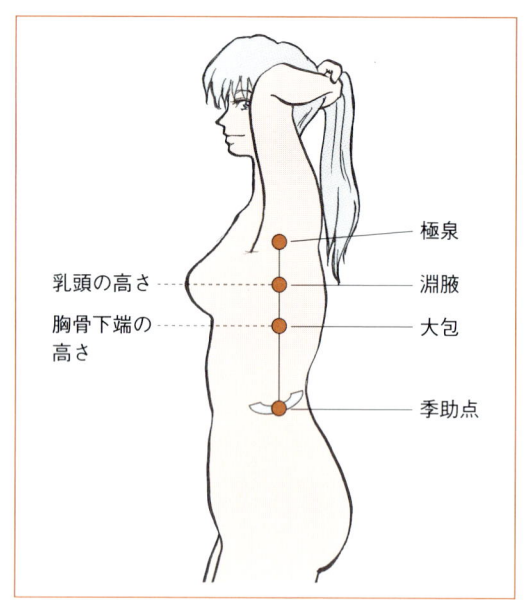

図6-38 大包穴の位置は上焦(天)と中焦(人)との境界部にある

る側方からの施術の主役となる奇経の帯脈の主要穴となる.赤羽による疾病別治療法の施術法でも,喘息,肺侵潤と肋膜炎,高血圧,急性虫垂炎の治療のほか,無痛分娩法としても使用されている[50]ことから,非常に応用範囲の広いツボであることがわかる.

首藤傳明は,気管支喘息の治療のコツとして,この腋窩点に自らの工夫を加えた方法を紹介している.

首藤の経験では腋窩点よりもやや乳頭よりに反応が出やすい(図6-39のニ・ホ)ということで,前よりにも治療点を設定している.この腋窩点は喘息→咳→風邪→発熱→痰とかぎりなく効くことから,非常に優れた治療点として広く利用できる.とくに左側は心臓疾患に反応がよく現れ有効である[231]という.

気管支喘息の病位(図6-40)を考えると,反応点が前よりに反応が出やすいというのは,腋窩点を中心に全身を投影させてみた場合,至極自然なことであることがわかる.

赤羽にしても,首藤にしても,臨床家としても評価の高い彼らの腋窩点運用法は完全に「天・

4.「天・地・人−小宇宙治療」の例　207

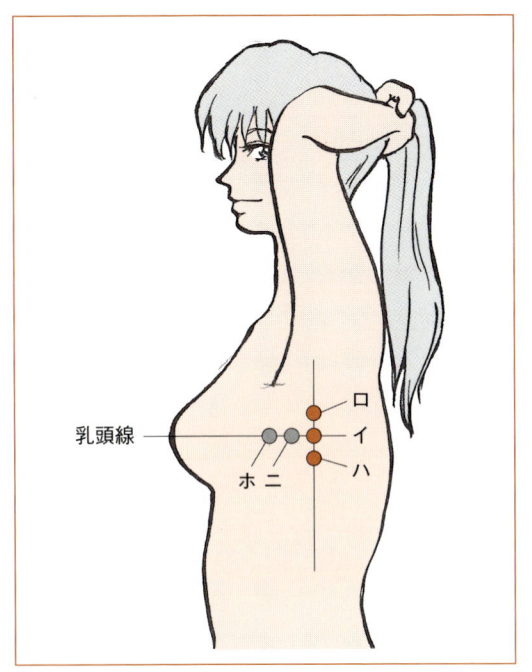

図 6-39　赤羽幸兵衛の腋窩点（イ・ロ・ハ）と首藤傳明の腋窩点（ニ・ホ）
（首藤傳明：喘息，医道の日本，第406号，1978, 13-16を参考に作図）

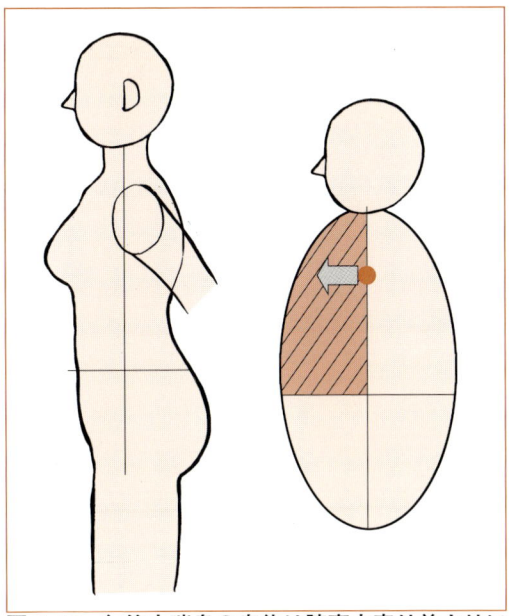

図 6-40　気管支喘息の病位は腋窩点寄り前よりになる

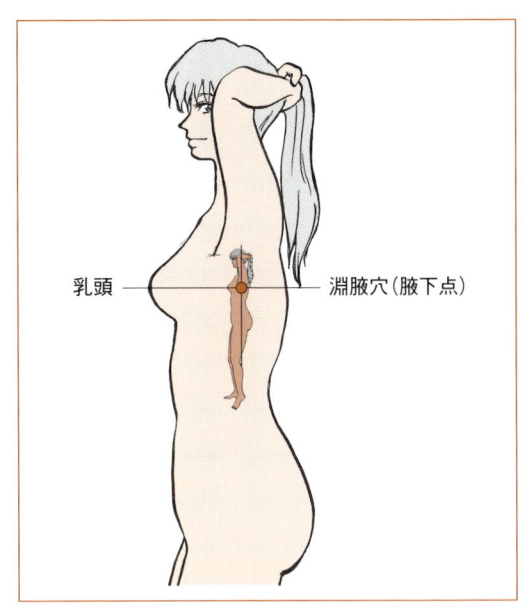

図 6-41　腋窩点への全身投影

地・人」の原則に即したものであり，「天・地・人−気街治療」に包含されるものである．

このように，優れた臨床家は，実際の臨床のなかで知らず知らずのうちに「天・地・人 治療」を実践していることが多い．

さて，この淵腋穴に，側面からみた人体の全身を投影（図6-41）し，施術する場合，淵腋穴を中心にして前は身体の前部，後は身体の後部，上は身体の上半身，下は身体の下半身となる．たとえば，気管支喘息の場合は淵腋穴の前方を，腰痛なら淵腋穴の下後方を，腹痛には淵腋穴の下前方を取穴すればよい．取穴が正確に反応点に一致していれば，切皮置鍼で十分な治療効果をあげることができる．もちろん，皮内鍼や金粒・銀粒貼付などや持続圧法による指圧などによっても，症状の改善が認められる．

なお，私は大包穴（図6-31）においても，腋窩点と同様の運用を行うことができることを確認し，頻用している．（参考：私たちの「新治療システム」[16-23]では，左大包穴にマグネットのN極を，陰交穴にS極を貼付する運用法を紹介している）

(4) 側腹点（帯脈穴）の運用法

腋窩点や大包穴と同様，帯脈穴にもまた，そのツボそのものに側面からみた人体の全身を投影することができる（図6-32）．

帯脈穴は，人体の側面を統括する奇経の帯脈を代表する穴であり，側面からの全身調整に用いることができることは，第3章ですでに述べた．

帯脈穴の取穴部位は，『霊枢』癲狂篇第二十二に「腰相去三寸」，『鍼灸甲乙経』に「帯脈在季脇下一寸八分」，『鍼灸大成』に「季肋下一寸八分陥中．臍上二分両旁各七寸半」[56] とあることから，ほぼ臍の高さ（やや上）にある．すなわち，中焦（人）と下焦（地）の境界部の側面になる．境界部にある経穴はすべて「天・地・人−気街治療」におけるもっとも重要なツボであるということは繰り返し述べてきた．

『増補・室内住職学随聞録』などにあるように，仏教における加持（自身の仏性を高めて仏の慈悲力を借りること）の1つである洒水（しゃすい）の儀礼は，まずお香を焚いてその場を清めた後，水をたたえた器に向かい，左手金剛拳で横腹を押すことから始まる．これは悪魔が人の左脇から侵入するという言い伝えによる[232]．僧侶は自身を金剛拳により魔物から左腰を守るというのである．この左腰を押さえる儀式には，自分の身を守る（護身）ことだけでなく，自身を清浄にするという目的もある．仏教では身体の左側を自己としている．それを押さえ込むことで魔物の侵入を防ぐとともに，自らの邪な念を払うのである．しかし，この押す部位については，どの仏教文献においても，「横腹」，「左脇」というような大まかな記載になっているため，具体的な位置がはっきりしない．それは，これらの仏教儀礼の多くが，指導僧から修行僧へと直接伝承される口伝・直伝であるためと考えられる．

そこで，私が曹洞宗僧侶の日比泰広師の協力を得て調査したところ，僧が金剛拳を当てる「横腹」，「左脇」とはちょうど帯脈穴がある位置であることが判明した．

真言宗，天台宗，曹洞宗といった宗派ではそれぞれの加持祈祷のさいにも，左金剛拳を左腰に当ててこの部位を守っている[233]．金剛拳とは五智拳ともいい，曲げた母指を他の四指で包むように拳を作り，示指の先で母指の第1節を押す形にしたもの[234]である．この示指の第2関節を左帯脈穴付近に当てるのである．

帯脈穴は陽（上半身）と陰（下半身）の境界点，「天・地・人」の境界穴，奇経の帯脈の起穴として，私たちの臨床においても，よく使用される重要穴である．しかも，このツボの刺入要求穴としての反応は右よりも左の方が強いことが圧倒的に多い．当然，左帯脈穴が右帯脈穴に比べて使用頻度は高くなる．

これらのことと，この左帯脈穴が，鍼灸と同じ中国伝来の仏教（発祥は古代インド）の加持祈祷においても，邪鬼が侵入する部位にあたり，守るべき大切な要所であるということは偶然とは思えない関連が示唆される．

この帯脈穴は，三焦における中焦（人）と下焦（地）の境界にある穴であると同時に，人体を上下に陰陽に分割した場合の陽（上半身）と陰（下半身）の境界点でもある．「天・地・人」の考え方でも，これらの境界点，「節」に相当する場所は，"気"が滞りやすいため，人体における脆弱部位として，反応点，診断点，治療点として重要なところである．帯脈穴は，そのうえ，側面を統括する奇経である帯脈の代表穴としての性質をあわせもつのである．

帯脈穴への施術により，中焦（人）と下焦（地）には直接的に，上焦（天）に対しては間接的に効果を及ぼすことができる．また，陽（上半身）と陰（下半身）の境界点として運用する場合は，上半身を対象にした治療も，下半身を対象にした治療もこの1穴で可能となる．そのため，帯脈穴は側面からの全身治療にもっとも適した孔穴であるといえる．

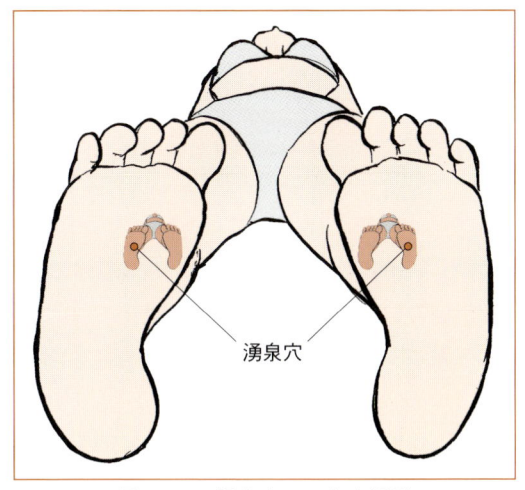

図6-42 湧泉穴への全身投影

しかも、腋窩点や大包穴に比較して気胸の危険が少なく、鍼による深刺も行いやすい部位にあるので、側面からの「天・地・人−小宇宙治療」による治療効果が顕著に現れるツボとして、とくに初心者に推奨したい。「天・地・人−小宇宙治療」として運用すれば、たとえば、五十肩に対し帯脈穴の施術だけで著効を得ることも可能だからである。

以上、とくに使用頻度が高い経穴のなかから、人体の前面から行う臍部（神闕穴）の施術のほか、上面から（百会穴）、後面から（大椎穴）、側面から（大包穴、淵腋穴、帯脈穴）、おのおのの運用例をあげてきたが、これまでいくども述べてきたように、この考えに基づく施術の方法は、これらの経穴に限局したものではなく、すべての経穴に適応できるものである。それゆえ、ここにあげた経穴はあくまで、代表例であることを強調しておきたい。

これ以外にも、下面からの湧泉穴（図6-42）を想定できるほか、体幹の前後の正中線上にある長強穴、命門穴、璇璣穴、天突穴、膻中穴などや、体幹の側面にある極泉穴、環跳穴なども、その穴に人体の全身を投影させる「天・地・人−小宇宙治療」の法則の運用に適した経穴で

あるといえる。これらの経穴への全身投影の大きさは大きなものから小さなものまで自由に設定することができる。

なお、これらの治療方法は単独で使用できることはもちろんであるが、日頃の臨床においてどのツボに対してもつねに用いることが可能である。つまり、これは臨床のコツともいえるもので、どのような治療システムの運用時にもこの方法を意識することで、その治療効果を飛躍的に高めることができるのである。読者諸氏に、ここに記述した方法を意識的に行っていただけたら、きっと、その効果の高さに驚かれるものと確信している。ツボの運用については、第3章の「天地人−奇経治療」、第4章の「天地人−気街治療」で紹介した症例が参考になるだろう。

3）古傷（傷痕）にみる小宇宙

人間の身体が、一見関係がなさそうな古傷にも影響されることは、古くから注目されていた。間中喜雄によると、ドイツのW・フネケ（W. Hunekk）が、1941年、ある婦人の肩関節周囲炎の治療に難渋していたが、ふとした偶然から、30年前の脛骨の手術による古傷の瘢痕部にインプレトール（バイエル製剤、ノボカインとカフェイン剤の注射薬）を数か所に分けて皮内注射したところ、この注射の直後にあれほど難治であった肩関節周囲炎の苦痛がまったくなくなったという。W・フネケは、これをきっかけにインプレトール療法を広く応用していったというが、多くの場合その効果は瞬間的であり、しかも持続的であったという[41]。

このW. フネケの治療法は当時、日本の新聞（1959年10月23日付の読売新聞夕刊）などでも紹介され、多くの日本の鍼灸師に影響を与えた。赤羽幸兵衛も、古傷の傷痕への皮内鍼治療を行うことで、その効果が思いがけない遠隔部や全身に及ぶことを追試している[50]。

ただし、一般には古い傷痕があるからといって、その傷痕への施術がかならず効果があると

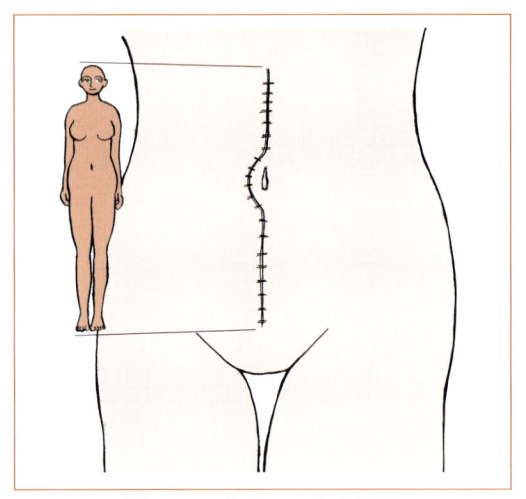

図 6-43　傷痕への全身投影

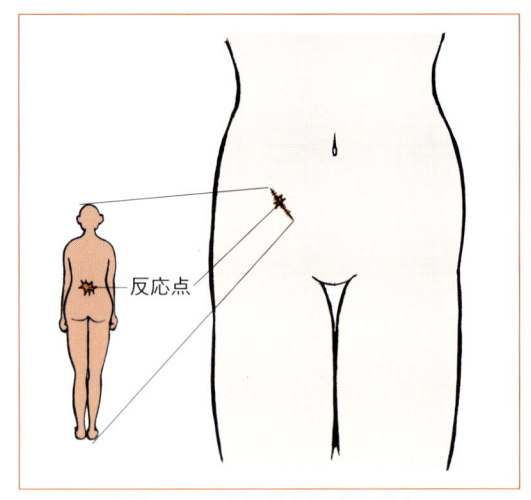

図 6-44　虫垂炎の傷痕と腰痛

はかぎらないと考えられている．ラッチョウ（Ratchow）の多数例の追試では，W・フネケのいう古傷治療による瞬間現象が起こるのは，治療例全体の 7％であった[41] という．

　古傷のなかでも，その傷が細くきれいで周囲と変わらない硬さのものは，全身との対応は弱いこともある．すなわち，高い治療効果が期待できるのは，その傷痕と愁訴との間に強い関連が認められ，傷痕に対し圧迫などの刺激を与えることで明確な主訴の変化がある場合である．

　とはいうものの，よく観察してみると，たとえ著効を示さない例であったとしても，古い傷痕と人間全体との間には，何らかの対応が存在していることに気がつくだろう．

　古傷にも人体の全身が投影されていることに気づくと，「天・地・人−小宇宙治療」の法則による診断と治療が運用できるのだ．

　傷痕を形成している"気"もその人の全身を構成している"気"と同じものであることから，傷痕はその人の小宇宙を象（かたど）っているものとして，その人間が有している情報をすべてもっているものと考えられる．

　どんな傷痕も，一定の形をもっている．その形に人体の全身を投影（図 6-43）して，反応を検索すると，患者のその時の愁訴に対応した部位に反応点が出現していることが多い．その部位が治療点であることは，その部位を指で圧迫して，愁訴の消失，あるいは軽減を観察することで確認できる．傷の太さによっては，指ではなく鍉鍼や員鍼による圧迫で検索してもよい．反応部位はよく診（み）ると，傷の部位のなかでも，色，硬さ，形がほかと異っていることが多い．引きつれていたり，太さが違っていたりすることもある．

　たとえば，虫垂炎の手術痕をもった人が，腰痛を訴えている場合，患者の腰の部位を投影した傷痕の位置に反応点が出現しているものである（図 6-44）．その場合，その反応点が治療点となる．

　治療点が定まれば，その部位が求めている施術を行う．標準的には，寸 6-3 番（50mm，20 号）ステンレス鍼を単刺で，刺鍼穴が引き込むところまで刺入，抜鍼後，鍼孔を閉じて圧迫しておく．その鍼孔に灸（米粒大 5 壮程度，あるいはカマヤミニ灸 1 壮）をしておくと効果が安定する．鍼の初心者であれば，切皮置鍼を行い，その上に灸をするだけでも効果がある．

　反応点がはっきりしない場合は，人体の百会穴と湧泉穴に相当する傷痕の上端と下端に同様の施術を行うとよい．なお，この施術は，治療

点が定まっている場合にも併用して効果を高めることが多いのでルーチンに行ってもよいだろう．

臨床においては，患者に既往歴を聞くさい，過去に受けた手術，大きな外傷などを尋ね，その傷痕を確認することが大切である．傷痕を治療することで，その傷とは関係がなさそうな患者の愁訴が瞬時にとれることがよくあるからである．これまで，古傷の「天・地・人 治療」として，膝の手術痕への施術により急性腰痛が治癒したり，虫垂炎の手術痕への施術で寝違えがよくなったり，帝王切開の傷痕への施術により原因不明の足指の痺れが治ったり，鎖骨の骨折痕への施術で五十肩の痛みが緩解したことなどを経験してきたが，ここでは，私が古傷に「天・地・人 治療」が適応できることに気づくきっかけとなった症例を紹介しておきたい．

症例．頭痛　39歳　女性
〔主訴〕2～3年前から，頭が重く痛い．時々，ふらふらとめまいもするようになった．病院を数件回り，X線検査やMRI検査を受けたが，原因は不明だった．現在，通院先の医師からは抗うつ薬が処方されているが，症状の改善はない．
〔診断と治療〕
　この患者は4年前に左乳癌摘出手術を受けていた．左乳房はなく，左胸部に大きな手術痕があった．術後の放射線治療は，いまは受けていないとのこと．

六部定位脈診，腹診では肝虚証．VAMFITの診断ははっきりしない．

当初から，本治法と「四海システム」における「髄海」の治療として曲泉穴，百会穴，四神聡穴，顖会穴，攅竹穴，睛明穴，聴宮穴，糸竹空穴，風府穴，天柱穴に切皮置鍼を行い，「缺盆」（鎖骨上窩）の基本施術法を行っていた．その治療で，そのつどの直後効果はあるのだが，来院ごとによくなっていくという実感がないまま1か月が過ぎてしまった．

ある日，手術痕が痛むという患者の訴えにはっと気がついて，手術痕にその人の身体を投影し，その頭に相当する部位に指を当てていると，頭痛と頭重が急に楽になり，目がすっきりしてきたという．いつもの治療に加えて，手術痕のその反応部位に寸3-3番（40mm，20号）ステンレス鍼による単刺を行い，鍼孔に米粒大5壮を施灸すると，まったく愁訴が消失し，治療効果にいままでにない手ごたえを感じた．その部位に灸点をおろし，自宅でのカマヤミニ灸を指示して帰したが，それ以来，それらの愁訴がまったく出現しなくなった．それに伴い，医師と相談のうえ，抗うつ薬の服用を中止した．なお，自宅での施灸は現在でも時々行っているという．

参考文献

1) 著者不詳:素問.日本内経医学会,2004.
2) 著者不詳:霊枢.日本内経医学会,1999.
3) 王 九思:難経集註(濯纓堂本).日本内経医学会,1997.
4) 丸山昌朗:校勘和訓黄帝素問.黄帝素問刊行会,1965.
5) 丸山昌朗:校勘和訓黄帝鍼経(霊枢).黄帝素問刊行会,1967.
6) 石田秀実,他:黄帝内経素問—現代語訳.上巻,1991,中巻,1992,下巻,1993,東洋学術出版社.
7) 石田秀実,他:黄帝内経霊枢—現代語訳.上巻,1999,下巻,2000,東洋学術出版社.
8) 柴崎保三:鍼灸医学大系 黄帝内経素問.1巻〜8巻,1979,9巻〜13巻,1980,雄渾社.
9) 柴崎保三:鍼灸医学大系 黄帝内経霊枢.14巻〜17巻,1979,18巻〜22巻,1980,雄渾社.
10) 本間祥白:難経の研究.医道の日本社,1965.
11) 山下 詢:和訓難経本義.名著出版,2005.
12) 南京中医学院医経教研組・著,戸川芳郎・監訳:難経解説.東洋学術出版社,1990.
13) 遠藤了一:難経入門.オリエント出版社,2001.
14) 皇甫謐:黄帝鍼灸甲乙経,東洋医学善本叢書(7)脈経・鍼灸甲乙経,オリエント出版社,1981.
15) 木戸正雄:変動経絡検索法(VAMFIT).医歯薬出版,2003.
16) 石田 勝・岩田一郎・木戸正雄:新治療システムの研究(1).医道の日本,(521):101-108,1988.
17) 石田 勝,岩田一郎,木戸正雄:新治療システムの研究(2).医道の日本,(522):27-32,1988.
18) 石田 勝・岩田一郎・木戸正雄:新治療システムの研究(3).医道の日本,(525):31-33,1988.
19) 石田 勝・岩田一郎・木戸正雄:新治療システムの研究(4).医道の日本,(537):29-35,1989.
20) 石田 勝・岩田一郎・木戸正雄:新治療システムの研究(5).医道の日本,(538):45-51,1989.
21) 石田 勝・岩田一郎・木戸正雄:新治療システムの研究(6).医道の日本,(542):40-44,1989.
22) 石田 勝・岩田一郎・木戸正雄:新治療システムの研究(7).医道の日本,(559):37-43,1991.
23) 石田 勝・岩田一郎・木戸正雄:新治療システムの研究(8).医道の日本,(521):52-55,1992.
24) 木戸正雄,他:肝虚証とVAMFIT.経絡治療,(145):37-43,2001.
25) 木戸正雄:腰痛の経絡治療.経絡治療,(149):18-29,2002.
26) 木戸正雄:VAMFITの運用法.経絡治療,(148):16,2002.
27) 近藤鴨治,他:肩こりについての研究第1報.(社)東洋療法学校協会誌,(17):72-80,1993.
28) 光澤 弘・木戸正雄・武藤厚子・白石武昌:VAMFITの運用法(2).経絡治療,(152):16,2003.
29) 武藤厚子・木戸正雄・光澤 弘・白石武昌:VAMFITの運用法(3).経絡治療,(156):24-25,2004.
30) 寶 漢卿:鍼灸指南.李鼎・韓註,王 羅珍・校録.啓業書局有限公司,台北,1991.
31) 滑 伯仁:十四経発揮.旋風出版社,台北,1989.
32) 大塚敬節:傷寒論解説.創元社,1966,5-28,124-127.
33) 吉川文雄:人体系統解剖学.南山堂,1984,98-141.
34) 楠山春樹:淮南子.中国古典新書,明徳出版社,1961.
35) 福永光司・著,吉川幸次郎・監修:荘子 外篇.新訂中国古典選第8巻,朝日新聞社,1966.
36) 福永光司・著,吉川幸次郎・監修:荘子 内篇.新訂中国古典選第7巻,朝日新聞社,1966.
37) 奥平 卓・大村益夫・訳,松枝茂夫・竹内 好・監修:老子 列子,中国の思想VI,第3版,徳間書店,1996.
38) 福永光司・著,吉川幸次郎・監修:荘子 外篇・雑篇.新訂中国古典選第9巻,朝日新聞社,1967.
39) 丸山昌朗:黄帝素問 黄帝鍼経の栞.日本内経医学会,彌生書房,1995.
40) 石田秀実:気—流れる身体—.平河出版社,1987.
41) 間中喜雄:医家のための鍼術入門講座.改訂第2版,医道の日本社,1980.
42) 高木健太郎:生体の調節機能.中央公論社,1972.
43) 丸山昌朗:鍼灸医学と古典の研究.創元社,1977.
44) 藤木俊郎:素問医学の世界.積文堂出版,1976,17-21,65-68.
45) 宗 道臣:少林寺拳法教範.(社)日本少林寺拳法連盟,1972,249-252,260.
46) 中山 清:武医同術.いなほ書房,1984,165.
47) 宗 道臣:秘伝 少林寺拳法.光文社,1963,192-193.
48) 簑内宗一:新版 ツボと日本人.いなほ書房,2002,238-240.

49) 藤田恒太郎：人体解剖学．南江堂，1972，227．
50) 赤羽幸兵衛：皮内針法．医道の日本社，1964．
51) 野口晴哉：整体入門．筑摩書房，2002，148-154．
52) 李 鼎：鍼灸学釈難．源草社，2000，66-67．
53) (社) 東洋療法学校協会・編，教科書執筆小委員会・著：経絡経穴概論．医道の日本社，1992．
54) 代田文誌：鍼灸読本．春陽堂書店，1979，44-45．
55) 日本経穴委員会・編：標準経穴学．医歯薬出版，1989．
56) 楊 繼州：鍼灸大成．大中國図書公司，台湾，1978，巻 7，174-191，巻 8，63．
57) 徐 鳳：鍼灸大全．人民衛生出版社，北京．1987，80-119．
58) 高 武：鍼灸聚英発揮．鍼灸医学典籍大系 12，出版科学総合研究所，1978．
59) 山田慶兒：中国医学はいかにつくられたか．岩波書店，1999，73-89．
60) 野口三千三：野口体操からだに貞く．柏樹社，1977，11-14．
61) Joseph Heller, William A. Henkin・著，古池良太朗・杉秀美・訳：ボディワイズ－からだの叡智をとりもどす．春秋社，1999，40-63．
62) Claire Sylvia, William Novak・著，飛田野裕子・訳：記憶する心臓－ある心臓移植患者の手記．角川書店，1998）．(A Change of Heart. Brown and Company Inc. Boston, 1997)
63) Paul Pearsall・著，藤井留美・訳：心臓の暗号．角川書店，1999．(The Heart's Code. Bantam Doubleday Dell Publishing Inc. New York, 1998)
64) George Soulie de Morant：Chinese Acupuncture. Paradigm Publications, 1996.
65) 山下 詢：正奇経統合理論とその臨床．医歯薬出版，1987．
66) 入江 正：経別・経筋・奇経療法．医道の日本社，1982．
67) 柳谷素霊：最新鍼灸医学摘要．医道の日本社，1947．
68) 李時珍・著，王羅珍・李 鼎・校注：現代語訳奇経八脈考．東洋学術出版社，1995．
69) Niels Henrik David Bohr・著，山本義隆・編訳：因果性と相補性．ニールス・ボーア論文集 11，岩波書店，1999．
70) 佐藤勝彦・監修：「量子論」を楽しむ本．PHP 研究所，2000，185-188．
71) 柴崎保三：鍼灸医学大系 23 素問霊枢臨床研究第 1 篇～第 6 篇．雄渾社，1979，258-295．
72) 森本玄閑：難経本義大鈔．鍼灸医学典籍集成 3，オリエント出版社，1985，123-128．
73) 岡本一抱：内経奇経八脈詳解．臨床経絡経穴書集成 6，オリエント出版社，1997，205-256．
74) 寺島良安・編，島田勇雄・竹島淳夫・樋口元巳・訳注：和漢三才図会 3，平凡社，1986．
75) 白川 静：字統．平凡社，1992，207，566．
76) 長浜善夫・丸山昌朗：経絡の研究．杏林書店，1950．
77) 上海中医学院・編，井垣清明・他訳：鍼灸学．刊々堂出版社，1977．
78) 葛 仙翁：肘後備急方．集文書局，台北，1975，巻 2，33．
79) 岡本為竹一抱子：鍼灸阿是要穴．医道の日本社，1976，巻之 1，13-14．
80) 石阪宗哲：鍼灸説約．経絡治療学会，1970，65．
81) 福本和夫：諸学復興．日本ルネッサンス史論 2，インタープレス，1977，26．
82) 陳 寿：三国誌．中華書局，北京，1959，巻 29，魏書 方技，802．
83) 陳 寿・今 鷹真・著，小南一郎・訳：正史三国誌 4．筑摩書房，1993，327-328．
84) 范 曄：後漢書．中華書局，北京，1964，巻 82 下 方術列伝第 72 下，2739．
85) 加納喜光：中国医学の誕生．東京大学出版会，1987，77-98．
86) 中医研究院・広東中医学院・成都中医学院・編著，中医学基本用語邦訳委員会・訳編：中国漢方医語辞典．中国漢方，1980，71．
87) 柳谷素霊：実験実証 秘方一本鍼伝書．医道の日本社，1955．
88) Selvarajan Yesudian・Elisabeth Haich・著，吉村夏比古・訳：ヨガの心身強健法．白揚社，1961，57-62，107-111（Yoga and Health. George Allen and Unwin Ltd, 1953）．
89) C. W. Leadbeater・著，本山博・湯浅泰雄・訳：チャクラ．平河出版社，1978 (The Chakras. The Theosophical Publishing House, Adyar, Madras 20, India, 1927)
90) 張 介賓：類経・類経図翼・類経附翼．復刻版．第 5 分冊．類経附翼，全 4 巻，経絡治療学会，1978．
91) 陳 言：三因極一病源論．燎原書店，1978，102．

92) 張 介賓：類経・類経図翼・類経附翼. 復刻版, 第1分冊. 類経巻1～巻12, 経絡治療学会, 1978, 8巻, 25.
 93) 伊藤 隆・原著, 高野廣子・改訂：解剖学講義. 改訂2版, 南山堂, 2001, 241.
 94) R. D. Sinelnikov：Atlas of Human Anatomy –In Three Volumes–. The Science of the Viscera and Vessels, Translated from the Russian by Ludmila Aksenova, M. D., Mir Rublishers Moscow, 1989, 351.
 95) 張 介賓：類経・類経図翼・類経附翼. 復刻版, 第4分冊. 類経図翼, 全11巻, 経絡治療学会, 1978.
 96) 柴崎保三：鍼灸医学大系24. 素問霊枢臨床研究, 第7篇, 第8篇, 雄渾社, 1980, 957-987.
 97) 山田安正：現代の解剖学. 金原出版, 1992, 2, 190-191.
 98) 坂本静男：熱中症. 臨床スポーツ医学, 15, 臨時増刊：264, 1998.
 99) 青木五郎・著：史記11, 列伝4. 新釈漢文大系91巻, 明治書院, 2004.
100) 松尾 清：眼瞼下垂症手術. 形成外科, 47, 臨時増刊（日常診療に役立つ形成外科基本手技のコツ）：274-278, 2004.
101) 松尾 清：まぶたで健康革命（下がりまぶたを治すと体の不調が良くなる?）. 小学館, 2008.
102) 丸山剛郎：臨床生理咬合. 医歯薬出版, 1988.
103) 丸山剛郎：咬合と全身の健康. 医歯薬出版, 2000.
104) 新村 出：広辞苑. 第5版, 岩波書店, 1998, 2326.
105) 王 叔和・著, 小曽戸丈夫・校注, 池田政一・訓訳：脈経, 第2冊（巻之4～巻之6）, 谷口書店, 1991, 476-480.
106) Moore, Persaud・著, 瀬口春道・小林俊博・Eva Garcia del Saz・訳：ムーア人体発生学. 第7版, 医歯薬出版, 2007, 243-244 (The Developing Human –Clinically Oriented Embryology–. Seventh Edition, Saunders, Philadelphia, Pennsylvania U. S. A, 2003).
107) T. W. Sadler・著, 沢野十蔵・訳：ラングマン人体発生学―正常と異常. 第5版, 医歯薬出版, 1987, 131-132 (Langman's Medical Embryology. Fifth Edition, Williams & Wilkins, Baltimore U. S. A, 1985).
108) 本山 博：チャクラ・異次元への接点. 宗教心理出版, 1978.
109) 木戸正雄：頭痛. 加納龍彦・田山文隆・編, 痛みのマネジメント－西洋医学と鍼灸医学からのアプローチ－, 医歯薬出版, 2005, 126-133.
110) Williamus, p.C.：The Lumbosacral Spine. McGraw-Hill, New York, 1965.
111) 木戸正雄：「変動経絡治療システム（VAMFIT）」と「天・地・人」. 医道の日本, 64 (746)：31-38, 2005.
112) 黒竜江省祖国医薬研究所：針灸大成校釋. 人民衛生出版社出版, 北京, 1984, 187.
113) 施 土生：針灸歌賦校釈. 山西科学教育出版社, 山西省, 1987, 99.
114) 橋本正博：新釈・鍼灸経絡治療. 医歯薬出版, 1985, 19-29.
115) 木戸正雄：ＥＤの東洋医学的鍼灸治療. 医道の日本, 63 (731)：40-49, 2004.
116) 孫 思邈：備急千金要方. 人民衛生出版社, 北京, 1955, 540.
117) 王 執中：鍼灸医学典籍大系8, 鍼灸資生経. 出版科学総合研究所, 1978, 第3-13.
118) Barbara Ann, Brennan 著, 三村寛子・加納眞士・訳：光の手. 河出書房新社, 1995 (HANDS OF LIGHT, A Guide to Healing Through the Human Energy Field, 1987).
119) 五木寛之：気の発見. 平凡社, 2004, 5, 27-29.
120) 佐々木茂美：「気」のつくり方・高め方. ごま書房, 1991.
121) 齋藤 孝：呼吸入門. 角川書店, 2003.
122) 前嶋信次：アラビアの医術. 中央公論社, 1965, 9-15, 166-168.
123) 三浦國雄：中国の自然観. 梅原猛・後藤康男・編著, 東洋思想の知恵. ＰＨＰ研究所, 1997, 96.
124) 五味雅吉：腰痛 よく黙っていたもんだ. 青春出版社, 1985.
125) Richard Dawkins 著, 日高敏隆・訳：利己的な遺伝子. 紀伊国屋書店, 1991 (The Selfish Gene. Oxford University Press, 1989).
126) Richard Brodie・著, 森 弘之・訳：ミーム ―心を操るウイルス―. 講談社, 1998 (Virus of The Mind. Forthwrite Literrary Agency, Pasadena, 1996).
127) Henri Bergson・著, 岡部聰夫・訳：物質と記憶. 駿河台出版社, 1995 (Matiere et Memoire, Essai sur la relation du corps a l'esprit. Presses Universitaires de France, 1896).
128) 西原克成：内臓が生みだす心. NHKブックス, 日本放送出版協会, 2002.
129) 竹原 弘：意味の現象学―フッサールからメルロ＝ポンティまで―. ミネルヴァ書房, 1994.
130) Maurice Merleau-Ponty・著, 中島盛夫・訳：知覚の現象学. 叢書・ウニベルシタシス, 法政大学出版局,

1982（Phenomenologie de la Perception. Gallimard, Paris, 1945）．
131) 齋藤 孝：上機嫌の作法．角川書店，2005．
132) Gerhard Madaus・著，山岸 晃・長沢元夫・訳：ドイツの植物療法．日本古医学資料センター，1978，46-48，56-57（Lehrbuch der biologischen Heilmittel. Georg Thieme, Verlag, Leipzig, 1938）．
133) E. Davenas et al.：Human basophil degranulation triggered by very dilute antiserum against IgE. Nature, (333)：816-818, 1988．
134) 上田哲男：脳機能と力学系．長谷川健治・吉岡 亨・編，脳のフィジックス．共立出版，2004，13-50．
135) 上田哲男・中垣俊之：細胞に心はあるか－細胞行動の心理生理学の試み－．松本修文・編，脳の心のバイオフィジックス．共立出版，1997，53-67．
136) Karl H. Pribram・著，須田勇・監修，岩原信九郎・酒井 誠・訳：脳の言語―実験上のパラドックスと神経心理学の原理―．誠信書房，1978（Languages of the Brain—Experimental Paradoxes & Principles in Neuro-Psychology—. Prentice-Hall, Inc., Englewood Cliffs, New Jersey, U. S. A., 1971）．
137) T. Nakagaki, H. Ymada, A. Toth： Maze-solving by an amoeboid organism. Nature (407)：470, 2000．
138) David Bohm・著，井上 忠・他訳：全体性と内蔵秩序．青土社，1996（The Special Theory of Relativity, Wholeness and the Implicate Order. Routledge & Kegan Paul, London, 1980）．
139) 間中喜雄・他：経絡治療とX－信号系（情報系に対する干渉としての鍼灸）．経絡治療，(86)，1980．
140) Jim E. Lovelock・著，S.p. プラブッダ・訳：地球生命圏―ガイアの科学―．工作舎，1984（Gaia—A new look at life on Earth —. Oxford University Press, 1979）．
141) James (Jim E.) Lovelock・著，S.p. プラブッダ・訳：ガイアの時代．工作舎，1989（The Age of Gaia. The Commonwealth Fund Book Program of Memorial Sloan-Kettering Cancer Center, 1988）．
142) James E. Lovelock・著，糸川英夫・監訳：GAIA（ガイア）―生命惑星・地球―．NTT出版，1993（Gaia—The Practical Science of Planetary Medicine—. Gaia Books LTD, 1991）．
143) Lynn Margulis, Dorion Sagan・著，田宮信雄・訳：ミクロコスモス―生命と進化　科学のとびら―．東京科学同人，1989（Microcosmos—Four Billion Years of Evolution from Our Microbial Ancestors—. Univ of California Pr, 1986）．
144) Lynn Margulis・著，中村桂子・訳：共生生命体の30億年．草思社，2000（Symbiotic Planet. Orion Publishing Group Ltd., 1999）．
145) Ken Wilber・編，井上 忠・他訳：空像としての世界―ホログラフィをパラダイムとして―．青土社，1992（The Holographic Paradigm and Other Paradoxes -Exploring the Leading Edge of Science-. Shambhala, 1982）．
146) Fritjof Capra・著，吉福伸逸・他訳：タオ自然学 ―現代物理学の先端から「東洋の世紀」がはじまる―．工作舎，1979（The Tao of Physics -An Explorations of the Parallels Between Modern Physics and Eastern Mysticism-. Shambhala, 1975）．
147) Brian Greene・著，林 一・林 大・訳：エレガントな宇宙―超ひも理論がすべてを解明する―．草思社，2001（The Elegant Universe -superstrings. hidden dimensions. and the quest for the ultimate theory-. W. W. Norton & Company, New York, 1999）．
148) Arthur Koestler・著，日高敏隆・長野 敬・訳：機械のなかの幽霊．工作舎，1969（The Ghost in the Machine. Hutchinson & Co. Ltd., London, 1967）．
149) Arthur Koestler・著，田中三彦・吉岡桂子・訳：ホロン革命．工作舎，1983（Janus, Hutchinson & Co. Ltd., London, 1978）．
150) C. G. Jung., W. Pauli・著，河合隼雄・訳：自然現象と心の構造 ―非因果的連関の原理―．海鳴社，1976（The Interpretation of nature and the psyche. Bollingen Foundation Inc, New York, 1955）．
151) 湯浅泰雄：共時性の宇宙観（時間・生命・自然）．人文書院，1995．
152) 湯浅泰雄・著訳：ユング超心理学書蘭．白亜書店，1999．
153) 湯浅泰雄：科学と霊性の交流時代へ．湯浅泰雄・春木 豊・田中朱美・監修，科学とスピリチュアリティ（身体・気・スピリチュアリティ），星雲社，2005．
154) Lyall Watson：Lifetide ―A biology of the unconscious ―, Simon & Schuster, London, 1979
（ライアル ワトソン・著，木幡和枝 村田恵子 中野恵津子・訳：生命潮流，工作舎，東京，1981）
155) Rupert Sheldrake：A New Science of Life（New Edition）, Paladim Crafton Books, London, 1985（ルパート シェルドレイク・著，幾島幸子 竹居光太郎・訳：生命のニューサイエンス ―形態形成場と行動の進化―，

工作舎，東京，2000）．
156) 喰代栄一：なぜそれは起こるのか―過去に共鳴する現在―，サンマーク出版，2001．
157) Amir D. Aczel・著，水谷 淳・訳：量子のからみあう宇宙―天才物理学者を悩ませた素粒子の奔放な振る舞い―．早川書房，2004（Entanglemento － The Greatest Mystery in Physics －．Writers House LLC and Four Walls Eight Windows through Owl's Agency Inc, 2001）．
158) M. Riebe et al.：Deterministic quantum teleportation with atoms, Nature (429)：734-737, 2004．
159) M. D. Barrett et al. ：Deterministic quantum teleportation of atomic qubits. Nature (429)：737-739, 2004．
160) 頼富本宏：曼荼羅の鑑賞基礎知識．至文堂，1991．
161) 高安秀樹・高安美佐子：フラクタルって何だろう．ダイヤモンド社，1988．
162) 三井秀樹：フラクタル科学入門．日本実業出版社，1990．
163) 高木隆司：巻貝はなぜらせん形か（「かたち」を科学する）．講談社，1997．
164) 中村 滋：フィボナッチ数の小宇宙（フィボナッチ数・リュカ数・黄金分割）．日本評論社，2002．
165) Richard A. Dunlap・著，岩永泰雄・松井講介・訳：黄金比とフィボナッチ数．日本評論社，2003（The Golden Ratio and Fibonacci Numbers. World Scientific Publishing Company Pte. Ltd, 1997）．
166) Vitruvius・著，森田慶一・訳注：ウィトルーウィウス建築書（普及版），東海選書，東海大学出版会，1979（De Architectura Libry Decem B. C. 1c）．
167) 市川 浩：身体・家・都市・宇宙．叢書 文化の現在，2 身体の宇宙性，岩波書店，1982．
168) ブルーノ サンティ・著，片桐頼継・訳：レオナルド・ダ・ヴィンチ．イタリア・ルネッサンスの巨匠たち 18，東京書籍，1993．
169) 若桑みどり：人間的空間の系譜 － 人文的文化における建築と都市の理論 －．都市のイコノロジー，青土社，1990．
170) Mircea Eliade・著，風間敏夫・訳：聖と俗 － 宗教的なるものの本質について －．叢書・ウニベルシタス，法政大学出版局，1969．
171) Mircea Eliade・著，久米博・訳：エリアーデ著作集 第 3 巻 聖なる空間と時間―宗教学概論 3―．せりか書房，1974（Traite d'Hisoire des Religions. Payot, Paris, 1968）．
172) Lawrence Blair・著，菅靖彦・訳：超自然学―宇宙と意識のリズム―．平河出版社，1983（Rhythms of Vision. Curtis Brown Ltd., London, 1975）．
173) Martin Brauen・著，森雅秀・訳：図説曼荼羅大全―チベット仏教の神秘―．東洋書林，2002（The Mandala-Sacred Circle in tibetan Buddhism-. Shambhala Publication, Boston, 1997）．
174) 西蔵唐卡．文物出版社，北京，1985．
175) Tom Dummer・著，井村宏次・監訳，久保博嗣・訳：チベット医学入門―ホリスティック医学の見地から―．春秋社，1991（Tibetan Medicine— And Other Holistic Health-Care Systems —．Penguin Books Ltd., London, 1988）．
176) Yeshi Donden・著，三浦順子・訳，チベット医学―身体のとらえ方と診断・治療―．春秋社，1991（Health Through Balance：An Introduction to Tibetan Medicine. Snow Lion Publications, London, 1986）．
177) 洛桑次仁・編：四部医典系列掛図全集．西蔵人民出版社，チベット自治区，2000．
178) 池上正治：気の曼荼羅―道教からチベット医学まで―．出帆新社，1993．
179) Ernst Heinrich Haeckel：総合科学との関係における現代進化論について．八杉龍一・編訳，ダーウィニズム論集，岩波書店，1994（Uber die heutige Entwicklungslehre im Verhaltnisse zur Gesammtwissenschaft, Gesammelte Populare Vortrage aus dem Gebiete der Entwicklungslehre, 1878）．
180) 三木成夫：胎児の世界（人類の生命記憶）．中央公論社，1983．
181) 三木成夫：海・呼吸・古代形象 － 生命記憶と回想 －．うぶすな書院，1992．
182) 西村三郎：動物の起源論―多細胞体制への道―，中央公論社，東京，1983
183) 村上和雄：生命（いのち）の暗号―あなたの遺伝子が目覚めるとき―．サンマーク出版，1997．
184) John Briggs, F. David Peat・著，高安秀樹・高安美佐子・訳：鏡の伝説―カオス－フラクタル理論が自然を見る目を変えた―．ダイヤモンド社，1991（Turbulent Mirror —An Illustrated Guide to Chaos Theory and the Science of Wholeness—．Harper & Row Publishers Inc, New York, 1989）．
185) 丹波元簡廉夫：素問識．東豊書店，1985, 318．
186) 和久田寅叔虎：腹證奇覽 全（復刻）．医道の日本社，1981．

187) 無 分：鍼道秘訣集．篠原孝市・監修，鍼灸医学典籍集成 7 鍼灸集要・鍼灸指南集・診脉口伝集・鍼道秘訣集・鍼灸要法指南・鍼灸遡洄集，オリエント出版，1987．
188) 藤本蓮風：弁釈鍼道秘訣集改訂第 3 版．自然社，1983．
189) 馬 玄台：黄帝内経霊枢註證発微四．東方会，1978．
190) 吉元昭治：局所診断治療（反射理論とその実際）．エンタプライズ，1996．
191) 平田内蔵吉：治病強健術・熱鍼療法（民間治療全集第 4 巻）．春陽堂，1931（エンタプライズ，1977，復刻版）．
192) 平田内蔵吉：触手中心治療法（民間治療全集第 6 巻）．春陽堂，1933（エンタプライズ，1979，復刻版）．
193) 七條晃正：平田氏十二反応帯の力感覚的解釈．日本東洋医学会誌，2（1）：17-22，1951．
194) Hanne Marquardt・著，吉元昭治・星野益孝・訳：足の反射療法，医道の日本社，1984（Reflexzonenarbeit am Fuß. Karl F Hang Verlag, Heideberg, 1975）．
195) 張 穎清・著，飯田清七・訳：穴位分布的全身律及其臨床応用（全身の情報を反映する穴位分布法則とその臨床応用）．医道の日本，(470)：61-67，1983．
196) 形井秀一：治療家の手の作り方．六然社，2001，176．
197) 間中喜雄：耳針療法 auriculotherapy の伝来．R. J. ブルディオール・著，黒須幸男・訳，耳針法―P. ノジエ理論と臨床―，エンタプライズ，1985．
198) Paul Nagier : Points reflexes auriculaires. Moulins-les-Metz, Maisonneure. France, 1987.
199) René Jacques Bourdiol：Elements d'auriculotherapie. Article. French Penal Code, 1982．
200) Terry Oleson：Auriculotherapy Manual –chinese and western systems of ear acupuncture–. Health Care Alternatives, Los Angeles, 1990．
201) T. Shiraishi et al.：Effects of auricular stimulation on feeding related hypothalamic neuronal activity in normal and obese rats. Brain Res. Bull., 36：141-148, 1995．
202) T. Shiraishi et al.：Effects of bilateral auricular acupuncture stimulation on body weight in healthy volunteers and mildly obese patients. Experimental Biology and Medicine, 228：1201-1207，2003．
203) 柳 泰佑：高麗手指鍼と十四気脈論．高麗手指鍼研究会 韓国陰陽脈診社，1979．
204) 柳 泰佑：高麗手指鍼講座．陰陽脈診出版社，1977．
205) 山西省稷山県人民医院編：頭針療法．人民衛生出版社出版，北京，1973．
206) 朱 明清・彭 芝芸・著，朱氏頭皮針翻訳グループ（浅川 要・生田智恵子・植地博子・他）訳：朱氏頭皮針．東洋学術出版社，2000．
207) アン ヒル・編著，杉 靖三郎・監修：図説 新・人間医学百科．エンタプライズ，1981．
208) 新城三六：診断革命 ―虹彩診断による治療と予防―．六然社，2005．
209) 杉 充胤：眼鍼療法．医道の日本，(493)：21-26，1985．
210) 馬 孝魁：第二掌骨側速診法的臨床応用．新中医，1982 年第 1 期号，広州中医学院，53，1982（馬 孝魁・著，飯田清七・訳：第二中手骨側速診法の臨床応用．医道の日本，(455)：20-24，1982）．
211) 飯田清七：鍼灸と第二中手骨側指圧診断法（中手骨側診断 114 例の分析），医道の日本，(496)：11-19，1985．
212) 柴田和道：増補 柴田観趾法．手足根本療法普及会，1955．
213) 柴田當子：足心道・究極の足ツボ療法，元就出版社，1997．
214) 李 文瑞：実用針灸学．人民衛生出版社，北京，1982．
215) 府 強主・編：実用針灸療法臨床大全．中国中医薬出版社，北京，1991．
216) Vasant Lad・著，幡井 勉・監修，上馬場 和夫・訳：現代に生きるアーユルヴェーダ．平河出版社，1992 (Ayurveda the science of self-healing. Lotus Press, Sante Fe, New Mexico, U. S. A, 1984)．
217) 小林三剛：東洋医学講座 9．謙光社，1983．
218) 谷川 渥：図説 だまし絵 もうひとつの美術史．河出書房新社，1999，116．
219) Steven E. Locke・Douglas Colligan 著，池見酉次郎・訳：内なる治癒力 ―こころと免疫をめぐる新しい医学―．創元社，1990，273-282（The Healer Within. Barbara Lowenstein Associates Inc., 1986）．
220) Michael Talbot・著，川瀬勝・訳：ホログラフィック・ユニバース ―時空を超える意識―．春秋社，1994，120-125（The Holographic Universe. Harpercollins, 1991）．
221) Joseph Needham・著，牛山輝代・訳：中国科学の流れ．思索社，1984，133-136（Science in traditional china ―A comparative perspective―. The Chinese University of Hong Kong, Hong Kong, 1981）．
222) 直木公彦：白隠禅師－健康法と逸話．日本教文社，1955，224．

223) Jeanne Achterberg・著,井上哲彰・訳:自己治癒力 —イメージのサイエンス—. 日本教文社, 1991 (Imagery in Healing —Shamanism and Modern Medicine —. Shambhala Publications, Boston, 1985).
224) Lewis Thomas・著,大橋洋一・訳:歴史から学ぶ医学 —医学と生物学に関する29章—. 思索社, 1986 (The Medusa and The Snail —More Notes of A Biology Watcher —. The Viking Press, New York, 1979).
225) 代田文誌:治験例を主とした針灸治療の実際(上巻). 創元社, 1966, 231-240.
226) 宮沢康朗・夏樹芽々:鍼治療学の基礎と臨床. 第2版, 群出版, 1980, 96-100.
227) 代田文誌:鍼灸読本. 増補新訂版, 春陽堂, 1977, 19.
228) 陸 痩燕・朱 汝功・編著,間中喜雄・訳:奇穴図譜. 医道の日本社, 1971, 51-61 (針灸腧穴図譜. 上海技術出版, 1961).
229) 山下 詢:臨床経絡経穴図解. 第2版, 医歯薬出版, 2003.
230) 小川晴道:ムチウチの治療. 経絡治療夏期大学研究科テキスト, 経絡治療学会, 1971, 28-41.
231) 首藤傳明:喘息. 医道の日本, (406), 1978, 13-16.
232) 渡辺仙定:杉本俊龍老師所伝・増補・室内住職学随聞録. 滴禅会, 2006, 35-36.
233) 永久岳水:曹洞宗行事の仕方叢書9 施餓鬼会の仕方 大般若会の仕方, 国書刊行会, 1982, 113-128.
234) 山田康夫・編:大般若理趣分作法. タイキ, 1999.

索 引

◆◆あ 行◆◆

アーユルヴェーダ　68, 193
『青瑠璃のマリカ』（サンゲー・ギャツォ）　175
足三里　118, 119, 121, 138, 139, 141, 143, 150
アジナ　70, 71
足の反射区　186, 187
足の反射療法　42, 156, 184, 188, 192
足臨泣　46, 76, 77, 81
頭竅陰　142
頭臨泣　60
圧半側発汗反射　21, 78, 120
アナハタ　70, 71
アパーナ　108, 109
瘂門　57, 60, 62, 63, 114, 115, 119, 121
アレルギー症状　195
ED（勃起不全）　147
イオンパンピング法　178
胃下垂症　31
胃脘　62
譩譆　34
胃痙攣　31, 202
意舎　64
イダー・ナディ　70, 71
一合　29
委中　55, 81, 82, 97, 118, 119, 120, 138, 139, 140, 141, 144, 145, 146, 147
胃痛　182
維道　76, 77, 121, 128, 143
胃の痛み　23
胃の大絡　27, 53, 80, 81, 120
胃の冷え　95
イボ　195
維脈・蹻脈系　47
維脈系　104
イメージ　194
委陽　55, 121, 144
陰維　50
陰維脈　50, 51, 53, 57, 58, 59, 60, 78, 84, 87, 88
陰蹻　50
陰蹻脈　50, 53, 54, 55, 56, 57, 58, 59, 60, 78, 85, 86
陰交　46, 120, 121, 141, 143, 148, 149, 196, 199, 207
咽喉痛　6, 123
陰谷　97, 121, 143, 147, 148, 149
印堂　129, 142
咽頭痛　145
咽喉痛　98
隠白　117
陰脈の海（陰脈之海）　61, 84
殷門　55
『陰陽伝』　16
ヴィスダ　70, 71
後神聡　202
ウダーナ　108, 109
うつ病　101
ヴァーナ　108, 109
裏環跳穴　131
運動器疾患　200
雲門　34, 118, 124
会陰（曾陰）　61, 62, 63, 70, 147, 148, 149
腋窩点　206, 207
『淮南子』　15
会陽　128, 143
『エレガントな宇宙』（ブライアン・グリーン）　165
淵腋　28, 34, 77, 119, 121, 144, 205, 206, 207, 209
嚥下痛　7
横骨　34, 46, 60, 81, 82, 180
黄金比　171, 172, 173
黄金分割　171
嘔吐　202
オーラ　151
瘀血　141
『温疫論』　14

◆◆か 行◆◆

カーラチャクラ　174
ガイア仮説　161
『GAIA（ガイア）―生命惑星・地球―』（ジェームズ・ラヴロック）　161
外関　46, 53, 60, 121, 197
『カイロマチカ・メディカ』（マイエンス）　191
顎関節症　101
顎関節痛　123
角孫　34, 77, 142
膈兪　34, 144
額顱　27
下肢外側の病の鍼　131
下肢後側痛の鍼　131
下肢前側の病の鍼　131
下歯痛の鍼　129, 130
火傷　195
風邪　6, 26, 98, 206
肩関節周囲炎　209
華佗夾脊穴　65, 66, 67, 88, 89, 128
華佗鍼法　67, 128, 134
『華佗別伝』　66, 67
肩こり　35, 77, 99, 101, 102
カタストロフィー　177
片麻痺　192
滑肉門　9, 10, 196
下腹部痛　141
花粉症　142
上肓兪　196
がん　195
頷厭　82, 83
関元　61, 62, 63, 131
眼瞼下垂　156
眼瞼症　101
関元兪　128
完骨　34, 114, 115, 129
『韓詩外伝』　201
眼疾一切の鍼　129, 130
眼疾患　139
関衝　117
顔鍼療法　156
眼鍼療法　156, 188, 191
眼精疲労　123
環跳　77, 128, 131, 138, 200, 209
肝熱穴　182
感冒　99
顔面診　178
顔面神経麻痺　123, 139
顔面鍼療法　188, 190
顔面痛　25
顔面の痛み　82
肝兪　34, 64, 144
気会　201
『記憶する心臓』（クレア・シルヴィア、ウィリアム・ノヴァック）　157
気海　148, 149, 199
気街　27, 29, 43, 47, 53, 55,

59, 63, 75, 79, 80, 81, 82, 83, 92, 97, 98, 99, 104, 111, 112, 113, 114, 116, 117, 118, 119, 120, 121, 122, 123, 124, 125, 126, 135, 143, 144, 188
気街システム　84, 92, 96, 100, 113, 118
気街治療　93, 119, 122, 123, 137
気街治療システム　105
気管支喘息　123, 206, 207
奇経　39, 208
奇経治療　39, 46, 47, 78
奇経八宗穴一対療法　46
奇経八脈　46
『奇経八脈考』　47, 51, 54, 55, 57, 58, 59, 61, 76
奇経八脈図　51
奇経病証　46
気戸　124
気衝　48, 80, 81, 82, 88, 89, 90, 92, 120, 121, 141, 142, 143, 148, 149
ギックリ腰　146
気の海　80, 115, 116
『気の発見』　152
期門　58, 60, 87, 88, 118, 119, 121
客主人　27, 101, 114, 115
九会曼荼羅　169
丘墟　77, 141
急性虫垂炎　206
急性腰痛　211
急性淋病の一本鍼　131
鳩尾　23, 48, 61, 62, 63, 180, 198, 199
急脈　96
胸会　201
胸脇支満　58
共時性　165, 166
頬車　27, 29, 34, 82, 83, 101, 114, 115
共生説　161
胸痛　123
脇痛　31
侠白　145
胸満　58
蹻脈系　57, 104
玉英　62
曲骨　46
曲周の動脈　83
『局所診断治療学』(吉元昭治)　184
極泉　69, 77, 119, 120, 121,

209
曲泉　85, 87, 89, 143, 148, 149, 184, 211
曲池　138, 139, 197
玉枕　114, 115
玉堂　62, 63
魚際　145
虚証便秘の鍼　133
虚里の動 (胃の大絡)　70
居髎　5, 54, 55, 57, 60, 77, 86, 87, 128
切傷　26
齦交　63
筋縮　64
金門　57, 60
臗骨　118
『空像としての世界』(ケン・ウィルバー)　168
くしゃみ　142
『Good Health for the Future』(ヘディ・マサフェルト)　193
靴ひも理論　163, 164
クンダリーニ　69, 70, 71, 72
頸肩部のこり　87
頸肩腕痛　123
迎香　117
谿谷　83, 94, 103
京骨　28, 146
形態形成場　166, 167
頸椎症　86
頸椎椎間板症　87
頸入穴　88, 89, 97, 98, 146, 196, 198
頸入穴診断　47
頸部痛　89, 123
頸部の愁訴　10
経脈の海　79, 80, 83, 94
京門　64
経絡の海　61, 80
下関　34
下脘　62, 63
下巨虚　79, 80, 81, 90, 118, 119, 120, 121, 143, 184
厥陰兪　144
月経異常　123
血の海　115, 116
缺盆　27, 29, 55, 92, 112, 113, 114, 118, 119, 120, 121, 122, 123, 124, 125, 126, 140, 144, 211
欠盆　34, 55, 60, 81, 82, 86, 87, 118, 124, 133
下部　105, 107
下痢　102

下髎　128
下廉　27
肩髃　4, 5, 54, 60, 86, 118, 129, 133
肩甲間部痛　183
肩甲間部のこりの鍼　133
肩甲上部のこりの鍼　133
『乾坤生意』　137
懸鐘　141
腱鞘炎　26
現象学　158
肩井　4, 5, 57, 60, 77, 87, 89, 126
倦怠感　140
『現代語訳奇経八脈考』　47
『建築書』(ウィトルーウィウス)　172
肩中兪　85, 90
肩貞　129
肩背痛　109
懸釐　82
肩髎　133
懸顱　34, 77, 82, 119
『原論』(ユークリッド)　171
口角炎　38
後渓　46, 54, 138
高血圧　206
咬合異常関連症候群　101
合谷　129, 138, 139, 140, 144, 202
孔最　109, 145
虹彩診断　191
虹彩法　191
『広辞苑』　103
交信　55, 60, 86
口唇診 (オスタ)　193
公孫　28, 46, 53, 76, 80, 100, 197
『黄帝内経』(『素問』『霊枢』)　1, 2, 14, 16, 19, 20, 21, 22, 26, 31, 34, 35, 36, 42, 46, 47, 49, 60, 61, 67, 79, 94, 96, 105, 122, 134
『黄帝内経大素』　73
『黄帝内経霊枢註證発微』　182
後天の精　53
後頭痛　111
口内炎　123
肓の原　199
肓の原　199
『洪範』　21
光明　29, 198
肓兪　10, 11, 86, 115, 119, 120, 121, 143, 196, 199

高麗手指鍼　189, 190
『高麗手指鍼と十四気脈論』（柳泰祐）　189, 190
五官器疾患　192
『後漢書』　67
巨虚上下廉　116, 118
巨闕　23
巨骨　4, 5, 34, 54, 60, 86
『古今医統大全』　191
巨刺　26
五十肩　77, 89, 96, 102, 123, 209, 211
五枢　76, 77, 121, 143
五臓　201
五臓六腑の海　29, 79, 80, 83, 84, 100, 118
五臓六腑の鍼　67, 128, 134
後頂　202, 203
骨折　26
骨度法　173
コッホ曲線　170
虚里　27, 81
虚里の動　81, 82
巨髎　54, 60
五輪八廓説　191
金剛界曼荼羅　169
金剛頂経　169
魂門　64
崑崙　138, 139, 141, 145, 146, 147

◆◆さ　行◆◆

『サーペントパワー（蛇の力）』　68
『最新鍼灸医学摘要』　46
在泉　196
臍中　62
細胞記憶　157
さがりまぶた　100
坐骨神経痛　141
サハスララ　69, 70, 71
サマーナ　108, 109
サムシング・グレート　177
左右の陰陽　17, 25, 40
三陰　201
『三因極一病源論』　73
三陰三陽　16
三合　28
『三国志』　66, 67
三才　2, 3, 9, 31, 43, 107, 114, 121, 135
三才思想　15, 16, 39, 42, 154
三叉神経痛　123, 139
三焦　39, 196
三焦治療システム　72, 113

三焦の大絡　53, 54
三焦の治穴　119, 120
三焦腑図　108, 110, 111
攅竹　100, 119, 140, 211
三部九候理論　105
三陽　201
三陽五会　96, 201, 202
三陽独至　30
三里　116, 118, 138
痔　107
至陰　117
シェルピンスキーのカーペット　169, 170
シェルピンスキーのギャスケット　170
四海　47, 63, 80, 115, 116, 117, 118
四海システム　140, 211
四海治療　113, 118
四海治療システム　118
四街　59, 60, 63, 84, 92, 113, 114, 118
四街治療　112
四関　83, 84, 94, 95, 103, 104
『史記』　96, 201
『史記正義』　201
子宮筋腫　141
子午　139
子午流注　39, 146
『自在健法と手足根本療法』（柴田和道）　192
『趾察考』（柴田和道）　192
四支　99
志室　5, 64, 144
痔疾　14, 40, 123
歯疾患　139
耳疾患　77
四支八谿　83, 94, 99, 103
四十腕五十肩の鍼　133
歯周病　137
四神聡　114, 115, 119, 120, 121, 140, 143, 202, 203, 211
耳鍼法　107, 156, 188, 189
支正　184, 197
四総穴　111, 137, 138, 139, 146
四総歌　137
『趾相と疾病の研究』（柴田和道）　192
『七経孟子考文』（山井崑崙）　66
『七経孟子考文並に補遺』　66
糸竹空　119, 140, 211

耳中疼痛の鍼　129, 130
『七録』（阮孝緒）　20
『（実験実証）秘方一本鍼伝書』（柳谷素霊）　67, 101, 128, 130, 131, 132, 133, 134, 145
実証便秘の鍼　131
『実践的神智学』（ギヒテル）　69
司天　196
『字統』　57, 76
『支那絵画史』（内藤湖南）　66
歯肉炎　137
刺熱穴　99, 118, 183
『四部医典』　174, 175
四部医典系列掛図全集　175
四部医典タンカ全集　175
耳鳴の鍼　129, 130
下百労　204
耳門　101, 102
尺沢　7, 145, 146, 147, 197
尺膚診　178
洒水の儀礼　208
『上海中医薬学雑誌』　188
十五別絡　54
十五絡　54
十五脈　53
『十三経注疏校勘記』　66
十四経発揮　51
『十四経発揮』　10, 30, 31, 50, 54, 55, 56, 57, 61, 65, 67, 75
十二経水　115
十二経の海　79, 80, 84, 100, 116
十二経脈の海　118
十二指腸胃潰瘍　131
十二皮部　36
十八絡脈　53, 54
膻会　4, 5, 57, 201
手指のこわばり　87
手鍼療法　156, 188, 189
主治穴　45
膻兪　4, 5, 54, 57, 60, 86, 87
『述林』　201
循環器疾患　192, 200
少陰の大絡　29, 53, 54, 55, 80, 81, 120
正営　57, 60, 202, 203
小海　197
照海　46, 54, 55, 60, 141
消化器疾患　192
上関　34, 114, 115, 129
上脘　62, 63

224　索　引

『傷寒論』　14, 66
『傷寒論特解』（浅野元甫）　66
『傷寒論入門』（森田幸門）　25
承泣　54, 60
上下の陰陽　17, 38, 39
上肓兪　10
上巨虚　79, 80, 81, 90, 118, 119, 120, 121, 143
承山　112, 119, 138, 139, 141
上肢外側痛の鍼　129
上歯痛の鍼　129, 130
上実下虚症の鍼　134
上肢内側痛の鍼　129
尚書　42
少衝　117
承漿　27, 62, 63
少沢　117
『証治準縄』（王肯堂）　192
上・中・下　105, 145
小腸兪　128
小人形　193, 194
上背部痛　87
上部　105, 107
上部（鎖骨より上）・中部（鎖骨から鼠径部）・下部（鼠径部から下）　123, 135
上部・中部・下部　122
上部・中部・下部（天・地・人）　105
上部（天），中部（人），下部（地）　126
小便数　109
章脈　77
衝脈　29, 48, 49, 50, 51, 53, 55, 59, 61, 70, 75, 76, 78, 79, 80, 81, 83, 84, 85, 88, 89, 90, 92, 94, 100, 112, 115, 116, 118, 120, 122, 125
章門　31, 48, 76, 119, 121
衝門　60, 88, 97
商陽　117
衝陽　81, 82, 120
少陽蔵　33
上髎　128
少林寺拳法　23
承霊　57, 60, 202
『書経』　21
食道狭窄感　202
次髎　128
顖会　63, 119, 140, 142, 202, 203, 211
腎間の動　53
心悸亢進　102
『鍼灸阿是要穴』　66

『鍼灸甲乙経』　4, 8, 10, 31, 61, 82, 120, 124, 126, 139, 140, 147, 197, 198, 199, 201, 204, 205, 206, 208
『鍼灸資生経』　149
『鍼灸聚英』　9, 20, 39, 85, 110, 111, 134, 138, 149,
『鍼灸説約』　66
『鍼灸大成』　9, 38, 39, 85, 134, 135, 146, 149, 208
『鍼灸大成校釋』　135
『鍼灸大全』　9, 39, 46, 52, 85, 111, 134, 138,
『鍼経指南』　7, 9, 46, 52, 85, 134
シンクロニシティ　165, 166
人迎　4, 5, 27, 34, 54, 55, 60, 81, 82, 86, 87, 89, 98, 116, 119, 120, 121, 142, 144, 198
神経疾患　200
神経性疾患　192
神闕　62, 63, 76, 77, 180, 198, 199, 200, 209
神総四穴　114
心臓疾患　206
心臓のチャクラ　70
『人体系統解剖学』　21, 74
人体比例図形　172
身柱　24, 64
人中　63
『新中医』　192
心中憺憺大動　58
人（中部）の人　110
人（中部）の地　110
人（中部）の天　110
新治療システム　47, 79
心痛　58
神道　23, 24, 64
神堂　64
『鍼道秘訣集』　181, 182
心熱穴　182
腎熱穴　99, 182
『神農本草経』　19
申脈　5, 46, 50, 54, 60, 141
神門　197
心兪　34, 64
腎兪　34, 64, 76, 141, 144, 148, 149
髄海　140, 211
髄空　118
水溝　63, 119, 140
水穀の海　80, 115, 116, 118, 143

髄の海　63, 80, 115, 116
水分　143, 196, 199
スーパーストリング理論　164
頭重　211
スシュムナ・ナディ　70, 71
頭痛　101, 102, 114, 123, 135, 211
『Stories the foot have told through Reflexology（足は語る）』（ユナイス・イングハム）　193
ストレス学説　41
スパディシュタナ　69, 70, 71
寸口脈診　178
性機能の低下　98
生殖・泌尿器疾患　192
『生体の調節機能』　22
睛明　54, 55, 60, 86, 100, 117, 119, 140, 211
生命記憶　176
生理不順　102
咳　206
赤医針療法　65
脊中　62, 63, 64
『説苑』　201
絶骨　29
舌診（ジフヴァ）　193
『説文解字』　57, 103, 199
璇璣　8, 124, 135, 137, 142, 200, 209
千金十一穴　138, 139
千金十一穴歌　138
千金方　188
前後の陰陽　17, 23, 40, 133, 134
全身情報反映穴位　184, 185, 186
喘息　204, 206
喘息発作　194
全体運動　163
全体性　160, 165
全体的世界　158
前頂　202
仙腸関節での歪み　156
先天の精　53
宗筋　75, 79, 83
宗穴　46, 76, 79, 84, 85
荘子　15
『荘子』　16, 40, 42, 155
『増補・室内住職学随聞録』（渡辺仙定）　208
『増補 柴田観趾法』（柴田和道）　192
相補性　48, 49
相補性原理　49
『Zone Therapy ゾーンセラピー』

（フィッツジェラルド）　186,
　　193
ゾーンセラピー（反射療法）　42
側胸点　119, 121, 144
足象鍼　193
足鍼穴　193
側頭痛　77
側腹点　119
ソマトトピー　189
『素問』移精変気論　22
『素問』痿論篇第四十四　75, 79,
　　83, 94
『素問』陰陽応象大論篇第5　16,
　　25, 26, 149
『素問』陰陽離合論篇第六　27
『素問』気穴論篇第五十八　62
『素問』気府論篇第五十九　62,
　　63, 79
『素問』瘧論篇第三十五　62
『素問』挙痛論篇第三十九　62,
　　79
『素問』金匱真言論篇第四　17,
　　23, 27, 30, 149
『素問』経脈別論篇第二十一　33
『素問』血気形志篇第二十四　38,
　　62
『素問』五常政大論篇第七十　39
『素問』五臓生成篇第十　38, 83,
　　94, 96, 99, 100, 111
『素問』五臓別論篇第十一　72
『素問』骨空論篇第六十　46, 61,
　　62, 63, 79, 126
『素問』三部九候論篇第二十　81,
　　104
『素問識』　180
『素問』刺瘧篇第三十六　62
『素問』刺禁論篇第五十二　63
『素問』至真要大論篇第七十四
　　16, 39, 62, 63
『素問』刺熱篇第三十二　38, 42,
　　99, 178, 181, 182
『素問』上古天真論篇第一　79
『素問』刺腰痛論篇第四十一
　　127, 58
『素問』鍼解篇第五十四　103,
　　139
『素問』水熱穴第六十一　118
『素問』生気通天論篇第三　15,
　　30
『素問』宣明五気篇　22
『素問』蔵気法時論篇第二十二　22,
　　38
『素問』太陰陽明論篇第二十九　80
『素問』調経論篇第六十二　102

『素問』著至教論篇第七十五　16,
　　30
『素問』熱論篇第三十一　14, 62
『素問』皮部論篇第五十六　31, 36
『素問』繆刺論篇第六十三　18,
　　26, 56, 62, 127
『素問』標本病伝論篇第六十五　23
『素問』風論篇第四十二　62
『素問』腹中論篇第四十　199
『素問』平人気象論篇第十八　53
『素問』宝命全形論　155
『素問』脈要精微論篇第十七　42,
　　62, 178, 179, 180
『素問』離合真邪論篇第二十七　26,
　　104
『素問』霊蘭秘典論篇第八　62,
　　72
『素問』六節蔵象論篇第九　72,
　　102

◆◆た 行◆◆

太陰蔵　33
体液主体説　40
太淵　142, 145, 197
大横　58, 60, 76, 77, 87, 88,
　　115, 143
大赫　147, 148, 149
太極療法　79
太渓　81, 82, 141, 198
大迎　27, 29, 34, 82, 101, 114,
　　115, 119, 120
『内経奇経八脈詳解』（岡本一抱）
　　51
大巨　9, 10, 11, 87, 196
大谷十二分　83, 94, 103
大杼　34, 79, 80, 90, 116, 118,
　　119, 121, 141, 143, 144
太衝　81, 82, 138, 139, 147,
　　148, 149
大鍾　198
大倉　62
胎蔵界曼荼羅　169
体調不良　101
大腸兪　128, 141
大椎　62, 63, 99, 119, 121,
　　200, 201, 204, 205, 209
大都　87, 88, 141
大敦　117, 149
大日経　169
第2中手骨側速診法　184, 188,
　　192
太白　142, 197
代表穴　45
大包　7, 8, 28, 31, 34, 77,

　　81, 89, 117, 119, 121, 135,
　　137, 142, 144, 200, 201,
　　205, 206, 207, 208, 209
帯脈　15, 31, 48, 50, 53, 55,
　　75, 76, 77, 78, 79, 81,
　　83, 84, 85, 88, 90, 115, 119,
　　121, 141, 142, 143, 200, 201,
　　207, 208, 209
太陽　114, 115, 142
太陽蔵　33
太陽の大絡　53, 54, 55, 80,
　　81, 120
大陵　197
脱肛　135
多尿　98
WHO/WPRO 標準経穴部位（公式
　　版）　140
『佗別傳』（『華佗別伝』）　66, 67
打撲　26
痰　206
膻中　62, 63, 116, 117, 119,
　　120, 121, 144, 179, 200, 209
地機　8, 135, 137, 200
築賓　57, 60
治喘　204
地倉　54, 60, 114, 115, 119,
　　140
秩辺　128
チベット医学　174
チャクラ　70, 71
『チャクラ』　69
中脘　62, 63, 89, 118, 120,
　　121, 143
中極　60, 61, 62, 63, 131,
　　147, 148
『中国医学の誕生』（加納喜光）
　　67
『中国漢方医語辞典』　67
中国式顔面鍼療法　191
中国式手鍼療法　190
『肘後備急方』　66
虫垂炎　210
虫垂炎の手術痕への施術　211
中注　10, 11, 196
中府　118, 119, 121
中部　105, 107
中封　148, 149, 202
中髎　128
中膂兪　34, 128
聴会　77, 101, 102, 201
聴宮　34, 101, 102, 119, 140,
　　211
長強　48, 61, 62, 63, 70, 88,
　　89, 198, 200, 209

輒筋　77
超弦理論　164
頂椎　204
超ひも理論　164, 165
椎骨静脈叢　74, 75
椎頂　204
痛覚鈍麻帯　202
通天　202
通里　138, 197
包み込まれた世界　163
手足のしびれ　102
手足の冷え　101
定喘　204
デルマトーム　185
巓上　63
天(上部)・地(下部)・人(中部)　110
天人感応　166
天人合一説　155, 178
天神真楊流柔術　24
天人相関説　11, 103, 155, 178
天枢　8, 9, 10, 11, 34, 39, 76, 77, 82, 89, 115, 119, 120, 121, 135, 137, 141, 142, 143, 196, 200
天窓　34, 198
天池　34, 117, 119, 121, 144
天・地・人　1, 2, 3, 5, 9, 16, 20, 35, 36, 38, 39, 42, 43, 44, 47, 48, 49, 58, 60, 61, 63, 67, 71, 75, 82, 83, 84, 92, 105, 107, 109, 110, 117, 122, 133, 135, 137, 138, 144, 145, 147, 149, 150, 151, 178, 181, 184, 186, 188, 194, 196, 204, 206, 208
天・地・人－気街治療　44, 79, 84, 94, 114, 122, 123, 129, 133, 134, 138, 141, 142, 143, 144, 206, 207, 208
天・地・人－奇経治療　3, 5, 7, 44, 46, 206, 209
天・地・人－三焦の治穴治療　120, 121
天・地・人－四海治療　115
天・地・人－四街治療　114
天・地・人－小宇宙治療　9, 11, 44, 133, 156, 184, 185, 188, 194, 195, 200, 209, 210
天・地・人治療　2, 3, 5, 6, 7, 9, 11, 43, 44, 77, 81, 92, 96, 101, 106, 107, 112, 130, 131, 132, 133, 134, 154, 177, 185, 194, 195, 196, 200, 205, 206, 207, 211

天・地・人－八虚"腎"治療　98, 99
天・地・人－八虚治療　6, 7, 44, 95, 96, 97, 99
天・地・人－八虚"肺"治療　6, 7, 98
天・地・人－標幽賦治療　7, 8, 44, 134, 135, 137, 200
天柱　34, 90, 114, 115, 119, 121, 140, 142, 144, 146, 198, 211
天鼎　126
天突　48, 58, 60, 62, 63, 87, 126, 180, 200, 209
天府　145
天牖　34, 86, 87, 88, 114, 115, 144, 198
天容　34, 87, 114, 115, 198
天髎　4, 5, 57, 60, 86, 87, 126
『ドイツの植物療法』(ゲルハルト・マダウス)　159
統轄系　48, 80
動悸　123
瞳子髎　114, 115, 117
『銅人腧穴鍼灸図経』　31, 109
頭鍼療法　156, 188, 190, 191
糖尿病　195
頭皮鍼法　191
齆鼻　139, 141
督脈　14, 22, 34, 35, 46, 48, 50, 51, 52, 53, 54, 60, 61, 62, 63, 65, 67, 70, 71, 72, 75, 78, 79, 83, 84, 85, 86, 88, 89, 146, 196, 202
督兪経　64
トポロジー　177
トポロジー理論　177

◆◆な 行◆◆
内関　46, 53, 60, 88, 121, 141, 144, 197
内景側人蔵図　110, 111
内蔵された秩序　162, 165, 166
内臓疾患　38, 200
内臓秩序　163
内庭　138
ナディ　70
『難経』　14, 19, 46, 49, 60, 105, 122, 178, 181, 182
『難経』二十五難　75
『難経』二十六難　54
『難経』二十七難　52
『難経』二十八難　52, 54, 55,

57, 61, 76
『難経』二十九難　46, 56, 57, 58, 82
『難経』三十一難　120, 121
『難経』六十七難　18
『難経集註』　105, 181
『難経の研究』(本間祥白)　120
『難経本義大鈔』(森本玄閑)　51
軟鯀の法　195
難聴　123
二合　30
『日本ルネッサンス史論』(福本和夫)　66
乳腺症　143
人中　119, 147, 149
任脈　14, 22, 34, 35, 48, 49, 50, 51, 52, 53, 54, 60, 61, 62, 63, 65, 67, 70, 75, 78, 79, 80, 84, 85, 88, 140, 196
寝違え　85, 205
熱中症　95, 98
粘菌　160, 162
粘菌の世界　159, 159
然谷　60, 148, 149
然骨　55
捻挫　26
脳空　57, 60, 87, 114, 115
脳戸　63, 114, 115
納子法　39, 139, 146
ノジエ式耳鍼法　189
喉の病の鍼　129

◆◆は 行◆◆
背解　118
肺侵潤　206
排尿異常　123
肺熱穴　182
背部痛　88
背部膀胱経一行　67
背部兪穴　87, 151, 152
排便異常　123
肺兪　34, 64, 118
背兪穴　72, 115, 118, 119, 120, 121, 143, 144
麦粒腫(ものもらい)　138
馬丹陽天星十二穴　138, 139
馬丹陽天星十二穴并治雑病歌　138
八虚　6, 94, 95, 97, 98, 99, 103, 104, 142
八虚治療　74, 96, 98, 99, 100, 201
八谿　99
八穴相配合歌　39
八宗穴　5, 45, 47, 52

八法手訣歌　39	210, 211	変動経絡検索法（VAMFIT）　1, 2, 26, 35, 38, 43, 46, 47, 97, 108, 112, 115, 144, 147, 178, 182, 183, 196
八法主治病證　46	脾兪　34, 64, 144	
八脈交会八穴　45, 47	飛揚（飛陽）　28, 146, 198	
八曜　204	『標準経穴学』　206	
八髎穴　143	標本　117	便秘　38, 101, 102
白環兪　128	標幽賦　7, 9, 85, 117, 134, 135, 200	偏歴　197
魄戸　64		胞肓　128
発熱　206	『病理按摩』（呉若石）　193	膀胱兪　128, 141
パドマス　69	表裏の陰陽　17, 35, 37, 38, 152	豊隆　27, 142, 197
鼻つまり　6, 111		僕参　54, 60
鼻水　6, 111, 142	平田氏十二反応帯　185, 186	臑腧　199
歯の咬合　156	ピンガラ・ナディ　70, 71	勃起不全（ED）　147
VAMFIT　85, 86, 87, 88, 89, 90, 98, 121, 140, 141, 142, 143, 144, 145, 146, 183, 184, 211	フィッツジェラルドの反射ゾーン　185, 186	ホメオパシー　158, 159
	フィボナッチ数列　171	ホログラフ　189
	風市　77	ホログラフィー　42, 44, 162, 163, 167, 168
	風池　34, 54, 57, 60, 86, 87, 88, 89, 90, 114, 115, 142	
煩心　58, 109		ホログラム　160, 162, 163, 167
ハンド・オブ・ライト　151	風府　48, 57, 60, 61, 62, 63, 87, 88, 89, 114, 115, 116, 119, 140, 211	ホロフォニクス　168
非意識主体説　40		ホロン　165
尾翳　61		本神　57, 60
鼻炎　102, 123, 142	風門　118	◆◆ま　行◆◆
髀関　27, 131	不確定性原理　48	前神聡　202
『備急千金要方』　147, 204	腹哀　58, 60, 88	マラプラ　70, 71
膝前面痛　203	『腹證奇覧翼』　180	慢性化膿性副鼻腔炎　137
膝の手術痕への施術　211	腹診　195	慢性関節リウマチ　195
鼻疾患　139	腹水　31	マンダラ　168, 169
臂臑　4, 5, 57, 60, 86, 87	腹痛　59, 89, 123, 142, 203, 207	曼荼羅　168, 169, 170
ビシュヌ　70		ミーム　156
鼻鍼療法　156, 188, 190	伏兎　27	右咽喉痛　182
脾臓疾患　31	復溜　86, 141	右滑肉門　196, 199
脾臓のチャクラ　69, 70	府舎　57, 60, 88	右肩頸腕痛　199
左上歯痛　137	扶突　34, 198	右上肓兪　199
左滑肉門　196	浮白　34, 114, 115	右神聡　144, 202
左神聡　202	不眠　101	右大巨　196
左大巨　196, 199	不容　143	右帯脈　208
左大包　207	跗陽　5, 54, 55, 60, 86, 141, 146	右天枢　196
左帯脈　208		耳鳴り　102, 123, 140
左中注　199	プラーナ　68, 108, 109	脈経　105
左天枢　196	フラクタル　169	『民間治療全集』（平田内蔵吉）　185
左腰痛　199	フラクタル次元　170	
皮内鍼　206	フラクタル理論　169, 170, 171, 177	無限小の法則　159
『皮内針法』（赤羽幸兵衛）　26		鞭打ち症　205
脾熱穴　182	プラシーボ（プラセボ）　194, 195	無痛分娩法　206
脾の大絡　28, 31, 53, 54, 80, 81, 120		胸苦しさ　87
	プラシーボ効果　195	胸やけ　123
響き　150	古傷　209, 211	『夢分流臓腑之図』　181, 182
鼻病一切の鍼　129, 130	古傷治療　210	ムラダーラ　69, 70, 71
皮膚湿疹　38	古傷の瘢痕部　209	命門　64, 76, 148, 149, 200, 209
皮膚節　185	蛇の火　71	
ひも理論　155	ヘラーワーク　40	メニエール病　87
百会　8, 14, 40, 60, 63, 77, 114, 115, 119, 120, 121, 135, 137, 140, 141, 142, 143, 144, 200, 201, 202, 203, 204, 209,	変形性頸椎症　86	めまい　87, 123, 140
	『扁鵲倉公列伝』　96, 201	『孟子』　42
	偏頭痛　195	目窓　57, 60

◆◆や 行◆◆

火傷　26
『夜船閑話』（白隠禅師）　195
柳谷居髎穴　131
柳谷風池穴　129
湧泉　8, 135, 137, 200, 209, 210
幽門　81, 82
兪府　117
輸府　124
陽維　50
陽維脈　3, 4, 5, 6, 50, 51, 53, 57, 58, 59, 60, 78, 84, 85, 86, 87
腰眼　128, 141
腰宜　128, 141
陽蹻　50
陽蹻脈　3, 4, 5, 6, 50, 53, 54, 55, 56, 57, 58, 59, 60, 78, 85, 86
陽渓　197
腰戸　118
陽交　5, 57, 60, 77, 86
陽谷　197
陽池　197
腰痛　23, 35, 59, 88, 99, 102, 114, 115, 127, 128, 139, 145, 146, 203, 207
腰背部痛　86
陽白　57, 60
腰部の愁訴　11
陽脈の海（陽脈之海）　61, 75, 84, 146
陽明蔵　33
陽兪　118, 119
臑兪　118, 119, 120, 121
腰兪　62, 63, 128, 141
陽陵泉　77, 138, 141
ヨーガ　68, 70, 108
『ヨーガクンダリー・ウパニシャッド』　69
『ヨーガシカー・ウパニシャッド』　69, 70
ヨーガスートラ　69

◆◆ら 行◆◆

蘭江賦　149
卵巣嚢腫　143
力鍼穴　128, 131
利己的な遺伝子　156
『Reflexionen Arbeit am Fuß』（ハンネ・マルカート）　193
リフレクソロジー（足の反射療法）　42, 186, 188, 192, 193

量子論　48, 49, 167
『「量子論」を楽しむ本』　48
『遼寧中医雑誌』　191
両部・両界曼荼羅　169
臨泣　57
『類経』　73, 99
『類経図翼』　83, 103, 108, 110, 112, 149, 182, 183
『類経附翼』　73
類似による類似の治療理論　159
霊胃兪　142, 143
霊亀取法飛騰針図　39
霊厥陰兪　142
蠡溝　30, 198
霊三焦兪　143
『霊枢』五色篇　182
『霊枢』陰陽繋日月篇第四十一　39
『霊枢』営衛生会篇第十八　14, 72
『霊枢』衛気篇　119
『霊枢』営気篇第十六　62
『霊枢』衛気失常篇第五十九　62
『霊枢』衛気篇第五十二　2, 35, 43, 83, 92, 107, 112, 113, 114, 116, 117, 118, 122
『霊枢』外揣篇第四十五　18, 37
『霊枢』海論篇第三十三　62, 79, 80, 81, 115, 116, 119
『霊枢』官鍼篇第七　18, 23, 26
『霊枢』寒熱病篇第二十一　4, 55, 62, 198
『霊枢』官能篇第七十三　16, 26
『霊枢』逆順肥痩篇第三十八　53, 79, 80
『霊枢』九鍼十二原篇第一　62, 83, 94, 95, 102, 103, 198
『霊枢』九鍼論篇第七十八　149, 151
『霊枢』禁服篇第四十八　42
『霊枢』経筋篇第十三　112
『霊枢』経別篇第十一　27, 28, 29, 30, 42, 111
『霊枢』経脈篇第十　7, 27, 34, 42, 53, 54, 61, 62, 63, 82, 109, 112, 140, 197, 198, 205
『霊枢』決気篇第三十　72
『霊枢』口問篇第二十八　62
『霊枢』五閲五使篇第三十七　181
『霊枢』五音五味篇第六十五　61, 79, 80
『霊枢』五禁篇第六十一　62
『霊枢』五色篇第四十九　42, 149, 178, 181, 190
『霊枢』五邪篇第二十　23, 113, 121
『霊枢』五味論篇第六十三　62
『霊枢』根結篇第五　35, 62, 117
『霊枢』歳露論篇第七十九　62, 79
『霊枢』雑病篇第二十六　82, 83, 122
『霊枢』四時気篇第十九　62
『霊枢』刺節真邪篇第七十五　62, 122, 127
『霊枢』邪気蔵府病形篇第四　36, 53, 54, 103, 111, 139, 140
『霊枢』邪客篇第七十一　6, 73, 94, 95, 102
『霊枢』終始篇第九　35, 38, 39, 123
『霊枢』寿夭剛柔篇第六　16, 17
『霊枢』水熱穴論篇　119
『霊枢』脹論篇第三十五　62
『霊枢』癲狂篇第二十二　208
『霊枢』動輸篇第六十二　29, 53, 79, 80, 81, 84, 92
『霊枢』熱病篇第二十三　56, 62, 63
『霊枢』背兪篇第五十一　72, 73
『霊枢』百病始生篇第六十六　16, 79
『霊枢』平人絶穀篇第三十二　72
『霊枢』本蔵篇第四十七　72
『霊枢』本輸篇第二　4, 8, 35, 54, 62, 72, 139, 140, 198
『霊枢』脈度篇第十七　53, 55, 56, 103, 111
『霊枢』憂恚無言篇第六十九　62
『霊枢』癰疽篇第八十一　72
『霊枢』経脈篇第十　27, 28
『霊枢』論疾診尺篇第七十四　180
霊台　24
霊大杼　81, 90
霊脾兪　142, 143
列欠　46, 53, 54, 138, 139, 140, 145, 197
廉泉　58, 60, 62, 63
『老子』　16, 42
六部定位脈診　205
肋膜炎　206
肋間神経痛　31
『論語』　42

◆◆わ 行◆◆

『和漢三才図会』（寺島良安）　50, 51
和髎　114, 115

あとがき

　私が臨床と研究を通じて，シンプルで高い治療効果をもった治療システムの構築を目指してきた結果，たどり着いた結論が，人体を縦割りで診る「変動経絡検索法（VAMFIT）」と横切りで考える「天・地・人 治療」である．

　本書の主題となった「天・地・人 治療」は，鍼灸臨床の目を通して，古代中国哲学における根本概念ともいうべき三才思想を系統的かつ実践的な治療体系として構築していったもので，鍼灸臨床ではきわめて再現性の高い方法であると自負している．

　しかし，古代中国哲学，東洋思想は，臨床の現場で起こる現象を説明できる非常に実践的な理論であるにもかかわらず，科学万能の現代人にとっては荒唐無稽で信じがたいものにちがいない．それは，現時点の科学では東洋医学的な考え方を解明することができないからである．現代の科学で理解できない説は，それがどれほど説得力に富み，現実的なものであっても，科学界では受け入れられていない．

　本当の真実とは何か？　科学者たちがその糸口をつかんだ時に起こす行動とは？

　たとえば，『心臓の暗号』（ポール・ピアソール）のまえがきに寄せて，アリゾナ大学教授兼，ヒューマン・エネルギー・システム研究所所長のゲリ・E・R・シュワーツ博士は次のことを告白している．

　博士は，エール大学の精神医学の教授であった1980年代初頭に，心臓や細胞に記憶が保持されるということを含む「システム記憶のメカニズム」を発見した．しかし，この理論を発表することで，研究者としての信頼性と名声を失うことをおそれ，いかにも「正気」の科学者らしい行動をとった．すなわち，このことについて誰にも漏らさず，自分の胸の奥にしまいこんでしまったというのである．

　大成功を収めた研究者が，その地位と名声を危機にさらしたくないと考えるのは当然である．事実，科学の世界で超一流と評された多くの研究者が大学を定年し，現役を退いたとたん，スピリチュアリティ（霊性）に関する発言を始める．今まで，ずっと胸の奥にしまっていたものを一気に吐き出すように．

　現代科学の領域では受けいれがたいそれらの趣旨は，東洋思想の世界ではまったく普遍的なものであり，その自然観，世界観に則ったものであることが多い．多くの科学者が各自の専門分野を突き詰めていった末に，たどり着いた結論が東洋思想と共通する理論であるということは，これらが真実の一端を示しているものであることを示唆している．

　どの科学の分野でも，画期的な進歩は，コペルニクスの例を持ち出すまでもなく，その当時は受け入れられなかった発想や発見から起きている．その時代では信じられなかったことが事実として証明されるまでには時間がかかることが多い．人類の文明は，それまで変人扱いされた人々が支えてきたのだ．

本書では，私がこれまでの鍼灸臨床体験のなかで，自分がたどり着き，確信したことすべてを，あえて誤解をおそれずに開示したつもりである．

シンプルで，治療効果が高い治療システムであればこそ，これを多くの治療家と共有したいと考えたのである．その客観的な評価は，これからの治療家達による臨床の中での追試が定めてくれるだろう．さらに，このうえに新しい理論や実践が付け加えられ，より完成度の高いものへと発展させてくれるかもしれない．その後に続く人々とこれからの鍼灸界のために．そう願ってやまない．

謝　辞

『変動経絡検索法（VAMFIT）』が出版されてまもなく，日本伝統鍼灸学会理事の石原克己先生（東京九鍼会代表）から私の著書がきっかけで，多くの臨床家が治療に「天・地・人」の概念を導入しはじめたという旨のお便りをいただきました．それまでは，古典派の臨床家の間でさえ，思想的なものとして受け取られ，治療には結び付いていなかったということです．他にも多くの臨床家，教育機関の先生方からお問い合せや励ましをいただき，感謝申し上げます．

私が本書を上梓できましたのは，教員資質として教育，研究，臨床の3つの柱を必要という教育理念を掲げられた学校法人花田学園の櫻井康司理事長の惜しみない協力と援助があったがゆえに，長年の間，日本鍼灸理療専門学校での教務と研究，および臨床を両立させていただくことができたからです．ここに深謝申し上げる次第です．

また，数多くの臨床経験を積む機会を与えて下さった岩田一郎先生，現代医学の生理学学者としての立場からご助言と励ましをいただいた財団法人東洋医学研究所相談役の白石武昌先生，本稿執筆に際し，多大な協力をいただいた同研究所共同研究者である光澤弘先生，武藤厚子先生に感謝申し上げます．

イラストの多くは鍼灸師でもある山本恵美氏にお願いしました．東京漢方教育研究センター理事の越智秀一先生，白毫寺住職の日比泰広師，経絡治療学会学術部員の浦山久嗣先生には貴重な文献の提供を受けました．また，経絡治療学会学術部長の池田政一先生には推薦文だけでなく，種々のご助言を頂戴いたしました．ここに厚く御礼申し上げます．

そして，原稿が書き上がってから出版の事情で4年近くの歳月を要することになろうとは当初予想だにしていませんでした．そのためWHOの新しい経穴部位等が決まるなどの事情にもふれることができ，第5章で採用した理論について，日本人の2008年ノーベル物理学賞受賞などがあり，本書の古くて新しい側面が強調できたのも，結果的には本書発行の機運が今の時点であったことを意味するものと自己弁明するものです．とはいえ，本書の発行を心待ちにしていてくれた多くの読者には大変ご迷惑をおかけしました．ここにお詫び申し上げます．

【著者略歴】

木戸 正雄（きど まさお）

1954年，大阪府生まれ
京都工芸繊維大学（応用生物学科）卒業
日本鍼灸理療専門学校 卒業
元岩田鍼院副院長
現在：財団法人東洋医学研究所主任研究員
　　　学校法人花田学園日本鍼灸理療専門学校副教務主任
　　　社団法人東洋療法学校協会教育研究部教育委員
　　　日本伝統鍼灸学会評議員
　　　日本鍼灸手技療法教育研究会理事
　　　経絡治療学会夏期大学講師
　　　経絡治療学会学術部員
著書：『変動経絡検索法（VAMFIT）』（医歯薬出版）
　　　『素霊の一本鍼』（ヒューマンワールド）
　　　『日本鍼灸医学　経絡治療・臨床編』（共著，経絡治療学会）
　　　『痛みのマネジメント』（共著，医歯薬出版）
DVD＆ビデオ：『変動経絡治療システム（VAMFIT）』（医道の日本社）
DVD：『素霊の一本鍼』（ヒューマンワールド）

天・地・人 治療
―鍼灸医術の根本的治療システム―　　ISBN4 263-24242-1

2009年6月10日　第1版第1刷発行

著　者　木戸　正雄
発行者　大畑　秀穂
発行所　医歯薬出版株式会社

〒113-8612　東京都文京区本駒込1-7-10
TEL　（03）5395-7641（編集）・7616（販売）
FAX　（03）5395-7624（編集）・8563（販売）
http://www.ishiyaku.co.jp/
郵便振替番号 00190-5-13816

乱丁・落丁の際はお取り替えいたします　　　　印刷・永和印刷／製本・愛千製本所

© Ishiyaku Publishers, Inc., 2009. Printed in Japan

本書の複製権・翻訳権・上映権・譲渡権・貸与権・公衆送信権（送信可能化権を含む）は，医歯薬出版㈱が保有します．

JCLS　＜日本著作出版権管理システム委託出版物＞

本書の無断複写は，著作権法上での例外を除き禁じられています．複写される場合は，そのつど事前に日本著作出版権管理システム（FAX.03-3815-8199）の許諾を得てください．